RAVAUT

SYPHILIS
PALUDISME
AMIBIASE

MASSON ET CIE

SYPHILIS, PALUDISME
AMIBIASE

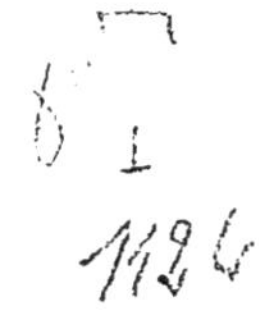

SYPHILIS, PALUDISME
AMIBIASE

Paul RAVAUT

Médecin de l'Hôpital Saint-Louis

SYPHILIS, PALUDISME
AMIBIASE

NOTES DE THÉRAPEUTIQUE PRATIQUE

PRÉFACE DU PROFESSEUR FERNAND WIDAL

Troisième édition refondue

MASSON ET Cᵗᵉ, ÉDITEURS

LIBRAIRES DE L'ACADÉMIE DE MÉDECINE

120, BOULEVARD SAINT-GERMAIN, PARIS

1927

PRÉFACE

Dans ce petit livre est exposée la manière de traiter trois des maladies qui comptent parmi les plus grands fléaux dont l'humanité ait à souffrir : la syphilis, le paludisme et l'amibiase. A le lire, on pourra mesurer l'étendue des progrès qui s'accomplissent continuellement dans l'art de guérir, et on pourra juger de la puissance d'action dont dispose le médecin qui sait manier certains médicaments.

Au cours des siècles derniers, l'empirisme nous avait dotés contre chacune de ces maladies d'un spécifique si précieux qu'il n'est plus sorti de la pratique : le mercure, la quinine et l'ipéca, dont on tire l'émétine.

Ces trois affections ainsi privilégiées, alors que tant de maladies infectieuses attendent toujours leur médication spécifique, ont entre elles un lien commun. Leurs parasites pathogènes, le spirochète de la syphilis aussi bien que l'hématozoaire du paludisme ou celui de la dysenterie, semblent, en effet, appartenir à la même famille, celle des protozoaires ; là est la raison de leur si grande sensibilité à l'action médicamenteuse. Contre les infections microbiennes, nous ne tenons pas encore de médicaments aussi puissants ; le protoplasme des bactéries, en raison, sans doute, de son équilibre physico-chimique plus stable, a moins d'affinité que celui des protozoaires pour les substances qui diffusent dans les humeurs.

Le traitement de la syphilis, du paludisme et de l'amibiase, dont nous devons la connaissance au hasard, s'est perfectionné à la suite de la découverte des parasites qui les produisent. La recherche du spirochète, de l'hématozoaire, de l'amibe faite avant et après les cures et, d'autre part, l'étude chez les syphilitiques des modifications présentées par la réaction de Bordet-Wassermann et par la lymphocytose rachidienne ont permis de juger avec plus de précision les effets produits et, par là même, de régler plus systématiquement les indications thérapeutiques.

L'observation ainsi conduite a montré que les trois maladies demandent à être combattues suivant la même tactique. La lutte à mener contre elles comprend deux temps bien distincts. Une cure d'attaque ou de blanchiment doit être le premier acte thérapeutique ; des cures d'entretien en sont le complément nécessaire.

On voit par là les motifs qui ont conduit M. Ravaut à présenter une étude d'ensemble sur le traitement des trois maladies. Nul plus que lui, en raison de ses travaux antérieurs, n'était qualifié pour une telle entreprise.

Il est un de ceux qui ont sans cesse soutenu que, chez les syphilitiques, le devoir du médecin est de pousser aussi énergiquement que possible la cure de blanchiment, mais que, si l'on veut donner à ses malades toutes les garanties pour l'avenir, il faut, comme par le passé, reprendre systématiquement le traitement à des intervalles espacés.

On sait la fortune qu'a connue, en ces dernières années, le traitement arsenical appliqué à la syphilis. M. Armand Gautier a le premier montré que l'arsenic, employé à doses élevées sous forme de composés organiques tels que les cacodylates, avait une action remarquable sur les manifestations de la vérole. Plus tard, Ehrlich a mis en évidence la merveilleuse action de l'arsénobenzol, composé arsenical organique de la série aromatique, contre les accidents qui marquent le début de la syphilis. Ce médicament, agent de blanchiment par excellence, est resté le remède indispensable dans le traitement initial de la syphilis, mais il ne réalise pas à coup sûr la stérilisation de l'organisme, comme on l'avait cru au début de sa découverte. Ses bienfaits ne doivent pas faire oublier ceux du mercure. M. Ravaut est précisément encore parmi ceux qui se sont attachés à faire ressortir qu'à l'heure actuelle la poursuite à fond du traitement antisyphilitique doit être menée par des cures mixtes basées sur l'emploi alternatif des deux médicaments.

C'est lui, d'autre part, qui, dès la seconde année de la guerre, a révélé dans les régions du Nord la présence de la dysenterie amibienne, qui, importée par des troupes coloniales, se propageait chez des soldats n'ayant jamais quitté la France. Il s'est efforcé de montrer que, réduits au silence par l'émétine, les parasites n'en persistaient pas moins très souvent sous des formes résistantes ; de là la nécessité d'injections par séries déjà proposées par M. Chauffard et même l'obligation de cures d'entretien systématiquement et fréquemment répétées.

Enfin, lorsque, du fait de ses fonctions militaires, M. Ravaut eut été amené à surveiller, dans une de nos régions du Midi, les paludéens hospitalisés depuis de longs mois après leur retour de Macédoine, c'est lui encore qui a fait connaître les bons résultats que l'on peut observer à la suite de l'administration méthodique et disciplinée de la quinine chez ces sujets jusque-là considérés comme perdus pour l'armée. On ne peut s'attendre à obtenir dans ces conditions les résultats immédiats que réalise souvent, comme l'a montré M. Abrami, la quininisation intensive appliquée au paludisme primaire ; mais, pour être moins rapides et moins radicaux, les effets n'en sont pas moins très précieux. M. Ravaut a fait ainsi justice des idées erronées qui commençaient à courir sur l'inefficacité du médicament chez ces rapatriés de Macédoine. Cette inefficacité provenait en partie du fait que beaucoup de malades, par supercherie, ne prenaient pas le médicament. D'autre part, lorsqu'ils le prenaient, la quininisation n'avait pas été prolongée à dose suffisante, durant les périodes apyrétiques, suivant la méthode préconisée par M. Laveran.

L'action antiparasitaire de l'arsenic n'est pas limitée aux spirilles ; elle s'exerce encore sur divers protozoaires. Aussi, M. Ravaut s'est-il fait l'ardent défenseur de la cure mixte émétino-arsenicale dans l'amibiase et de la cure quinino-arsenicale dans le paludisme ; l'emploi combiné des deux médicaments renforce, en effet, leur action thérapeutique.

Enfin, en 1915, il montrait l'importance de l'introduction de l'arsenic par la voie buccale dans le traitement de l'amibiase ; cette constatation a été le point de départ d'une méthode de traitement curatif et même préventif, universellement appliqué aujourd'hui, et qui se perfectionne chaque jour avec l'apparition de nouveaux corps de plus en plus actifs.

Celui qui a écrit les pages qui suivent n'est pas seulement un savant ayant largement contribué, comme on vient de le voir, au progrès des sujets qu'il a pris à tâche d'exposer ; c'est un praticien qui fait profiter ses lecteurs de l'expérience que lui a donnée la longue observation de trois maladies qui, depuis le début de la guerre, ont cruellement frappé notre armée sur le front d'Occident et sur le front de Macédoine.

Il ne s'est pas borné à l'exposé des principes et, sachant qu'un médicament, aussi bon soit-il, ne vaut que par la façon dont il est manié, il a réuni dans leurs détails tous les renseignements intéressant les indications, la posologie et l'instrumentation. Il s'est efforcé de codifier, de façon brève, claire et précise, les règles qui doivent servir à diriger les traitements ; il en a fait des manières de commandements. Les médecins qui, appelés à soigner des syphilitiques, des paludéens ou des dysentériques, prendront ce livre pour guide auront les moyens d'assurer à leurs malades tous les bénéfices que l'on peut tirer des médicaments les plus efficaces que la thérapeutique ait mis entre nos mains.

FERNAND WIDAL,
Professeur de Clinique médicale
de la Faculté de médecine de Paris.

SYPHILIS — PALUDISME
AMIBIASE

INTRODUCTION

Si j'ai réuni, dans un même opuscule, quelques notions sur le traitement de la syphilis, du paludisme et de l'amibiase, ce n'est pas seulement parce que, depuis la guerre, ces affections méritent, par leur fréquence, d'attirer spécialement notre attention, mais aussi parce que les caractères communs de leur parasitisme et de leur évolution clinique nous ont imposé un mode de traitement répondant aux mêmes nécessités. Aussi, la connaissance précise de certains faits spéciaux à l'une d'elles peut guider le médecin dans l'étude des autres, l'obliger à s'inspirer d'idées générales et à mieux comprendre ainsi les buts qu'il doit poursuivre dans la direction du traitement.

Leurs parasites sont des protozoaires. En ce qui concerne l'hématozoaire et l'amibe, la question n'a jamais été discutée ; de nombreux auteurs considèrent comme tel le *Spirochæta Pallida*. Sans discuter cette interprétation, il nous parait beaucoup plus pratique de montrer comment tous trois se comportent chez l'homme.

Dès leur inoculation, ils pénètrent dans l'organisme, s'y répandent en empruntant les voies lymphatique et sanguine, comme ceux de la syphilis et du paludisme ; ceux de l'amibiase font de même, beaucoup plus souvent que nous ne le pensions jusqu'alors. Après cette dispersion par voie vasculaire, ils se fixent dans différents organes : ils s'y maintiennent autant qu'ils le peuvent, parfois indéfiniment. Chacun d'eux a ses repaires de prédilection, au sein desquels il s'installe; les réactions organiques et le traitement doivent d'abord arrêter sa dissémination dans l'organisme, le réduire au silence dans chacun des domiciles qu'il a choisis, puis enfin le tuer sur place. Si ces buts ne sont pas atteints, à la moindre occasion favorable, il s'échappe, se reproduit rapidement et démontre sa vitalité par de multiples manifestations cliniques. Ces évolutions sont maintenant bien connues.

Dans la syphilis, avant même qu'il n'ait formé son chancre, le spirochète a vivement progressé par la voie lymphatique, s'est répandu, par le sang, dans tout l'organisme et a atteint déjà les organes qu'il affectionne spécialement : ganglions, système nerveux, glandes génitales, etc...

De même, l'hématozoaire envahit dès le début la circulation sanguine, puis demeure silencieux dans la rate, la moelle osseuse et d'autres organes ; il en ressort de temps en temps pour se multiplier rapidement, se répandre à nouveau dans le sang et provoquer l'accès.

De même enfin, l'amibe reste enfouie dans la paroi intestinale et en sort de temps en temps pour produire la crise dysentérique ou se développer dans le foie et souvent dans d'autres organes comme le cerveau, les poumons, les glandes surrénales, les voies urinaires et probablement d'autres tissus, etc. Il est vraisemblable d'admettre que, comme les précédents, elle emprunte les voies circulatoires ou lymphatiques pour atteindre ces différents viscères.

Lorsqu'ils ont élu demeure dans l'organisme, ces protozoaires ne sont pas seulement dangereux par leurs manifestations, mais il faut se bien rappeler qu'ils se maintiennent à l'état de vie latente, l'empoisonnant peu à peu par leurs sécrétions, et que souvent aucun symptôme clinique ne traduit avec précision cette lente intoxication.

Si, dès le début de l'infection, le parasite n'est pas détruit, il s'implante dans les tissus. Dans les cas heureux, il peut disparaître d'autant plus vite que le traitement est plus précoce et plus actif ; d'autres fois, son existence est aussi longue que celle du malade. Chez l'un, il ne se révèle par aucun symptôme clinique ; chez un autre, il peut signifier sa présence par des manifestations plus ou moins répétées. Aussi ne faut-il pas confondre les périodes silencieuses de ces maladies avec leur guérison et cesser le traitement dès que les manifestations cliniques se sont effacées. Trop souvent le médecin ne voit la maladie que par ses manifestations extérieures et tapageuses, alors que les localisations profondes, par leur silence, sont méconnues ou négligées. Ce sont ces dernières qu'il faut surtout s'efforcer d'atteindre, car elles représentent des abris bien protégés au sein desquels la graine conserve parfois indéfiniment sa vitalité ; c'est de là que partiront les éléments nécessaires pour créer les récidives et les recrudescences de la maladie.

L'étude clinique montre que ces affections revêtent aussi la même allure : elles sont essentiellement chroniques, sujettes de temps en temps à des poussées aiguës. Pendant de longues années, les parasites peuvent ne donner lieu à aucun symptôme extérieur appréciable cliniquement, puis révéler tout à coup leur présence par la production d'un accident que rien ne faisait prévoir. Aussi, cette évolution si spéciale, à éclipses, déroute-t-elle les prévisions et rend-elle si hasardeuse l'estimation exacte du moment de la guérison. C'est un terme qu'il ne faut prononcer, chez ces malades, qu'avec beaucoup de circonspection, si l'on ne veut pas se trouver un jour en présence d'un accident imprévu venant fournir un démenti. Cependant, si la clinique seule est souvent incapable de révéler ces foyers latents, de plus en plus nous voyons l'utilité des procédés de laboratoire pour les dépister et nous permettre d'en suivre l'évolution.

Mieux encore que les faits précédents, les considérations thérapeutiques permettent de rapprocher ces trois infections, car les indications et la réalisation du traitement sont absolument comparables. Si les agents pathogènes sont bien connus, en revanche, aucun d'eux n'a été cultivé : aussi toute tentative sérothérapique a-t-elle été jusqu'alors impossible. C'est par l'empirisme que l'on a pu trouver des agents médicamenteux extrêmement actifs, spécifiques même, comme le mercure, le bismuth, la quinine ou l'émétine. Plus récemment, les recherches d'A. Gautier, Mouneyrat et Ehrlich nous dotaient de dérivés arsenicaux, à base organique, permettant sans danger l'introduction dans l'économie de hautes doses d'arsenic. Ces corps ont une action très efficace contre ces trois parasites : nous verrons à propos de chacun d'eux comment ils peuvent être utilement employés. L'association de l'arsenic au mercure et au bismuth, à la quinine, à l'émétine, permet d'instituer des traitements mixtes qui en augmentent considérablement l'action et la tolérance, comme l'ont montré des travaux récents. Ainsi se trouve rompue à chaque instant l'accoutumance que l'agent pathogène pourrait manifester à l'égard de l'un ou l'autre d'entre eux

Les notions précédemment esquissées sur la biologie assez comparable de ces parasites nous montrent le sens dans lequel doit être dirigée l'action thérapeutique. Il est évident que, si ces médicaments étaient uniquement parasitotropes, il serait possible d'obtenir, par l'emploi de doses suffisantes, la stérilisation de la maladie : c'est le but qu'avait cru pouvoir atteindre Ehrlich en créant la *therapia sterilisans magna* au moyen des sels arsenicaux. Malheureusement, les faits vinrent démontrer que ce qui était réalisable chez l'animal ne l'était pas toujours chez l'homme ; mais ces travaux eurent l'avantage de nous faire pénétrer plus avant dans la parasitologie et la thérapeutique de la syphilis. Ainsi furent mis en évidence certains faits bien précisés maintenant, susceptibles de s'appliquer également au traitement du paludisme et de l'amibiase. Ils nous montrèrent surtout l'importance de la précocité du traitement : dans la syphilis, par exemple, aux premiers stades du chancre, il est parfois possible, par un traitement relativement court, d'enrayer l'évolution de la maladie et de la faire avorter. Attaqué à une période plus tardive, le parasite est d'autant plus résistant que l'infection est plus ancienne. Le spirochète a alors envahi et pénétré les tissus ; la dose médicamenteuse qui serait nécessaire pour le tuer altère en même temps l'élément cellulaire. L'on vise le microbe et l'on tue la cellule, avait dit Gaucher au moment où Ehrlich préconisait les doses massives dans l'espoir de stériliser l'organisme.

Au prix de quelques existences, l'expérience montra que cette conception théorique était désastreuse dans la pratique, mais, par la séduction qu'elle exerça dès qu'elle fut lancée, elle introduisit d'emblée dans la thérapeutique cette nouvelle série de composé arsenicaux. En présence de l'impossibilité d'atteindre uniquement le corps du parasite et de le tuer rapidement, par des doses élevées, l'on changea complètement de tactique sous l'influence, principalement, des travaux de l'école française. Les doses furent alors réglées d'après la tolérance de l'organisme : faibles au début, pour tâter le terrain, elles furent progressivement augmentées jusqu'aux limites de la capacité cellulaire. Puis, s'inspirant de la pratique du traitement mercuriel, l'on reconnut qu'il était nécessaire de répéter ces injections sous forme de cures méthodiquement répétées aussi longtemps que les signes cliniques ou biologiques démontraient la persistance du germe ; et même tous ces signes, fussent-ils négatifs, l'expérience montre qu'il est utile, ou tout au moins prudent, de prolonger presque toujours la thérapeutique.

Ce que vise actuellement le traitement, ce n'est plus, à part des cas très exceptionnels, de détruire très rapidement le spirochète, mais de le réduire et de l'user progressivement. Dans cette lutte, l'association de deux médicaments actifs n'a que des avantages ; ainsi prit naissance le traitement mixte arsenico-mercuriel, puis plus tard, arsenico-bismuthique.

De même, dans le paludisme, les recherches de M. Abrami, en Macédoine, ont montré qu'il était possible d'en obtenir la stérilisation par un traitement intensif institué dans les huit ou dix premiers jours de l'infection. Ce stade passé, la maladie devient chronique, et une longue expérience a montré que la quinisation systématiquement ordonnée, même pendant les périodes apyrétiques, d'après la méthode de Laveran, représentait le mode de traitement le plus sûr. Comme dans la syphilis, la thérapeutique ne doit pas être seulement curative, mais surtout préventive à l'égard des rechutes.

L'étude de l'amibiase montre des faits absolument comparables. Nous connaissons la bénignité de certaines formes traitées dès l'apparition des premiers symptômes, alors qu'au contraire celles qui sont devenues chroniques présentent une résistance beaucoup plus grande et ne cèdent qu'à des cures systématiquement répétées et bien réglées. C'est dans ce but qu'avant la guerre M. Chauffard avait préconisé l'usage des injections d'émétine par séries pour prévenir les rechutes. Depuis, nous n'avons cessé d'insister sur l'importance de cette règle ; nous avons proposé l'emploi systématique de cures mixtes émétino-arsenicales, par injections, dans les phases aiguës de la dysenterie amibienne. Dès mes premières recherches, en 1915, j'ai montré que, dans les formes chroniques, il fallait recourir au traitement par la voie buccale, qui seul agit efficacement sur les kystes amibiens et divers autres parasites ; dès cette époque, je montrais l'utilité dans ce but des sels arsenicaux, et leur efficacité me paraissait si nette qu'il me semblait possible de les employer comme préventifs de l'amibiase. Ces faits ont été confirmés de toutes parts, et, de ces observations, date l'emploi des sels arsenicaux par voie buccale dans le traitement de l'amibiase et d'autres infections intestinales.

La guerre nous a appris à savoir mieux reconnaître, en France et même en Europe, ces maladies, et souvent, par suite d'une conception défectueuse de leur évolution, elles sont mal soignées. L'importance capitale du traitement initial n'est pas toujours bien comprise ; on se contente trop facilement de faire disparaître rapidement le principal symptôme, sans poursuivre l'effort plus longtemps, alors qu'à ce moment il eût suffi de prolonger la durée de la cure pour obtenir un résultat susceptible de modifier toute l'évolution ultérieure de la maladie.

Cette règle de conduite est d'autant plus facile à mettre en pratique que, dès leur premier stade, ces trois maladies peuvent être reconnues et traitées sans perte de temps. En effet, le microscope donne la certitude du diagnostic, dès l'apparition du premier signe clinique : c'est dans le chancre que le *Spirochæta pallida* se retrouve le plus sûrement ; de même, dans le sang des paludéens récemment infectés, les hématozoaires se retrouvent facilement ; de même enfin, les selles des amibiens étudiées dès l'apparition du premier symptôme intestinal sont riches en amibes vivantes présentant à ce moment tous leurs caractères distinctifs. Ce sont là des conditions véritablement spéciales, dont il faut savoir profiter, puisqu'elles permettent de porter rapidement un diagnostic certain et d'attaquer aussitôt le parasite.

Dans la suite, le traitement doit être toujours systématiquement préventif. C'est-à-dire qu'il doit être suffisamment actif et prolongé pour que l'agent nocif ne manifeste jamais son existence. La constatation d'un accident clinique ou d'une réaction biologique fortement positive est une révélation de sa vitalité ; il ne faut pas attendre ces manifestations pour s'occuper du malade, mais, au contraire, le traiter suffisamment pour qu'elles n'apparaissent pas.

Autrefois l'on ne s'occupait d'un syphilitique qu'au moment où se présentaient des accidents, et, ceux-ci disparus, médecin et malades étaient satisfaits ; actuellement, les méthodes de traitement, appliquées en temps voulu, permettent de réduire au silence le spirochète, à tel point que, chez un malade pris au début de son infection, il est possible de garantir le silence complet et définitif des manifestations cliniques et biologiques. C'est le but des traitements actuels ; aussi ont-ils pour base des cures successives systématiquement répétées. Malheureusement cette règle de conduite n'est pas encore aussi bien suivie pour le paludisme et l'amibiase. Trop fréquemment le malade n'est traité qu'au moment des manifestations cliniques et, l'orage passé, le traitement est abandonné.

RAVAUT. 2

L'hématozoaire ou l'amibe reprennent alors leur liberté et ne vont pas tarder à rappeler leur présence. Or, ce n'est pas le parasite qui doit révéler de lui-même au médecin son existence, c'est, au contraire, à celui-ci d'en prévoir la persistance, d'en connaître les habitudes et de mettre tout en œuvre pour le détruire. Dans ces affections éminemment curables, l'apparition d'un symptôme consacre la victoire du protozoaire et l'insuffisance de la thérapeutique ; c'est au médecin de renverser les rôles. Aussi doit-on instituer, comme pour la syphilis, des cures systématiquement prolongées pour détruire peu à peu l'ennemi, puisque nous n'avons pas encore les moyens de stériliser rapidement l'organisme. Ces analogies dans la direction du traitement justifient une fois de plus cette étude d'ensemble.

A côté du traitement curatif de la maladie déclarée, ce qui est le cas le plus fréquent, nous devons envisager la possibilité d'un traitement *préventif* ; il sera indiqué si le sujet vit dans une région où la maladie est endémique ou s'il s'est exposé à la contagion.

Si le diagnostic est précoce et bien précisé, même si le parasite a déjà pénétré dans les voies lymphatique ou sanguine, mais ne s'est pas encore fixé dans les tissus et les cellules qui les constituent, il est possible d'en arrêter l'évolution et de le tuer par un véritable *traitement abortif* : nous verrons, à propos de chacune de ces affections, dans quelles limites l'on est en droit d'en escompter le succès.

Si le diagnostic est plus tardif, le parasite en a profité pour s'installer et se retrancher dans différents organes : la lutte est alors beaucoup plus dure. Il s'agit, par des séries de *cures dites d'attaque*, d'en diminuer peu à peu la virulence, de le réduire au silence et d'en faire disparaître toutes les manifestations cliniques ou biologiques. Cette action doit être méthodiquement suivie et bien disciplinée ; elle doit être prolongée le temps nécessaire, parfois pendant plusieurs années. Elle a pour but de faire disparaître les premiers symptômes, ce qui s'obtient assez facilement, trop même quelquefois, car médecin et malade, satisfaits de ce succès, abandonnent le plus souvent la poursuite du traitement. C'est à ce moment qu'il faut penser aux foyers profonds et chercher à en diminuer la virulence par la prolongation de la cure : c'est à ce prix que le malade réduira peu à peu son parasite à l'impuissance, puis ensuite le détruira. L'examen clinique et surtout les procédés de laboratoire permettront de suivre les étapes de cette lutte.

Les cures d'attaque en série représentent donc le véritable traitement de ces affections, le traitement de fond, celui qui leur est opposé le plus habituellement et qui, pour cette raison. attirera surtout notre attention.

Plus tard, si l'absence d'accidents cliniques, la négativité des réactions humorales pendant un temps suffisamment prolongé montrent que le parasite reste silencieux et que peut-être il a été détruit, il sera possible de cesser ce mode de traitement ; mais, cette démonstration n'étant pas rigoureusemnet possible, il est prudent de le continuer sous une forme moins active, par des *cures dites de prudence*. Je sais bien qu'il vaudrait mieux ne pas recourir à ce terme, car, si le parasite persiste encore, il faut l'attaquer aussi vigoureusement que possible et, s'il est mort, il est inutile de traiter le malade. Malheureusement, il est presque impossible d'être définitivement fixé sur ce fait. Si toutes les apparences font penser qu'il est détruit et que le malade est guéri, rien ne le prouve cependant d'une façon absolue ; c'est dans ces cas douteux que je crois prudent de faire un traitement d'entretien, qui, tout en ayant une action efficace, ne fatigue pas cependant le malade. Dans ces conditions, ce traitement peut être parfois imposé inutilement, mais, dans l'ignorance, mieux vaut pécher par excès que par défaut.

Selon la période à laquelle la maladie sera reconnue, le mode de traitement variera : tantôt les traitements abortif et préventif seront suffisants, tantôt il faudra recourir à des cures d'attaque systématiquement prolongées et les compléter par un traitement de prudence. A propos de chacune de ces affections, nous nous proposons d'exposer les moyens de réaliser ces diverses interventions thérapeutiques. Après de multiples essais, nous avons cherché à établir une formule simple, pratique, pouvant être appliquée par tout médecin. Nous avons cherché à en tirer le maximum d'efficacité : c'est donc un traitement intensif que nous préconisons. Certains pourront le juger peut-être excessif, mais, en s'inspirant des nécessités, de l'état du malade, le médecin pourra toujours en modifier l'intensité et surtout l'adapter à la tolérance du sujet. Il se rappellera que, pour être utile, l'action thérapeutique doit être prolongée pendant un temps suffisant.

Enfin il nous paraît d'autant plus nécessaire de savoir obtenir rapidement des médicaments le maximum d'efficacité que très souvent, dans des diagnostics douteux, l'épreuve thérapeutique prend une importance capitale. De toutes les maladies, ces trois affections sont peut-être celles qui réagissent le mieux à l'action thérapeutique, car elles ont des médicaments spécifiques. Certains symptômes mal définis ou certaines localisations viscérales ne seront rapportés à leur véritable cause que par un *traitement d'épreuve*, bien dirigé : il peut en quelques jours fournir une réponse décisive, alors que toutes les autres recherches sont restées muettes. Aussi faut-il savoir bien le manier et ne pas tâtonner si l'on veut en obtenir une réponse rapide.

Telles sont les considérations qui m'ont amené à grouper des affections si différentes dans leur aspect extérieur, mais si voisines dans leur intimité. Leur fréquence les rapproche encore, car il n'est pas de médecin qui ne soit appelé à rencontrer quotidiennement, surtout depuis la guerre, la syphilis, le paludisme ou l'amibiase.

Cette édition est la troisième de ce petit volume. Le plan n'a pas été modifié, mais de nombreuses additions ont été nécessaires, en raison des progrès de la thérapeutique de ces affections en ces dernières années.

J'ai ajouté, à la fin de chacun de ces trois grands chapitres, quelques schémas thérapeutiques résumant ces diverses notions et montrant aussi brièvement que possible comment peuvent être rédigées les ordonnances. J'espère pouvoir ainsi mieux concrétiser ma pensée et rendre en même temps moins ardue au praticien son intervention thérapeutique.

Ce n'est pas un traité de thérapeutique ni une revue didactique des divers traitements proposés contre ces maladies ; ce sont plutôt des notes de thérapeutique raisonnée, résumant surtout ma propre expérience. Il ne faut donc pas s'attendre à y trouver une bibliographie quelconque ; j'ai essayé de faire profiter le praticien des recherches que je poursuis depuis plusieurs années sur ces questions et des résultats thérapeutiques que j'ai obtenus. J'ai essayé avant tout de faire œuvre purement pratique.

SYPHILIS

CHAPITRE PREMIER

NOTIONS GÉNÉRALES SUR LES INDICATIONS
ET LA DIRECTION DU TRAITEMENT

Ce qui donne à la syphilis son évolution si spéciale, c'est la
nature de son parasite et surtout son genre de vie dans les
tissus de l'organisme.

Inoculé à la surface du corps ou d'une muqueuse, le spirochète ne révèle son existence qu'après un long délai de vingt
à trente jours, représentant la période d'incubation de la
maladie. Pendant ce temps, il végète et se reproduit au point
d'inoculation, puis s'engage aussitôt dans les voies lymphatiques, sans qu'aucun symptôme ne traduise ce travail occulte ;
l'infection ne se révèle qu'à l'apparition du chancre : c'est le
premier signe révélateur. A ce moment seulement, malade et
médecin s'aperçoivent de l'infection et peuvent faire le diagnostic de la syphilis, car le chancre est caractéristique et fourmille
de spirochètes ; ils en ont cependant dépassé déjà les limites.
Ils ont envahi les voies lymphatiques, atteint les ganglions
correspondants de la région inoculée, qui sont gros, durs et renferment également des parasites. Bien mieux encore, dès cette
période, ils ont déjà franchi cette barrière et colonisé dans certains organes ; le système nerveux, en particulier, peut être
précocement atteint, ainsi que le démontrent les examens du
liquide céphalo-rachidien ; il en est de même pour d'autres
organes, comme le foie, le système osseux, certaines glandes
vasculaires sanguines, etc... Toute cette invasion s'est faite

pendant la période d'incubation, insidieusement, silencieusement, sans qu'aucun moyen ne permette de la mettre en évidence ; aussi ne faut-il pas voir dans le chancre un accident purement local, mais le considérer uniquement comme la porte d'entrée d'une infection qui, lorsqu'il apparaît, s'est déjà répandue beaucoup plus loin. C'est démontrer en même temps l'inanité et même le danger des méthodes ne s'attaquant qu'au chancre (cautérisations, excisions, injections stérilisantes, etc.), car elles négligent les autres foyers et, pendant ce temps, le parasite gagne chaque jour du terrain. Au contraire, c'est par un traitement général qu'il faut aussitôt l'attaquer ; il est possible à ce moment d'en arrêter l'évolution et de limiter les dégâts.

De ces notions résultent deux interventions thérapeutiques différentes. Si le sujet s'est exposé à la contagion, l'on peut, pendant toute la période d'incubation, arrêter l'évolution des parasites avant qu'ils n'aient produit le chancre : *c'est le traitement préventif*, et nous verrons plus loin dans quelles limites il est légitime de l'appliquer. En raison de l'absence de toute manifestation pendant cette période, l'on ne peut pas affirmer si le malade a été contaminé : c'est donc un traitement aveugle ; s'il peut être inutile quelquefois, il n'est, en tout cas, pas dangereux ; au contraire, s'il est pratiqué chez un malade qui vient d'être contaminé, il peut arrêter radicalement l'évolution des parasites. Jamais le malade ne saura s'il a été contaminé ; le principal pour lui, si la contagion est possible, c'est qu'il n'en constate aucune manifestation. De plus en plus, on reconnaît la nécessité et l'efficacité de ce traitement préventif.

Plus tard, lorsque le chancre est apparu, il est encore possible d'arrêter rapidement l'évolution des parasites, mais il faut se hâter, car, bien qu'ils aient atteint les ganglions et même d'autres organes, ils ne s'y sont pas encore définitivement fixés ; l'on donne comme limite à cette période l'apparition de la réaction de fixation du sang, c'est-à-dire environ le quarante-cinquième jour après l'inoculation. Il existe donc une période de quinze jours entre l'apparition du chancre et la constatation de la séro-réaction, pendant laquelle le *traitement abortif* peut être tenté. Il aura d'autant plus de chances de réussir qu'il sera plus rapproché du chancre, mais il faut beaucoup de circonspection et de prudence avant d'affirmer que l'on a fait avorter la maladie.

Si le spirochète n'a pas été reconnu jusqu'alors, il a eu toute liberté pour passer de la voie lymphatique dans la voie sanguine et se répandre dans tout l'organisme. C'est alors qu'apparaissent les signes de la septicémie syphilitique : du côté de la peau et des muqueuses, ce sont la roséole, les syphilides cutanées, les plaques muqueuses ; du côté des viscères, ce sont des symptômes variés qui traduiront leur atteinte : albuminurie, ictère, céphalée, anémie, etc. Dès ce moment, les recherches de laboratoire permettent de constater la présence du parasite, ou décèlent indirectement sa présence par l'étude des réactions qu'il détermine dans presque tous les organes. Abandonné à lui-même, il continue ses incursions de tous côtés, et les signes cliniques peuvent se succéder les uns aux autres; puis, au bout de quelque temps, l'orage s'apaise et les réactions défensives, mises en jeu spontanément par l'organisme, font cesser les signes extérieurs de la maladie, mais sont insuffisantes pour tuer le parasite. Il semble alors réduit au silence, mais en réalité cette accalmie n'est que plus dangereuse, car il reste vivant dans certaines régions de l'organisme. Il s'y enkyste, s'y retranche à l'état de vie latente et attend, pour en sortir, des circonstances favorables. Pendant des années et même pendant toute la vie de l'individu, il peut rester inclus dans un organe ou un tissu, reprendre tout à coup une virulence suffisante pour créer une lésion locale, repartir de ce foyer et se répandre à nouveau dans l'organisme. Il peut même rester à l'état latent dans les glandes génitales de l'homme et surtout de la femme, sans qu'aucun signe ne traduise son existence, pas même les réactions sanguines ; il peut y végéter pendant toute la vie de l'individu ; il peut se transmettre à ses enfants, demeurer chez eux de la même façon pendant toute leur existence et même, par leur intermédiaire, contaminer les petits-enfants. Aucun exemple, mieux que ces syphilis héréditaires de deuxième et même de troisième génération, admises maintenant, bien que rares, ne saurait montrer l'invraisemblable vitalité du spirochète.

C'est cette vie latente, cette adaptation si spéciale qui font des maladies à protozoaires des affections chroniques sujettes à des pousées aiguës. Chaque fois que l'on a la preuve, soit par des manifestations cliniques, soit par des réactions biologiques, qu'il existe des parasites vivants dans l'organisme, il faut leur opposer un *traitement d'attaque* aussi brusque et vigoureux que le permet l'état du malade. Même en l'absence de signes cliniques ou biologiques, si l'on soupçonne, en s'appuyant sur la connaissance de l'évolution de la maladie, qu'il existe des foyers latents, il ne faut pas hésiter à attaquer le parasite et ne pas lui laisser le loisir de commencer. Il n'y a donc pas, à notre avis, de traitement spécial à chacune des périodes de la syphilis, mais un mode de traitement général, dit d'attaque, que l'on met en jeu chaque fois que la clinique, la biologie ou l'expérience en indiquent l'opportunité. Ce traitement se fait par des séries de cures se prolongeant souvent plusieurs années ; elles ont pour but de diminuer peu à peu la virulence du spirochète, puis de le détruire. Nous ne possédons malheureusement aucun critérium certain nous permettant d'affirmer le moment où ce but est atteint ; il est impossible de déterminer si le parasite n'est que réduit au silence ou s'il est mort ; aussi confond-on souvent les périodes silencieuses de la maladie avec sa guérison. C'est pour ces raisons qu'après avoir obtenu, par des cures suffisantes, un état pour lequel le terme de guérison pourrait être prononcé, je crois néanmoins prudent de maintenir ces bons résultats par un *traitement de prudence*. Il sera moins actif que les précédents, mais suffisant cependant pour maintenir silencieuses et achever de réduire des colonies dont aucun signe ne révèle l'existence.

Telles sont, en quelques mots, les principales notions biologiques sur lesquelles il faut s'appuyer pour comprendre comment doit être dirigé le traitement de la syphilis.

CHAPITRE II

LES PRINCIPAUX MÉDICAMENTS
ANTISYPHILITIQUES

Parmi les nombreux médicaments essayés dans le traitement de la syphilis, trois principalement ont résisté à l'épreuve du temps. Ce sont : le mercure, l'arsenic et l'iode. Depuis 1921, époque à laquelle les recherches de Sauton (1914) furent mises en pratique par Sazerac et Levaditi, un quatrième corps a pris rang parmi les antisyphilitiques : c'est le bismuth. D'emblée, les résultats obtenus furent suffisamment nets pour que ce nouveau venu puisse égaler ses prédécesseurs, et nous les étudierons successivement.

Tous quatre sont actuellement employés sous des formes multiples; aussi chaque médecin a-t-il choisi celles qui lui convenaient le mieux et s'est pour ainsi dire créé une technique personnelle. Si presque tout le monde est d'accord maintenant sur la nécessité de recourir simultanément ou isolément à ces médicaments, chacun de nous les emploie à sa façon. Je ne puis donc, dans ce court exposé, faire une revue générale de cette question, mais j'exposerai, aussi simplement que possible, ce que je crois devoir faire en présence d'un syphilitique. J'indiquerai d'abord les formes thérapeutiques qui me semblent les plus actives et les plus maniables, puis, dans le chapitre suivant, leur emploi aux différentes périodes de la syphilis.

A. — MERCURE.

Malgré la concurrence que lui firent, ces dernières années, les sels arsenicaux, et surtout le bismuth, ce vieux médicament de la syphilis conserve toujours, à notre avis, sa place en thérapeutique, et souvent nous avons obtenu d'excellents résultats là où le bismuth et l'arsenic n'avaient presque rien donné ; il ne faut donc pas le mépriser. Selon la forme sous laquelle il est employé, son activité est plus ou moins grande, et c'est là le point le plus utile à déterminer ; il faut également tenir un grand compte des conditions matérielles dans lesquelles le traitement peut être pratiqué.

Le mercure s'administre sous forme de sels solubles, de sels insolubles ou d'émulsion métallique dans un corps gras ; les voies d'introduction sont : intraveineuse, sous-cutanée, intramusculaire, cutanée, buccale, rectale, etc.

I. — Injections de sels mercuriels solubles.

Le plus actif est, sans contredit, le *cyanure de mercure*. Il n'est bien toléré qu'en injection intraveineuse ; les injections intramusculaires ou sous-cutanées, même additionnées de cocaïne, sont très souvent douloureuses et laissent presque toujours des nodules. Il s'injecte chaque jour à la dose de 1 à 2 centigrammes ; la solution ordinaire est à 1 p. 100 dans l'eau distillée. Aux doses de 1 centigramme, et à plus forte raison de 2, il produit quelquefois de la diarrhée, des épreintes, du ténesme avec même émission de selles glairo-sanguinolentes. Ces accidents, qui peuvent effrayer celui qui n'est pas prévenu, sont de courte durée : il suffit de suspendre les injections un jour ou deux, puis de les reprendre à faible dose en les augmentant peu à peu. Pour éviter ces ennuis, l'on peut administrer préventivement de l'élixir parégorique ou du laudanum. Ils sont relativement très rares, mais certains malades y sont plus sujets que d'autres. Le cyanure de mercure a l'avantage d'être très actif, mais son action n'est pas très durable ; elle est de plus, quelquefois, trop brusque lorsqu'il existe des lésions portant sur des tissus qu'il ne faut pas brutaliser, le système nerveux par exemple. C'est un excellent médicament d'attaque, mais qui nécessite l'intervention presque quotidienne du médecin, car la voie intraveineuse est la seule pratique.

Le *biiodure de mercure* s'injecte à la dose de 1 à 4 centigrammes par jour en injection intramusculaire. La formule la moins douloureuse est la suivante :

Biiodure de mercure	$0^{gr},01$
Iodure de sodium	$0^{gr},01$
Phosphate neutre de sodium	$0^{gr},02$
Chlorure de sodium	$0^{gr},007$
Eau distillée	1 cent. cube.

Pour une ampoule stérilisée.

Ces injections sont moins actives que les précédentes, mais supérieures à celles de *benzoate de mercure* qui s'emploie aux mêmes doses et est le plus souvent indolore. La préparation du benzoate est très délicate, et les solutions doivent être fraîchement préparées : de là provient l'inégalité de son mode d'action.

Si les sels solubles ont l'avantage d'être actifs, d'une toxicité minime, dont l'on peut immédiatement limiter l'action nocive, ils ont le désagrément de nécessiter des injections quotidiennes ; aussi leur préfère-t-on souvent les sels insolubles.

II. — Injections de sels mercuriels insolubles.

Les deux préparations les plus couramment utilisées sont le calomel et l'huile grise.

Le *calomel* s'injecte dans la profondeur des muscles, surtout au niveau des fesses, en suspension dans l'huile d'olive, au taux de 5 centigrammes par centimètre cube d'huile : une injection tous les huit jours. Déjà, à ce taux, il est souvent mal toléré, et je ne suis pas partisan des solutions à 10 p. 100. C'est un médicament extrêmement actif, dont l'action est moins rapide que celle du cyanure de mercure, mais plus durable, en raison de la lenteur de son élimination. Malheureusement, malgré toutes les précautions prises soit pour le préparer, soit pour l'injecter, si quelques malades le supportent très bien, chez beaucoup il réveille des douleurs très violentes, de l'inflammation durant plusieurs jours, ce qui oblige à en abandonner l'usage. Cependant, en raison de son activité et de la netteté de son action, malgré ces inconvénients, il ne faut pas hésiter à l'employer, si l'on veut obtenir une réponse rapide, au cours d'un traitement d'épreuve par exemple.

L'*huile grise* est une émulsion de mercure dans l'huile à 40 p. 100. Chaque goutte de cette préparation contient un centigramme de mercure et s'injecte au moyen de seringues spéciales, du type de la seringue de Barthélemy, graduée en gouttes d'huile. L'on injecte habituellement de 6 à 8 centigrammes de mercure, soit VI à VIII gouttes de l'émulsion à 40 p. 100, par semaine. Ces injections sont moins actives que celles de calomel, mais elles sont, en général, très bien tolérées. Il est nécessaire qu'elle soit bien préparée, car certains excipients s'enkystent, laissent des nodules et gênent la résorption du médicament. Pendant très longtemps, l'huile grise, avant l'emploi des sels arsenicaux, a été le grand médicament de fond du traitement de la syphilis. C'est une préparation très maniable, pas douloureuse, n'exigeant qu'une injection hebdomadaire, d'une activité très manifeste, s'associant parfaitement aux sels arsenicaux, et à laquelle j'accorde beaucoup de confiance. Récemment, MM. Deguy, Queyrat ont proposé de faire un amalgame de mercure et d'argent, contenant autant de mercure que l'huile grise et se maniant comme elle. Cette préparation, présentée dans le commerce sous le nom d'Arquéritol, nous a donné également de très bons résultats ; elle a tous les avantages de l'huile grise, et à l'action du mercure s'ajoute celle de l'argent.

III. — Voie buccale.

Le mercure peut s'administrer par la voie buccale, soit sous forme de pilules ou de cachets, soit sous forme de solutions.

Les pilules le plus couramment employées sont celles de Dupuytren, à base de *sublimé* :

Chlorure mercurique porphyrisé.......... 1 centigramme.
Extrait d'opium...................... 1 —
Poudre de savon médicinal............. 10 centigrammes.
Glycérine neutre .... Q. S.

Deux pilules par jour.

ou celles de Ricord à base de *protoiodure de mercure* :

Protoiodure de mercure .... 3 à 5 centigrammes.
Extrait thébaïque .... 1 centigramme.
Excipient glycériné .... Q. S.

Pour une pilule molle ; 1 à 2 par jour.

Malgré toutes les précautions que l'on prend pour qu'elles restent molles, ces pilules durcissent souvent et traversent le tube digestif sans s'assimiler ; aussi je préfère de beaucoup les cachets préconisés par Alex. Renault :

Protoiodure de mercure .... 2 à 5 centigrammes.
Poudre d'opium .... 1 centigramme.
Poudre de quinquina .... Q. S.

Pour un petit cachet ; 1 à 2 par jour.

Enfin le mercure peut être donné par voie buccale sous forme de solution ; la plus active est la solution de sublimé au 1/1000, dite *liqueur de Van Swieten*. Chez l'adulte, on peut donner une cuillerée à soupe ou à entremets à chaque repas ; chez le nourrisson, de XX à XL gouttes par jour. Il y a avantage à fractionner ces doses et à les faire prendre en plusieurs fois dans la journée avec du lait.

De toutes les façons d'administrer le mercure par la voie buccale, son emploi sous forme de *calomel* est celle qui me paraît la plus pratique et la plus active. Il existe dans le commerce de petits comprimés dosés à 1 centigramme de calomel chacun, que le malade peut porter sur lui et avaler à chaque moment de la journée, sans qu'il soit nécessaire de le mélanger à un aliment ou un liquide quelconque. La salive suffit à déliter le comprimé et à en permettre très facilement la déglutition. Il y a longtemps que l'on donne le calomel par la voie buccale pour traiter la syphilis, et M. Brocq a bien montré que son action était beaucoup plus grande si l'on avait soin de le donner à des doses de 1 centigramme répétées plusieurs fois dans la journée. J'utilise très fréquemment ce procédé, surtout dans le traitement de la syphilis héréditaire, ou chaque fois que, ne voulant pas recourir à un traitement trop révélateur, je tiens à introduire du mercure dans l'organisme. C'est ce qui se présente fréquemment dans le traitement de certains troubles de sensibilisation cutanée ou autres, se manifestant chez des malades suspects de syphilis héréditaire. Dans ces conditions, le calomel administré par la voie buccale rend de très grands services. Il a l'avantage de pouvoir être prescrit pendant très longtemps, d'être presque toujours parfaitement toléré, avec des résultats extrêmement nets. Pendant des mois, l'on peut donner, par séries de quelques jours, à de jeunes enfants ou à des adultes, des doses quotidiennes de calomel variant de 1 à 10 ou 12 centigrammes par jour, mais chaque dose étant prise isolément. L'on prescrira de faire prendre toutes les heures, les deux heures, toutes les six heures un comprimé de 1 centigramme, selon la dose totale que l'on veut donner dans les vingt-quatre heures. Grâce à ces comprimés, cette indication peut être très pratique, car, ne gênant pas le malade, il y a des chances pour qu'il la suive mieux qu'une autre. Les limites de la tolérance sont indiquées par la diarrhée qui peut survenir quelquefois ; il suffit de donner un peu de bismuth ou d'élixir parégorique et de suspendre momentanément la médication ; de même peut apparaître une légère stomatite sans gravité, si l'on a soin de prévenir le malade de cesser aussitôt l'absorption du calomel ; cet incident, très rare, il est vrai, est la meilleure preuve de l'absorption du mercure ainsi donné par voie buccale.

IV. — Voie cutanée.

L'administration du mercure par la voie cutanée a justement l'avantage de ménager les voies digestives, d'être assez active, mais c'est un traitement salissant et révélateur. On utilise l'onguent mercuriel double ou onguent napolitain. On fait, pendant dix à vingt minutes, jusqu'à siccité, avec 4 grammes pour l'adulte et 1 gramme pour l'enfant, des frictions quotidiennes sur différentes régions du corps. Les plis articulaires, les aines, les aisselles sont les régions de choix. Il ne faut pas laver ni savonner au préalable la région sur laquelle doit porter la friction, car la peau grasse absorbe beaucoup mieux. Après, envelopper la région et ne savonner que le lendemain l'emplacement de la friction de la veille.

V. — Voie rectale.

Elle est recommandée par Audry et Sabouraud. C'est un mode de mercurialisation discret, ne fatiguant pas les voies digestives et pouvant remplacer les traitements par voie buccale ou cutanée, mais très inférieur aux piqûres, et même à l'administration par voie buccale.

On peut formuler :

Mercure vif	3	centigrammes.
Éteindre dans :		
Lanoline................................	5	—
Vaseline	5	—
Incorporer à beurre de cacao	4	grammes.

Pour un suppositoire.
Un suppositoire chaque soir.

B. — ARSENIC.

Avant ces dernières années, les sels arsenicaux n'étaient employés qu'à titre d'accessoires dans le traitement de la syphilis ; on les donnait avec le fer, comme toniques, sous forme de liqueur de Donovan, de Fowler, de Boudin, etc. Puis, grâce aux travaux d'A. Gautier, l'apparition des arsenicaux organiques, sous forme de cacodylates, donna une nouvelle impulsion à cette thérapeutique ; mais, même à très haute dose, s'élevant même à plusieurs grammes par jour, j'ai pu constater, avec mon élève Maréchal, que les cacodylates n'avaient aucune action antisyphilitique vraiment utilisable.

Lorsque l'on sut que le parasite de la syphilis était un spirochète, Salmon eut recours à l'atoxyl, qui avait déjà donné d'excellents résultats dans le traitement des trypanosomiases ; s'il fallut abandonner ce médicament en raison de sa toxicité, l'on en reconnut l'activité et l'on put espérer que l'arsenic serait un jour un médicament spécifique de la syphilis. C'est aux travaux de Mouneyrat sur l'hectine, à ceux d'Ehrlich sur les arsénobenzènes, que nous sommes redevables des produits employés maintenant quotidiennement.

Actuellement, les deux composés arsenicaux, les plus actifs que nous possédions, sont ceux de la série des arsénobenzènes, dont le type est le 606, et ceux de la série des novarsénobenzènes, dont le type est le 914.

I. — Arsénobenzènes du type 606.

1. *Injections intraveineuses.* — Le type initial est le salvarsan ou 606 d'Ehrlich, c'est l'arsénobenzol français ou dichlorhydrate de dioxydiamidoarsénobenzol. C'est, sans conteste, le plus actif des arsénobenzènes. Il est malheureusement difficilement maniable, car les solutions doivent être préparées et alcalinisées au moment de l'emploi. Or le degré de cette alcalinisation ne peut être déterminé d'avance et varie avec chaque échantillon ; il en résulte que, si elle n'est pas parfaite, la solution se précipite dans le sang et détermine des réactions parfois très violentes. De plus, l'humorisme spécial du malade, par son alcalinité ou son acidité propre, peut modifier la préparation et la rendre nocive *in vivo*, alors que l'alcalinisation *in vitro* a été correctement faite. Est-elle insuffisante, il se produit au

cours de l'injection des phénomènes congestifs, de véritables crises nitritoïdes ; plus tard, l'on peut constater l'apparition de réactions méningées que j'ai signalées pour la première fois en 1911 : depuis elles ont été constatées par d'autres auteurs. L'alcalinisation est-elle trop forte, elle peut provoquer des thromboses veineuses. De plus, l'arsénobenzol se prête mal à son association au mercure et, récemment, M. Pinard a pu reprocher au traitement mixte arsenico-mercuriel d'être dangereux. S'il a pu observer des accidents, ce n'est pas au traitement mixte arsenico-mercuriel qu'il faut les attribuer, mais, à mon avis, à l'emploi de l'arsénobenzol, qui est beaucoup plus choquant pour le sang et les différents organes. Enfin, c'est surtout lorsque l'on employait l'arsénobenzol que s'observaient les neuro-récidives et les récidives *in situ* simulant les réinfections ; j'ai, en 1913 (1), assimilé, dans leur pathogénie,

(1) Dès 1913, indépendamment des travaux de Fleig, j'ai signalé l'influence nocive des précipités que forment dans le sang les solutions d'arsénobenzol mal alcalinisées. Dans un premier mémoire : « Étude sur un nouveau procédé d'injection du néosalvarsan en solutions concentrées », par MM. P. Ravaut et Scheikevitch (*Annales de dermatologie*, avril 1913), j'écris à la page 24 : « Nous pensons l'action du néosalvarsan moins brutale pour le système nerveux que celle du salvarsan, parce que d'abord l'action de la soude est supprimée et qu'ensuite les solutions de néosalvarsan ne forment plus avec le sang des précipités dont le rôle est, à notre avis, nocif pour des organes dont la circulation se fait dans de fins réseaux capillaires. »

Dans un second mémoire : « Récidives et réinfections après traitement de la syphilis récente par le salvarsan » (*Presse médicale*, 13 septembre 1913), j'attribue un rôle nocif à ces précipités qui, bloquant par leur masse de fines artérioles ou des vaisseaux rétrécis de calibre par les lésions, isoleraient ainsi de la circulation des colonies parasitaires.

Enfin, en février 1913, en publiant la technique des injections concentrées de néosalvarsan [Nouveau procédé d'injection intraveineuse du néosalvarsan » (*Société de dermatologie*, 6 février 1913)], je signalais qu'un des avantages de cette technique est de pouvoir utiliser de l'eau distillée, car les solutions salées, qui étaient nécessaires pour les injections diluées, forment avec le médicament un précipité que ne donnent pas les solutions aqueuses.

Depuis, l'on a attribué un rôle de plus en plus important en pathologie aux divers précipités pouvant se faire dans l'organisme ; mais ce qui paraît contradictoire, c'est qu'une solution mal tolérée par un malade peut être très bien supportée par le suivant ou par un animal d'expérience. Je crois que, dans l'explication de ces différences, il faut tenir un très grand compte des lésions viscérales antérieures portant sur les vaisseaux capillaires, c'est ce qui

ces deux séries d'accidents et les ai attribués au précipité que ces solutions forment avec le sang : nous reviendrons plus loin sur ce point. Actuellement, l'on fait jouer un rôle de plus en plus grand à ces précipités dans les divers accidents des arséno-benzols, et c'est un argument de plus pour en éviter l'emploi. En raison de ces inconvénients, de la délicatesse de sa préparation, de son instabilité, de la facilité avec laquelle il se précipite soit *in vitro*, soit *in vivo*, de son action choquante sur le système nerveux, de la nécessité de l'injecter en solutions très étendues, etc., la plupart des syphiligraphes ont renoncé à l'utiliser.

2. *Voie buccale.* — Le 606 peut être administré également par la voie buccale. Il est très bien toléré par le tube digestif et peut être donné à la dose de $0^{gr},10$ à 1 gramme par vingt-quatre heures pendant plusieurs jours de suite. Il est présenté en comprimés de $0^{gr},10$ chacun, sous le nom de Sanluol. Depuis deux ans, je l'emploie avec succès dans l'amibiase, où il se montre souvent le plus actif de tous les sels arsenicaux donnés dans cette affection. Des recherches récentes m'ont montré que, sous cette forme, il pouvait rendre de grands services dans le traitement de la syphilis, et cette étude se poursuit en ce moment. En tout cas, il me paraît beaucoup plus actif que le 914 par la voie buccale, et il me paraît préférable de le substituer à ce dernier dans la pratique.

3. *Voie rectale.* — Il peut être donné en suppositoires à

---

empêche de comparer les résultats des expériences chez le lapin et chez l'homme, qui présente presque toujours des tares pathologiques. En particulier en ce qui concerne la syphilis acquise et souvent héréditaire, je crois que les artérites, les capillarites jouent un très grand rôle dans la production de certains accidents imputables à des précipités se formant dans le sang. J'ai déjà essayé de montrer le rôle de ces précipités fourni par les sels arsenicaux dans la production des neuro-récidives ou des récidives de chancres, ces lésions ne se manifestant qu'au niveau de capillaires déjà lésés antérieurement (*Presse médicale*, 13 sept. 1913). L'intérêt de ces faits, constatés presque expérimentalement au cours du traitement par les divers sels arsenicaux, est qu'ils permettent d'expliquer, dans d'autres circonstances, divers troubles pour lesquels on a pu invoquer le rôle des précipités formés dans l'organisme par des substances variées.

la dose de 1 à 10 centigrammes par vingt-quatre heures. Nous ferons les mêmes objections qu'au traitement mercuriel par cette voie.

II. — Novarsénobenzènes du type 914.

C'est le néosalvarsan, ou 914 d'Ehrlich, c'est le novarsénobenzol français ou dioxydiamidoarsénobenzolmonométhylènesulfoxylate de soude. S'il est un peu moins actif que le précédent, il a l'avantage d'être beaucoup plus maniable, d'être moins toxique, moins choquant pour les organes et de déterminer beaucoup moins de réactions. On répare cette infériorité d'action par l'emploi de doses plus élevées et, en fin de compte, le résultat final est tout à fait comparable.

Les médicaments du type novarsénobenzène, représentés par plusieurs marques de fabrique, sont actuellement bien au point, et ils constituent le sel arsenical le plus pratique et le plus actif que l'on puisse opposer au spirochète. Ce sont des sels jaune clair, livrés en ampoules scellées, se dissolvant rapidement dans l'eau distillée et pouvant être injectés dans les veines ou sous la peau.

1. *Injections intraveineuses.* — Ce médicament peut s'injecter en solutions diluées (200 à 250 centimètres cubes d'eau pour les plus fortes doses) ; ce procédé nécessite de l'eau distillée le matin même de l'injection, des appareils spéciaux, l'adjonction de sel marin pour la rendre isitonique, etc. ; l'injection dure au moins un quart d'heure. Aussi les réactions déterminées par l'eau sont-elles fréquentes et gênent l'appréciation de celles qui sont dues au médicament. En 1913 (1), j'ai proposé de réduire à 8 ou 10 centimètres cubes et même à 2 cen-

(1) P. RAVAUT, Nouveau procédé d'injection intraveineuse du néosalvarsan (*Société de dermatologie*, 6 février 1913 ; *Presse médicale*, 1ᵉʳ mars 1913 2 avril 1913, 25 octobre 1913). — P. RAVAUT et SCHEIKEVITCH, Étude sur un nouveau procédé d'injections du néosalvarsan en solutions concentrées. Technique et réactions (*Annales de dermatologie et de syphiligraphie*, avril 1913).

timètres cubes (1) cette quantité d'eau et créé la technique des injections concentrées, qui sont maintenant presque universellement employées. La dose d'eau qui a le plus d'avantages est celle de 8 centimètres cubes : elle peut être administrée au moyen d'une seringue ordinaire, et la solution est assez diluée pour pouvoir être injectée aussi lentement qu'il est nécessaire. L'eau peut être conservée dans des ampoules de verre très longtemps sans s'altérer, et les réactions dues à l'eau sont ainsi complètement supprimées. Pour préparer la solution, il suffit de faire sauter à la lime le sommet de l'ampoule contenant le médicament ; verser dans l'ampoule la quantité d'eau stérile bien froide ; faciliter la dissolution en inclinant l'ampoule et en la roulant entre les doigts ; dès que la solution est complète, le liquide est aspiré dans la seringue et *aussitôt* injecté.

Il est bien préférable de faire la dissolution dans l'ampoule même et de limiter autant que possible les contacts avec l'air extérieur, car le médicament pourrait s'oxyder et devenir toxique.

Cette technique des injections concentrées faites à la seringue a singulièrement simplifié la méthode des injections intraveineuses de novarsénobenzol ; elle a permis à tout médecin de pouvoir utiliser lui-même ce mode de traitement sans qu'il ait à distiller son eau le matin même de l'injection, sans qu'il lui soit nécessaire de posséder un appareil spécial à distiller, etc. ; il lui suffit maintenant de se procurer une ampoule d'eau, même préparée depuis longtemps, avec un petit filtre servant en même temps à aspirer la solution, et une seringue. De plus, cette méthode permet de pratiquer rapidement les injections et de traiter ainsi dans le même temps un plus grand nombre de malades, ce qui est très appréciable à l'hôpital, dans une clinique, non seulement dans les services spécialisés, mais dans les services de médecine générale, où le novarsénobenzol s'emploie de plus en plus dans un grand nombre d'affections. Enfin, aux colonies ou dans des régions isolées, cette technique a permis à tout médecin de pratiquer à tout moment une

______

(1) P. Ravaut, Nouvelle simplification de la technique des injections concentrées (*Presse médicale*, n° 48, 11 octobre 1915).

injection de 914, alors qu'avec les solutions diluées il faut recourir à des eaux fraîchement distillées, ce qui complique singulièrement la méthode et en limite l'usage à des centres de traitement bien outillés.

La plus grande objection que l'on puisse lui faire, c'est sa trop grande simplicité et la rapidité et l'insouciance avec lesquelles elle permet à certains médecins de pratiquer ces injections. Si l'on était toujours sûr de la qualité du produit et de la tolérance du malade, il n'y aurait aucun inconvénient à faire rapidement l'injection ; mais, dans l'incertitude, il est préférable de la pousser lentement, surtout s'il s'agit de sujets nouveaux, dont l'on ne connaît pas encore la tolérance, ou d'échantillons dont l'on n'a pas pu encore apprécier la toxicité. Il faut mettre au moins cinq minutes, ce qui est très facile, même avec une seringue contenant 8 centimètres cubes d'eau. En outre, les novarsénobenzènes rendant le sang incoagulable, il est possible, avec cette technique, d'aspirer dans la seringue du sang et de faire un premier mélange du sang et du médicament, de répéter cette manœuvre autant de fois qu'on le désire, ce qui, pour certains auteurs, éviterait des réactions d'intolérance. Je ne comprends donc pas pourquoi l'on a reproché aux injections concentrées d'obliger le médecin à pousser rapidement son injection ; il peut prendre tout le temps qu'il veut, suspendre l'injection lorsqu'il le croit utile ; c'est même beaucoup plus simple qu'avec un appareil nécessitant un réservoir, un tube de caoutchouc, un embout, des pinces, etc. De plus, comme il est nécessaire, après chaque injection, de nettoyer son appareil pour satisfaire aux règles de l'asepsie et pour éviter les dépôts de novarsénobenzol, qui, s'oxydant très vite, deviennent très toxiques, surtout au contact du caoutchouc, il me paraît beaucoup plus simple de faire bouillir chaque fois sa seringue que tout l'appareillage nécessaire pour les injections diluées. Enfin, avec la seringue, la solution peut se préparer complètement à l'abri de l'air, ce qui est un gros avantage avec un médicament rapidement oxydable et devenant très toxique de ce fait.

En dernier lieu, je ferai remarquer que les réactions consécutives aux injections concentrées sont moins fréquentes qu'avec les solutions diluées, ce qui est encore un avantage de cette technique. Si, en préconisant son emploi, mon opinion d'auteur peut être intéressée, il suffit, pour se convaincre de ses avantages, de voir que, malgré les critiques dont elle a été l'objet, ceux qui emploient les injections concentrées sont toujours de plus en plus nombreux.

Les injections sont faites tous les huit jours en commençant par $0^{gr},15$ pour augmenter de $0^{gr},15$ chaque fois, jusqu'à la dose de $0^{gr},90$. Quelques auteurs dépassent cette dose et vont même jusqu'à $1^{gr},50$; mais la dose de $0^{gr},90$ me paraît déjà très suffisante et souvent même impossible à atteindre chez de nombreux malades.

J'ai essayé, en 1913, de schématiser la conduite du traitement par les injections croissantes et répétées de novarsénobenzol sous cette formule qui depuis n'a pas été modifiée :

a. Commencer le traitement par une faible dose : $0^{gr},15$ à $0^{gr},30$.

b. Si le malade est en pleine période secondaire, ou présente des accidents nerveux, faire précéder la première injection arsenicale d'injections mercurielles de sels solubles pendant quatre jours et ne commencer que par $0^{gr},15$ de sel arsenical.

c. Si cette injection est bien tolérée, pratiquer la seconde huit jours après, avec une dose supérieure.

Puis, augmenter chaque fois la dose jusqu'à celle de $0^{gr},90$, que l'on ne dépassera que rarement aux injections suivantes. Chez quelques sujets très tolérants, les doses de $1^{gr},05$ et $1^{gr},20$ peuvent être atteintes.

d. Si des signes d'intolérance se manifestent après l'injection et ont disparu le huitième jour, on pourra pratiquer l'injection suivante, mais alors sans augmenter la dose.

e. Si, au bout de huit jours, les signes d'intolérance persistent, il sera prudent de diminuer la dose ou de différer l'injection jusqu'à la disparition de ces signes.

f. Il sera prudent de cesser le traitement arsenical et de s'adresser à d'autres corps si les signes d'intolérance se reproduisent malgré la diminution des doses.

En général, je fais une série de dix injections ; nous verrons dans quelles circonstances cette règle peut être modifiée. Enfin, nous étudierons plus loin les signes d'intolérance, la signification des réactions et les moyens de les éviter.

Récemment, pour éviter chez certains malades les réactions dues soit à l'intolérance médicamenteuse, soit à la susceptibilité de certains organes comme le système nerveux, M. Sicard a proposé de recourir à de petites doses répétées quotidiennes, soit intraveineuses, soit intramusculaires. Cette méthode, déjà essayée sur des accidents visibles de la syphilis récente, a été abandonnée, car, si elle fait disparaître lentement les accidents, son action protectrice n'est que de peu de durée, et les récidives ne sont pas longues à apparaître. Contre les accidents de la syphilis viscérale, en particulier contre les manifestations nerveuses, je crois aussi l'effet thérapeutique beaucoup moins actif que celui des injections à doses progressives et espacées ; malheureusement, chez ces malades, les améliorations ne se font que très lentement, quel que soit le procédé, et ce n'est pas sur ces affections chroniques que l'on peut juger de l'efficacité d'une méthode. Enfin, elle n'empêche pas les accidents toxiques tardifs dus à l'accumulation du médicament ; les érythèmes tardifs, les ictères sont même plus fréquents. Actuellement les syphiligraphes restent fidèles au procédé primitif des injections espacées et progressives parce qu'ils en voient les avantages, jugeant d'après des accidents visibles sur l'évolution desquels on peut apprécier un mode de traitement : aussi quelques-uns ont-ils sévèrement critiqué la méthode des petites doses quotidiennes ; d'un autre côté, un certain nombre de neurologistes, de médecins de médecine générale, préfèrent cette dernière, mais il faudra attendre encore longtemps pour connaître les résultats définitifs.

2. *Injections sous-cutanées ou intramusculaires.* — Ainsi que

l'ont montré Balzer, Poulard, Sicard, etc., l'on peut injecter soit sous la peau, soit dans les muscles, le novarsénobenzol. De nombreuses techniques ont été proposées soit par émulsion dans l'huile, soit par dissolution dans l'eau sucrée, ou l'eau simple additionnée de gaïacol ou de novocaïne, etc. Quelle que soit la technique, il est presque impossible, en raison de la douleur, d'injecter plus de $0^{gr},30$ en une fois, ce qui, pour atteindre les doses nécessaires, oblige de pratiquer plusieurs injections par semaine. Pour cette seule raison, les injections sous-cutanées ne peuvent pas remplacer les injections intraveineuses. Si, pour une raison quelconque (obturation des veines, impossibilité ou difficulté de les trouver, petitesse des veines chez l'enfant, etc.), il est impossible d'utiliser ou de continuer les injections intraveineuses, on pourra utiliser les sous-cutanées; mais, si l'on veut injecter des doses élevées, il faut répéter les injections, car l'on ne peut guère injecter plus de $0^{gr},30$ en une seule fois ; aussi le malade se lasse rapidement, car elles sont douloureuses à cette dose. On est alors obligé de recourir aux petites doses quotidiennes de $0^{gr},10$ à $0^{gr},15$, et l'on peut faire à cette méthode les objections que nous avons faites à propos des injections intraveineuses à petites doses répétées.

Nous verrons d'ailleurs plus loin, en passant en revue les accidents provoqués par les sels arsenicaux, qu'un malade sensibilisé aux novarsénobenzènes supporte aussi mal les injections intraveineuses que les injections sous-cutanées, même à petites doses ; en revanche, les petites doses répétées pendant longtemps semblent favoriser l'accumulation du médicament et provoquer plus facilement des érythèmes parfois graves ou des ictères.

En résumé, avec presque tous les syphiligraphes, je reste partisan des injections intraveineuses à doses progressives et espacées et réserve les injections sous-cutanées ou intramusculaires aux malades chez lesquels elles ne sont plus possibles.

3. *Voie buccale.* — Ayant reconnu l'utilité d'administrer le novarsénobenzol par la voie buccale dans le traitement de

l'amibiase, j'ai fait préparer par M. Billon, sous le nom de Narsénol, des comprimés de 0^{gr},10 de novarsénobenzol enrobés dans du gluten, de façon qu'ils ne s'altèrent pas à l'air et ne se dissolvent que dans l'intestin. Je me sers avec satisfaction de cette préparation dans le traitement du paludisme et de l'amibiase.

Dans le traitement de la syphilis, l'administration du 914 par voie buccale donne des résultats inférieurs à ceux des injections, ce qui était à prévoir. Cependant, à doses élevées de 0^{gr},10 à 0^{gr},80 par jour, ce corps peut être actif, mais son emploi doit être longtemps prolongé. C'est surtout dans le traitement de la syphilis héréditaire, ou chaque fois que les injections ne sont pas possibles, que l'on pourra utiliser la voie buccale ; dans certains traitements d'entretien ou de sécurité, il n'est pas mauvais de faire prendre par la bouche du novarsénobenzol. Très souvent, dans le traitement de la syphilis héréditaire ou de certains troubles évoluant sur terrain syphilitique, j'associe le calomel et le 914 donnés par voie buccale ; par série de vingt jours, je fais prendre un jour sur deux du calomel à la dose de 6 à 10 centigrammes par jour en six ou dix fois et le jour intermédiaire du 914 en comprimés de 0^{gr},10 chacun, les doses variant avec l'âge du sujet. Enfin, si le médicament donné par voie buccale n'a, par ce fait même, que des propriétés antisyphilitiques inférieures à celles des injections, il faut se rappeler que cependant c'est un des arsenicaux les plus actifs, supérieurs aux cacodylates, arrhénal, etc., et qu'il peut, même par voie buccale, les remplacer efficacement. Il me paraît rationnel de reconnaître à ce mode de traitement les avantages et les inconvénients que nous reconnaissons à l'emploi du mercure par la voie buccale.

4. *Voie rectale.* — On a proposé d'utiliser le novarsénobenzol par la voie rectale sous forme de suppositoires ou de lavements, et beaucoup d'auteurs discutent et même nient complètement son efficacité, par cette voie, même à doses élevées.

III. — Autres arsénobenzènes.

Il existe de nombreuses marques de novarsénobenzènes fabriquées en France et donnant toute satisfaction.

Je signalerai le *Sulfarsénol*, qui est certainement moins actif que les novarsénobenzènes ordinaires, mais a l'avantage d'être quelquefois mieux toléré par des malades qui ne supportent pas les précédents ; il est surtout facilement injectable sous la peau et bien toléré. On l'emploie principalement dans le traitement de la syphilis héréditaire, aux doses de quelques centigrammes pour commencer, et l'on peut augmenter progressivement. Chez l'adulte, des doses de $0^{gr},60$ sont bien tolé-rées; les injections peuvent être faites une ou deux fois par semaine, et la dose totale de la série peut atteindre 4 à 5 grammes.

Bien qu'on ait dit le contraire, il peut provoquer des réactions immédiates et tardives, ainsi que je l'ai constaté à plusieurs reprises. Si les réactions sont moins vives, c'est d'abord parce qu'il est injecté à doses moins élevées, mais aussi parce que les corps réducteurs qui entrent dans sa fabrication le rendent moins choquant pour le système sanguin ; en revanche, la présence de ces corps le rend moins actif, car ils diminuent les actes d'oxydation auxquels, à mon avis, les sels arsenicaux doivent en grande partie leur efficacité.

Je signalerai également le *Luargol* de Danysz, ou sulfate de dioxydiaminoarsénobenzol stibio-argentique. C'est un corps actif contenant de l'arsenic, de l'antimoine et de l'argent, mais qui, tel qu'il avait été primitivement préparé, donnait des indurations veineuses et se conservait mal.

Le *Silbersalvarsan*, préparé et très employé en Allemagne, est un dérivé argentique ; il a de gros avantages, entre autres celui d'être supporté par des malades qui ne tolèrent pas les novarsénobenzènes, et il serait désirable qu'en France, où furent faits pour la première fois les composés arsenico-argentiques, l'on reprît cette fabrication.

Bien qu'il ne s'agisse pas d'un arsénobenzène, je signalerai les bons effets de l'*acétylarsan* (oxyacétylaminophénylarsinate de diéthylamine) en injections sous-cutanées ou intramusculaires.

IV. — Stovarsol et tréparsol.

Nous ne pouvons terminer ce chapitre sur le traitement de la syphilis par les sels arsenicaux sans signaler les essais qui ont été faits sur deux corps nouveaux administrés surtout par la voie buccale.

Le *190* ou *Stovarsol* est le sel sodique de l'acide acétyloxyaminophénylarsénique. Il a été employé par Levaditi (1) par la voie digestive dans le traitement de la syphilis. Chez le lapin et le singe, à la dose de $0^{gr},40$ par kilogramme, il fait disparaître rapidement les accidents syphilitiques. Chez l'homme, il détermine également la cicatrisation des accidents, mais souvent certains se montrent assez résistants. Jusqu'à présent, malgré les nombreux essais qui ont été tentés, rien n'autorise à penser qu'il puisse se substituer aux arsénobenzènes dans le traitement de la syphilis. Il a été surtout employé à *titre préventif*. Administré par voie digestive à des lapins jusqu'à sept jours après l'inoculation de virus dermotrope ou neurotrope, il empêche l'éclosion de la maladie. Chez l'homme, l'expérience a été tentée une fois avec succès. « Les essais sur l'homme, disent les auteurs du mémoire, confirment ces données expérimentales. Ils prouvent que, à la dose de 2 grammes, administrée cinq heures après une infection massive, le 190 pris par la bouche préserve de la contamination. Dans les cas de contagion par contacts sexuels répétés, une cure de 4 à 7 grammes pendant sinq à six jours a prévenu la maladie, qui, sans ce traitement, se serait très vraisemblablement déclarée. » Il s'agit là de faits surtout expérimentaux, et aucun travail basé sur des essais prolongés n'a été fait sur

(1) LEVADITI, NAVANO MARTIN, L. FOURNIER, GUÉNOT et SCHWARTZ, Recherches sur l'action préventive et curative du stovarsol administré par la voie digestive dans la syphilis (*Annales de l'Institut Pasteur*, novembre 1922).

les résultats pratiques de cette méthode. Il est bien difficile, en effet, d'en juger la valeur, car il est presque impossible de faire la preuve que le sujet s'est contaminé.

Un autre arsenical a été récemment proposé par M. Cl. Simon pour le traitement de la syphilis par la voie buccale, c'est le *Tréparsol*, ou dérivé formylé de l'acide paraamino-phénylarsénique (atoxyl). Il est présenté sous forme de comprimés dosés à 0^{gr},25 ; l'on peut en prendre de trois à quatre comprimés dans les vingt-quatre heures pendant plusieurs jours, puis suspendre quelque temps et reprendre. Chez divers malades, j'ai pu le donner pendant vingt ou trente jours, aux doses de deux à trois comprimés par jour, sans observer d'accidents. Il peut être donné les quatre premiers jours de chaque semaine, toute trace de médicament s'éliminant complètement pendant les trois derniers jours de la semaine.

Les effets immédiats seront remarquables et parfois aussi nets que ceux déterminés par des injections intraveineuses ; l'on peut donc, avec ce médicament, faire disparaître rapidement des accidents contagieux et obtenir, après plusieurs semaines d'un traitement suivi rigoureusement, la régression de la réaction de Bordet-Wassermann du sang. M. C. Simon a publié à plusieurs reprises des tracés très impressionnants superposables à ceux que peuvent donner les injections. Mais, malheureusement, les effets ne sont pas aussi durables qu'avec les injections : chez plusieurs malades, nous avons constaté des récidives parasitaires et sérologiques, assez rapidement après la cessation du traitement. A mon avis, ce produit n'a pas la tenue des injections intraveineuses, mais peut être très utile dans des traitements d'entretien ou lorsque l'on ne peut recourir aux injections. Il peut déterminer de la diarrhée et quelquefois des éruptions cutanées, mais il a l'avantage, ainsi que nous l'avons constaté chez quelques malades, d'être bien toléré chez des sujets ne supportant pas les novarsénobenzènes et réciproquement.

Il peut être donné chez le nourrisson et l'enfant aux doses de 1 à 2 centigrammes par kilogramme et par jour. L'avenir nous apprendra la valeur thérapeutique définifitive de ce corps, car il y a deux ans à peine qu'il a été introduit en médecine.

Quoi qu'il en soit, l'apparition du Stovarsol et du Tréparsol constitue un progrès dans le traitement de la syphilis par la voie buccale ; peut-être le Sanluol (606) se montrera-t-il aussi actif.

C. — IODE.

L'iode est un médicament très utile dans le traitement de la syphilis, mais il est loin d'avoir l'importance des précédents. Il n'a pas d'action, du moins sous la forme actuelle, sur les accidents précoces et agit surtout bien sur les néoplasies syphilitiques, les gommes, les artérites. Avant l'emploi des sels arsenicaux, il était couramment employé, associé au traitement mercuriel, ou administré à hautes doses entre les cures mercurielles.

Il peut être utilisé soit sous la forme d'iodure de potassium, soit directement sous la forme d'iode simple.

a. *Iodure de potassium.* — Il peut être donné à la dose de 2 à 10 grammes par jour, soit en potions, en solution directe dans l'eau, soit sous forme de pilules ou de dragées kératinisées qui n'irritent pas l'estomac. Il est bon de lui associer du benzoate de soude, qui diminue, chez des malades susceptibles, les accidents d'iodisme. L'iodure de potassium peut être injecté dans les veines, en solutions diluées (Cl. Simon).

b. *Iode.* — L'iode peut être incorporé à l'huile et injecté sous la peau : il existe de nombreuses préparations d'huile iodée à 40 p. 100 injectables sans douleur (Lipiodol, etc.).

J'ai obtenu de bons résultats de la médication iodée en l'administrant sous forme de teinture d'iode aux doses de XV à LX gouttes et même plus par repas dans un peu de lait. Certains auteurs (Boudreau) ont insisté sur l'efficacité des hautes doses de teinture d'iode atteignant D gouttes par vingt-quatre heures. Mais le meilleur mode d'administration de l'iode me paraît être sous forme de solution iodo-iodurée, et j'utilise presque toujours maintenant l'iode sous forme de liquide de Lugol :

Iode métallique	1 gramme.
Iodure de potassium	2 grammes.
Eau distillée	100 —

Aux doses moyennes de X à C gouttes à chacun des trois repas dans un peu de lait froid.

On peut donner jusqu'à 100 grammes de cette solution par vingt-quatre heures. Cette façon d'administrer l'iode est très supérieure aux autres méthodes. J'ai injecté cette solution, diluée dans l'eau, dans les veines, à la dose de 4 à 10 centimètres cubes par injection, et obtenu d'excellents résultats, surtout dans les infections mycosiques. Ces injections intraveineuses ont l'inconvénient de déterminer des indurations veineuses, qui s'effacent d'ailleurs rapidement. Dans le traitement de la syphilis, il n'est pas nécessaire d'y recourir ; les indications de la solution iodo-iodurée sont celles de l'iodure de potassium ; elle a l'avantage de donner beaucoup moins d'accidents d'intolérance iodique et de paraître souvent beaucoup plus active.

D. — BISMUTH.

En 1889, Balzer eut le premier l'idée d'utiliser le bismuth dans le traitement de la syphilis ; ses expériences sur le chien lui ayant fait redouter des accidents toxiques, il n'osa pas faire d'essais sur l'homme.

En 1914, Sauton et Robert étudient l'action du tartrobismuthate de sodium dans la spirillose des poules et obtiennent d'excellents résultats. Ils se proposaient de l'essayer dans la fièvre récurrente et la syphilis, lorsque la guerre vint interrompre leurs travaux. Sauton y fut tué, mais ses idées furent reprises par Sazerac et Levaditi, qui, en 1921, démontraient l'action évidente de ce corps sur la syphilis expérimentale. Presque aussitôt Fournier et Guénot firent les premières appli-

cations à la syphilis humaine. L'on constata l'action spirillicide remarquable de ce médicament ; sa faible toxicité,
sa tolérance le firent admettre dans la thérapeutique, et les
essais, faits dans le monde entier depuis cette époque, n'ont
fait que confirmer son rôle capital dans le traitement de la
syphilis.

Je passerai rapidement en revue les principaux modes d'administration du bismuth d'un usage courant à l'heure actuelle.

Les voies veineuses, cutanées, buccales, rectales, ne sont guère
utilisées, soit que les préparations susceptibles d'être administrées de cette façon ne soient pas suffisamment actives, soit
qu'elles soient mal tolérées. C'est aux injections sous-cutanées
ou intramusculaires que l'on recourt, et le bismuth est injecté
soit sous forme de sels solubles, soit sous forme insoluble.

I. — Injections de sels solubles.

Les sels employés sont surtout le tartro-bismuthate de soude
et le cacodylate de bismuth en solution aqueuse.

Les tartro-bismuthates solubles se trouvent dans le commerce en ampoules préparées sous le nom de Luatol aqueux, de
Tarbisol, de Sigmuth, de Tartro-bi, etc... D'après les auteurs
qui les ont préconisées, ces préparations sont très actives,
mais on peut leur faire les même reproches qu'aux injections
mercurielles solubles. En effet, pour ne pas être trop douloureuses ou trop toxiques, car la résorption d'un sel soluble est
rapide, l'on est obligé de ne mettre que des doses relativement
faibles de produit actif, d'où la nécessité de répéter les injections plusieurs fois par semaine ; de plus, certains de ces
produits sont douloureux sous la peau et nécessitent l'adjonction d'un anesthésique.

L'on a bien essayé, pour le Tartro-bi et le Sigmuth, de recourir
à la voie veineuse ; les essais datent à peine de quelques mois
et, jusqu'alors, la supériorité de ce mode de traitement ne s'est
pas encore imposée.

Les cacodylates de bismuth sont utilisés sous le nom

d'Ercédylate de bismuth, de Glasser-bi, de Cytarsan, etc. ; ils doivent être injectés dans les muscles et sont susceptibles des mêmes critiques que les corps précédents.

Enfin de nombreuses autres préparations de sels solubles ont été proposées sous le nom de Galismuth, Benzo-bismuth, Trépoquinol, etc.

D'une façon générale, l'on peut dire, à propos de ces sels solubles, que, si nous ne possédions qu'eux, c'est à eux qu'il faudrait fatalement s'adresser, car ils sont actifs ; mais, étant donné que les sels insolubles peuvent être injectés à des doses plus élevées, sans douleur, sans accidents toxiques, qu'ils se résorbent plus lentement, nécessitent, pour o btenir le même résultat, un nombre moins grand d'injections, j'estime qu'ils groupent un certain nombre d'avantages qui les feront admettre plus facilement dans la pratique courante.

II. — Injections de sels insolubles.

Les tartro-bismuthates de potassium et de sodium, insolubles, furent les premiers employés en émulsion dans l'huile, sous le nom de Trepol, de Luatol, de Tarbisol, etc. Ils sont parfois douloureux ; aussi a-t-on ajouté, dans certaines préparations, un anesthésique ; mais ils ont le grand avantage de permettre d'introduire, en une seule injection, des doses élevées de produit actif ; aussi une injection hebdomadaire de ces sels peut-elle remplacer deux ou trois injections de sels solubles.

Les iodo-bismuthates de quinine ou les iodures doubles de quinine et de bismuth sont. également émulsionnés dans l'huile. Ils se trouvent dans le commerce sous le nom de Quinby, Néoby, Biquinyl, Iodo-bismuth Ercé, Erythrolins, etc. Ils sont en général très bien supportés, très actifs et ne nécessitent qu'une injection par semaine si on les associe aux sels arsenicaux, ou deux tout au plus s'ils sont employés seuls.

Les oxydes de bismuth, également émulsionnés dans l'huile ou la lanoline, sont également très actifs et bien tolérés ; ils paraissent se résorber plus vite que les corps précédents ; aussi leur action immédiate est-elle rapide, mais il faut se méfier davantage de la possibilité de stomatite. Ils sont commercialisés sous les noms de Muthanol, Curalues, BIA, Bistan, etc... Certains d'entre eux se résorbent mal et ont donné lieu à la formation d'abcès.

Enfin nous signalerons des préparations ayant pour base le bismuth métallique comme le Néo-trepol, le bismuth colloïdal, le Bismuthil, etc., en suspension dans l'eau. Ces préparations contiennent de fortes quantités de bismuth, se résorbent rapidement, mais exposent davantage aux stomatites.

Bien d'autres préparations ont été proposées ; nous ne pouvons les citer toutes, mais leur nombre suffit à démontrer le succès croissant des sels de bismuth dans la thérapeutique de la syphilis.

Certes, au milieu de toutes ces préparations, le médecin se trouvera embarrassé pour faire un choix. Je crois que, pratiquement, l'utilisation des voies cutanées buccales ou veineuses n'étant pas encore suffisamment étudiée, c'est aux injections sous-cutanées ou intramusculaires qu'il faudra recourir de préférence. Parmi les corps les plus riches en bismuth, les moins douloureux, les plus couramment utilisables, en raison de l'écart assez grand que l'on peut mettre entre chaque injection, les moins toxiques, c'est entre les iodo-bismuthates de quinine et les tartro-bismuthates que je choisirais de préférence.

Chacune de ces deux séries de corps présente des indications thérapeutiques un peu différentes, que nous étudierons plus loin.

CHAPITRE III

ACTION DE CES MÉDICAMENTS ET LEUR ROLE AU COURS DU TRAITEMENT DE LA SYPHILIS

Grâce à l'emploi de ces médicaments, il nous paraît possible de faire face à toutes les nécessités que peut nous imposer l'évolution de la syphilis, mais il en faut bien connaître le maniement et nous voudrions, en quelques pages, donner les indications principales et surtout les plus pratiques.

A. — LEUR ACTION. — LEURS AVANTAGES ET LEURS INCONVÉNIENTS.

En cette matière, on a eu et on a encore le grand tort de vouloir opposer les uns aux autres ces médicaments ; ils ne doivent pas non plus être exclusivement utilisés, car chacun d'eux agit à sa façon et a ses qualités propres.

1° Le *mercure* représente le vieux médicament de la syphilis, celui qui a fait ses preuves ; il a déjà rendu assez de services à des générations de malades pour que maintenant et tout à coup l'on oublie ses qualités. Il n'en a perdu aucune, bien au contraire, si l'on sait utiliser ses formes actives comme les injections intraveineuses de cyanure, le calomel, au premier plan, puis l'huile grise ou l'amalgame d'argent et de mercure. Ce n'est pas une question de sentiment, mais une question de fait et de pratique qui me porte à réagir contre l'usage parfois trop exclusif des arsenicaux et du nouveau venu le bismuth·

Il ne faut pas mépriser le mercure, car, s'il parait immédiatement moins actif que les arsenicaux ou le bismuth, il peut donner les mêmes résultats si l'on sait recourir au nombre d'injections et aux doses nécessaires. On est content de le trouver lorsque certains accidents résistent à ces deux corps, ce qui n'est pas rare, ou que des malades ne peuvent plus les tolérer, ce qui est encore moins rare.

J'ai déjà insisté sur l'action parfois remarquable du calomel donné par voie buccale à petites doses répétées plusieurs fois dans la journée et prolongées pendant longtemps. Sous cette forme, le mercure est très bien toléré et peut rendre de grands services dans le traitement de certaines formes de syphilis anciennes et surtout chez des hérédo-syphilitiques. C'est, de plus, une façon discrète de faire un traitement actif et prolongé. De plus, si certains organes, comme le foie, deviennent sensibles à l'action prolongée des arsenicaux et qu'il soit urgent de continuer le traitement, c'est encore au mercure qu'il faudra recourir ; de même encore si l'on veut éviter des réactions locales, surtout au niveau du système nerveux, il est bon de s'adresser préalablement au mercure, dont l'action est moins brutale et moins violente.

Enfin, bien manié, le mercure ne doit pas produire d'accidents ; s'il en survient cependant, même graves, c'est presque toujours à des fautes de technique qu'il faut les attribuer ; au contraire, avec les arsenicaux, la surprise est fréquente soit par la faute du médicament, soit par des modifications humorales se produisant rapidement et inopinément chez le malade ; les plus habiles n'en sont pas à l'abri.

Malgré la concurrence que lui font les sels arsenicaux, et maintenant le bismuth, ce vieux médicament de la syphilis doit conserver sa place en thérapeutique et ne pas servir uniquement de bouée de sauvetage. Il a pour lui son passé, et nous savons, par une longue expérience, ce qu'il peut donner à longue échéance. Il est certainement moins rapide dans son action, moins stérilisant sur les accidents contagieux de la syphilis, mais ses effets paraissent se prolonger plus longtemps ; l'arsenic est plus brillant et séduisant, mais le mercure a plus de fond.

Personnellement, je n'ai donc pas abandonné le mercure dans le traitement de la syphilis ; je l'utilise sous différentes formes, selon les périodes de la maladie, et l'associais habituellement aux sels arsenicaux avant la découverte du bismuth.

2° Les *sels arsenicaux*, et plus particulièrement les arsénobenzènes et novarsénobenzènes, ont des avantages indiscutables par la rapidité de leur action. C'est ce caractère remarquable qui les fit admettre en thérapeutique, mais ont-ils une action prolongée ? C'est l'objection qu'on leur fait fréquemment. Certes, nous connaissons tous les résultats souvent néfastes des traitements insuffisants ou insuffisamment prolongés et, dans les premiers temps de cette médication, ces accidents furent très fréquents. Nous étions encore sous l'influence des idées d'Ehrlich sur la *therapia sterilisans magna* : il préconisait des injections peu nombreuses et aussi fortes que possible, alors que l'étude des faits montre, au contraire, la nécessité d'injections nombreuses, mais faibles au début pour tâter le malade, puis rapidement croissantes vers des doses aussi élevées que le permet la tolérance du sujet. Si bien qu'actuellement le traitement par les arsenicaux est un traitement chronique, long et parfois délicat à manier.

Nous en connaissons bien les résultats immédiats, mais nous ne pouvons faire que des hypothèses sur les résultats tardifs. Je sais bien que des malades ayant subi des traitements suffisants par ces médicaments présentent depuis longtemps les signes négatifs qui peuvent faire penser à la guérison, mais il faut aussi se rappeler que la syphilis est une maladie chronique qui, pendant des années, peut sembler guérie et se réveiller tout à coup après des périodes silencieuses extrêmement longues ; cette persistance de la vitalité du spirochète est encore plus frappante si nous envisageons la syphilis héréditaire : un hérédo peut n'avoir de manifestations de sa maladie que très longtemps après sa naissance ; bien mieux, il peut même la transmettre sans jamais en avoir présenté de symptômes.

D'autre part, si l'arsenic a de multiples qualités, il a également ment des inconvénients. Beaucoup de médecins hésitent devant la délicatesse des injections intraveineuses chez certains malades et la crainte de réactions impressionnantes parfois ; mais ce sont là des questions de technique auxquelles il ne faut pas s'arrêter, car un médecin devrait toujours savoir bien faire une injection intraveineuse.

En outre, chez certains malades, apparaissent, au cours du traitement, des signes d'intolérance qui obligent soit à diminuer les doses, ce qui entraîne une insuffisance de traitement, soit à suspendre les arsenicaux, soit même à renoncer à leur emploi. D'autres fois, certains accidents résistent au traitement arsenical, et il existe une arséno-résistance, comme d'ailleurs cela peut se voir avec d'autres médicaments ; enfin il ne faudrait pas croire que l'arsenic résume à lui seul tout le traitement de la syphilis, car, dans de nombreuses circonstances, d'autres antisyphilitiques peuvent être plus efficaces.

Mais ce qui surtout me pousse à me méfier du traitement exclusivement arsenical, c'est la constatation de troubles du côté du système nerveux chez quelques malades uniquement traités par des cures répétées d'injections intraveineuses de 914. Déjà, dès 1911, au début du traitement par le 606, j'avais signalé la fréquence des réactions nerveuses et des altérations du liquide rachidien chez des malades trop rapidement soumis à des doses élevées ; puis avec le 914 et les progrès de la technique, ces accidents du début du traitement ont presque disparu, mais, en revanche, à plusieurs reprises, chez des malades traités depuis plusieurs années, j'ai constaté l'apparition de céphalée persistante, de torpeur cérébrale, d'amaigrissement sans signe clinique du côté du système nerveux ; l'examen du liquide rachidien ne montre comme altération qu'une légère augmentation du taux de l'albumine. Ces troubles disparaissent, si l'on substitue à l'arsenic d'autres médicaments. Aussi ces constatation me font-elles penser que l'arsenic administré pendant un temps trop long peut finir par exercer une action néfaste sur le système nerveux ; c'est une des raisons pour lesquelles, comme nous le verrons plus loin, j'ai toujours cru prudent d'associer à l'arsenic un autre produit antisyphilitique.

Si j'insiste sur ces faits, au risque de paraître faire une critique trop sévère de l'arsenic, ce n'est pas pour diminuer son rôle capital dans le traitement de la syphilis, mais pour réagir contre l'emploi trop exclusif de ce médicament. J'en reconnais l'activité immédiate remarquable bien supérieure à celle du mercure et même du bismuth, mais nous n'en connaissons pas l'action tardive à longue échéance ; si l'on met en parallèle la vitalité considérable du parasite, nous ne pouvons pas juger la question en une vingtaine d'années d'expérience ; c'est à nos successeurs qu'il appartiendra de résoudre ce problème.

Ces lignes étaient écrites depuis longtemps lorsque parut, en avril 1925, un travail fort intéressant de MM. Bernard et Ruelle (1) confirmant pour ainsi dire expérimentalement l'opinion que je n'ai cessé de soutenir sur l'action néfaste pour le système nerveux d'un traitement purement arsenical. Ainsi que je l'avais déjà observé, ces auteurs ont constaté que les liquides céphalo-rachidiens de malades n'ayant reçu pour tout traitement que des injections intraveineuses de novarséno-benzène sont beaucoup plus souvent pathologiques que chez les malades ayant reçu des traitements mixtes arsenico-mercuriaux ou bismuthiques. En effet, sur 220 sujets atteints de syphilis de tout âge, de tout stade, de tout traitement et dont le Bordet-Wassermann est négatif depuis au moins six mois, ils constatent 82 liquides normaux et 118 liquides pathologiques. D'abord ce seul fait confirme ce que j'ai montré pour la première fois, il y a déjà longtemps, qu'une réaction de Bordet-Wassermann négative dans le sang ne permet pas de conclure à l'intégrité du liquide céphalo-rachidien. Mais ce qui nous intéresse plus particulièrement, c'est que 63 p. 100 des liquides pathologiques appartiennent à des malades n'ayant reçu que du traitement arsenical, alors que, chez ceux ayant

---

(1) Bernard et Ruelle, Contribution à l'étude du traitement de la syphilis et du contrôle céphalo-rachidien (*Société belge de dermatologie et de syphiligraphie*, avril 1925).

reçu des traitements mixtes, le liquide n'est altéré que dans 14 p. 100 des cas. Ces faits se passent de commentaires et justifient l'appréhension que j'ai toujours manifestée contre l'action néfaste des sels arsenicaux employés seuls pour le système nerveux et, comme nous le verrons plus loin, constituent l'un des meilleurs arguments que l'on puisse donner en faveur des traitements mixtes.

3° Les *sels de bismuth*, bien qu'utilisés depuis deux ans à peine, ont acquis rapidement et presque sans discussion une place primordiale dans le traitement de la syphilis. Ils se montrent actifs contre toutes les manifestations, font disparaître les spirochètes et ont une action très nette sur les réactions humorales. Ils peuvent donc être employés à toutes les périodes de la maladie, et leur rapidité d'action est, de l'avis unanime, intermédiaire entre celle de l'arsenic et celle du mercure. Par leur mode d'emploi, par les accidents qu'ils déterminent, les sels de bismuth sont tout à fait comparables aux sels de mercure, mais sont d'une activité supérieure, aussi tendent-ils de plus en plus à les supplanter dans nombre de cas. Bien des médecins, et je partage leur avis, s'en servent à la place du mercure, en raison de son activité et de son innocuité plus grandes, les procédés d'injection étant à peu près les mêmes. L'on a déjà constaté des accidents résistant aux effets du bismuth, mais ils sont rares, et c'est un inconvénient commun à tous les antisyphilitiques ; aussi faut-il ne pas craindre de se servir, chez un même malade, selon les périodes, de plusieurs médicaments.

Peut-être pourrait-on reprocher au bismuth de n'avoir pas encore fait ses preuves pendant un temps suffisant. Cependant tout ce que nous avons constaté jusqu'à présent nous permet de penser que son mode d'action est tout à fait comparable à celui du mercure et que, en raison de sa plus grande activité, l'on pourrait même le tenir en plus haute estime. Je ne crois pas que l'avenir démente cette opinion, car son action sur les parasites, sur des manifestations cliniques diverses, surtout sur les complications nerveuses, sur la séro-réaction, nous autorise à l'émettre ; je crois donc que l'on peut, sans crainte, le substituer au mercure dans la plupart des circonstances.

D'ailleurs, il sera parfois nécessaire de recourir au mercure en cas d'intolérance au bismuth ou en présence d'accidents lui résistant ; bien qu'exceptionnel, le cas se présente quelquefois, et je publierai les observations de plusieurs malades atteints de kératose palmo-plantaire, de lésions acnéiques du front, etc., chez lesquels l'association de bismuth et d'arsenic ne donna aucun résultat probant, alors qu'une simple cure mercurielle au calomel par voie buccale en détermina la rétrocession. Comme les autres antisyphilitiques, le bismuth ne doit pas être employé exclusivement ; le médecin doit savoir recourir aux uns et aux autres, selon les cas cliniques, et les associer le plus souvent.

Enfin un dernier reproche que l'on pourrait faire au bismuth et qui en limite le mode d'emploi, c'est qu'à l'heure actuelle le seul mode d'administration pratique est en injection intramusculaire ou sous-cutanée. La voie buccale paraît peu efficace ; les frictions et les suppositoires n'ont pas été utilisés ; les injections intraveineuses de sels de bismuth ne sont employées qu'exceptionnellement et ne sont pas encore entrées dans la pratique courante, comme celles du cyanure de mercure ou du novarsénobenzol.

Malgré ces quelques critiques, il n'en reste pas moins vrai que le bismuth se présente jusqu'à présent comme un antisyphilitique de premier ordre, susceptible même de prendre un jour le premier rang dans notre arsenal thérapeutique.

4º Les *composés iodés* n'ont qu'un rôle très effacé, comparativement aux précédents médicaments, dans le traitement de la syphilis ; ils peuvent, dans les manifestations chroniques, remplacer le mercure et l'arsenic ou se substituer à eux s'ils ne donnent pas de résultat satisfaisant, mais, sur les accidents aigus et contagieux, leur action est presque nulle. Ce sont d'utiles adjuvants qui, par leur pouvoir résolutif, antiscléreux, seront donnés entre des séries de cures intensives ou chez les vieux syphilitiques auxquels un traitement actif n'est plus nécessaire.

B. — FAUT-IL ASSOCIER CES MÉDICAMENTS ?

A l'heure actuelle, l'accord est loin d'être fait sur cette question. Les uns ont recours à l'emploi exclusif de l'un ou l'autre ; d'autres les utilisent dans des cures alternées ; d'autres enfin les donnent simultanément au cours de la même cure.

Les partisans de l'*emploi exclusif* du mercure et de l'iodure dans le traitement de la syphilis sont de moins en moins nombreux, et je me demande s'il existe encore des médecins qui, pouvant employer les sels arsenicaux et le bismuth, n'y ont pas recours de parti pris. Tout le monde en reconnaît les effets remarquables, mais est-ce un argument suffisant pour n'employer qu'exclusivement les uns ou les autres? Certains ont une telle confiance dans le traitement arsenical qu'ils l'emploient seul pendant toute la durée du traitement. Ils font des séries de dix, douze, quinze injections de sels arsenicaux, pendant un temps plus ou moins long ; l'expérience montre chaque jour que ces traitements doivent être de plus en plus prolongés, si bien qu'à l'heure actuelle le traitement par les sels arsenicaux relève des mêmes principes que le traitement par les sels mercuriels. Nous avons déjà exposé quelques-uns des motifs pour lesquels nous ne sommes pas partisans du traitement exclusivement arsenical ; nous les compléterons plus loin.

D'autres, séduits par les brillants résultats du traitement arsenical, mais n'ayant pas encore assez de confiance en lui pour l'employer seul, renforcent son action par l'adjonction de cures intercalaires au mercure et maintenant au bismuth ; ils font, de temps en temps, entre les cures arsenicales, à des périodes plus ou moins éloignées, des cures bismuthiques ou mercurielles ; d'autres ne les injectent qu'après plusieurs années de traitement arsenical et les prennent comme traitement complémentaire, craignant les inconvénients d'un trop long traitement arsenical ; c'est le traitement par *cures alternées* : il n'est pas réglé, et chacun agit à sa guise et selon les circonstances. Dans cette catégorie viennent se ranger tous ceux qui ont eu des ennuis avec les sels arsenicaux, ceux qui les redoutent et ceux qui, par prudence, n'osent pas confier le traitement de leurs malades à l'arsenic seul.

Je ne suis partisan ni de l'une ni de l'autre de ces méthodes, et je préfère de beaucoup l'*emploi simultané* de l'arsenic et du bismuth ou du mercure dans le traitement de la syphilis. Dès l'apparition des sels arsenicaux, j'avais adopté (1) surtout par prudence l'association du mercure et de l'arsenic ; l'expérience m'a depuis démontré qu'il ne fallait pas l'abandonner, et pour de multiples raisons. Aujourd'hui le bismuth se montrant plus actif que le mercure peut lui être substitué, car le mode d'emploi est tout à fait comparable ; aussi les arguments montrant les avantages de leur association sont-ils les mêmes, pour le bismuth comme pour le mercure. Je les développerai assez longuement, car ils représentent la justification du mode de traitement que nous avons toujours préconisé dans la thérapeutique courante de la syphilis.

1° Tout d'abord, loin de se contrarier, l'action des sels arsenicaux s'associe parfaitement à celle des sels bismuthiques ou mercuriels. Il n'y a entre eux aucune incompatibilité chimique, et ils peuvent être employés sumultanément, à tel point qu'actuellement les chimistes recherchent un composé arsenico-bismuthique ou arsenico-mercuriel permettant d'administrer les deux sels en même temps ; j'ai même injecté souvent, sans le moindre inconvénient, simultanément, dans la même seringue, du cyanure de mercure et du novarsénobenzol. Les auteurs allemands, de plus en plus partisans de l'association du mercure et de l'arsenic injectés ensemble, se servent d'une spécialité contenant ces deux produits intimement mélangés. Ces recherches s'appliquent également au bismuth.

En second lieu, leur action se complète : par son action eutrophique, l'arsenic augmente la tolérance du bismuth, qui parfois déprime ; de plus, si ce dernier provoque quelquefois des accidents buccaux, intestinaux, dans lesquels les spirilles

---

(1) P. RAVAUT, 606 et mercure (*Tribune médicale*, n° 10, oct. 1911).

semblent jouer le plus grand rôle, les sels arsenicaux corrigent cet effet ; de fait, je n'ai constaté qu'exceptionnellement la stomatite chez des malades soumis simultanément à ces deux médicaments.

De plus, bien qu'il soit exceptionnel de constater nettement l'apparition de l'arséno-résistance, je crois qu'elle existe beaucoup plus souvent qu'on ne le croit, et de nombreuses observations publiées de divers côtés ont montré la carence, possible dans quelques cas, des sels arsenicaux. Par l'exemple d'autres maladies à protozoaires, nous savons qu'il est avantageux de ne pas faire sans cesse la même thérapeutique ; dans le traitement de la syphilis, il est également bon de rompre à chaque instant l'accoutumance que les parasites peuvent contracter à l'égard de tel ou tel médicament.

Enfin il est un argument que l'on a opposé au traitement simultané par l'arsenic et le mercure et qui s'appliquera également au bismuth, c'est le suivant. On a dit qu'en les associant l'on augmentait ainsi leur toxicité : c'est évident et fatal s'ils sont injectés à des doses trop élevées ou trop rapprochées ; mais, dans ce cas, on aura les mêmes accidents s'ils sont utilisés séparément. Je ne vois pas, s'ils sont employés convenablement, comment leur action toxique peut s'ajouter et par quel mécanisme ils deviennent ainsi plus dangereux ; chacun d'eux a ses affinités toxiques pour tel ou tel organe : l'arsenic pour le foie et le système nerveux, le bismuth et le mercure pour le rein. Il est heureux qu'ils ne s'attaquent pas tous au même organe ; simultanément, ils ne m'ont jamais paru plus dangereux que séparément ou alternativement. Depuis quinze ans, j'ai toujours employé mercure et arsenic simultanément, et je n'ai eu qu'à m'en louer ; maintenant, bismuth et arsenic donnent peut-être encore de meilleurs résultats : les effets thérapeutiques sont bien supérieurs, plus rapides et surtout beaucoup plus durables ; les accidents d'intolérance ou d'intoxication me paraissent beaucoup plus rares chez les malades soumis au traitement mixte que chez ceux qui ne reçoivent que des sels arsenicaux. Aussi je ne comprends pas la critique de M. Pinard lorsqu'il vient dire que l'emploi simultané du mercure et de l'arsenic empêche de donner les doses nécessaires de l'un ou l'autre de ces médicaments. J'ai toujours pu donner les doses nécessaires ; je n'ai jamais vu augmenter de ce fait l'intolérance à l'un ou l'autre ; j'ai pu pousser mes doses jusqu'aux limites que j'aurais atteintes si j'avais employé isolément ces médicaments.

Tous ces faits ont trait, bien entendu, à l'association du bismuth ou du mercure et du novarsénobenzol ; si l'on emploie l'arsénobenzol (606), qui est beaucoup plus choquant et traumatisant pour le sang et les organes, qui détermine des réactions bien plus fréquentes, il n'est pas étonnant, comme le signalait M. Pinard, que cette association soit mal tolérée ; si même il y a eu des cas mortels, qui d'ailleurs n'ont pas été publiés, c'est bien plus à l'arsénobenzol ancien qu'il faut les attribuer qu'au mercure ou à leur association. Je n'ai jamais vu le novarsénobenzol et le mercure produire de semblables accidents.

2° En second lieu, c'est ensuite par mesure de prudence que nous associons bismuth ou mercure et arsenic, ne voulant pas faire courir à nos malades les risques d'une expérience qui ne repose que sur une quinzaine d'années. Avec une affection d'une aussi longue durée que la syphilis, pouvant se prolonger pendant une et plusieurs générations, il faut une très longue observation pour se prononcer sur l'avenir d'un malade qui n'a reçu que ce seul mode de traitement ; nous avons tout lieu et tout espoir de croire qu'il sera suffisant, mais je crois prudent d'ajouter l'action du mercure, qui est une vieille connaissance, ou mieux maintenant du bismuth.

Dans les premiers temps de la médication arsenicale, on croyait avoir suffisamment traité les malades dès qu'ils avaient reçu quelques injections, et les faits ont rapidement démontré leur insuffisance. Depuis, l'on est obligé, par l'observation des malades et l'épreuve du temps, d'augmenter de plus en plus le nombre et l'intensité des doses, si bien que nous ne connaissons pas encore les limites auxquelles il faut s'arrêter. Ce que nous pensions définitif il y a quelques années ne l'est plus aujourd'hui ; que deviendront les règles que nous croyons pouvoir poser à l'heure actuelle ? Aussi, recherchant pour mes malades le maximum de garantie, je crois prudent de leur donner à la fois bismuth ou mercure et arsenic. Mieux vaut chasser le spirochète avec un fusil à deux coups : on double la sécurité sans augmenter les risques, bien au contraire ; je n'insiste pas davantage.

3° En troisième lieu, l'action du bismuth ou du mercure permet, s'il est nécessaire, de tempérer et de modérer l'action trop brutale des arsénobenzènes. Nous savons depuis longtemps que, pour empêcher les réactions fébriles et locales produites par les premières injections de sels arsenicaux, il suffit d'injecter auparavant quelques doses de sels mercuriels ou de bismuth. Si l'on étudie ce qui se passe du côté du système nerveux, cette action est encore plus nette. En effet, dès le début des injections d'arsénobenzol ancien, j'avais déjà noté (1) la fréquence des réactions méningées à la suite de ces injections ; depuis, la connaissance des neuro-rédicives n'a fait que confirmer ces constatations. Plus cette action est violente et brutale, plus le médicament choque les organes ou se modifie dans le sang, plus ces complications doivent être redoutées, surtout si les traitements consécutifs sont insuffisants. Les accidents nerveux étaient beaucoup plus nombreux et plus graves autrefois, ainsi d'ailleurs que les fausses réinfections (2), que j'ai assimilées à ces accidents. Les uns et les autres étaient le fait de la violence des réactions déterminées par l'ancien arsénobenzol, des précipités que produisaient des solutions mal neutralisées et de l'insuffisance des traitements. Ces réactions thérapeutiques, violentes au niveau de petits vaisseaux, peuvent permettre l'isolement de colonies parasitaires qui, soustraites à l'action ultérieure des médicaments, peuvent devenir le point de départ de récidives.

(1) P. Ravaut et Cain, Les indications et contre-indications du 606 (*Journal médical français*, 15 octobre 1911).
(2) P. Ravaut, Récidives et réinfections après traitement de la syphilis récente par le salvarsan (*Presse médicale*, 13 sept. 1913, n° 75).

Ravaut.   5

Depuis l'apparition des novarsénobenzènes, qui sont moins choquants, et par la prolongation des traitements, ces accidents sont beaucoup plus rares, mais la fréquence des réactions méningées n'a guère diminué. D'après des statistiques récentes (Gennerich), certains auteurs les trouveraient plus fréquentes chez les malades qui n'ont reçu que des traitements arsenicaux. Pour ma part, en examinant de nombreux liquides céphalo-rachidiens, j'ai été frappé, comme je l'ai déjà indiqué précédemment, de la fréquence des réactions albumineuses pures, sans réaction cellulaire ni réaction de fixation positive, chez des malades n'ayant reçu que des sels arsenicaux et examinés longtemps après la cessation du traitement. Ce ne sont là que des faits d'attente, méritant des observations plus complètes et plus prolongées, mais ils montrent que le dernier mot n'est pas dit sur l'influence tardive des traitements purement arsenicaux. C'est une des raisons, s'ajoutant aux autres, pour lesquelles je crois encore plus qu'avant nécessaire l'association arsenico-bismuthique ou mercurielle.

Les travaux récents de Bernard et Ruelle cités précédemment ont donné à ces faits une éclatante confirmation et ont une valeur d'autant plus grande qu'ils portent sur des malades traités depuis un certain temps. Ils confirment les appréhensions que j'avais exprimées dès le début de la méthode arsenicale, puisqu'ils mettent en évidence l'existence des liquides céphalo-rachidiens pathologiques chez 63 p. 100 des malades uniquement traités par des arsenicaux, alors que, chez ceux qui ont reçu des traitements mixtes, il n'est altéré que dans 14 p. 100 des cas. Nous verrons plus loin comment doit être compris ce traitement mixte.

4° Si, d'autre part, l'on considère les accidents déterminés par les sels arsenicaux, comme les ictères et surtout les érythrodermies, l'on constate qu'ils ne se voient presque exclusivement que chez des malades n'ayant reçu que des sels arsenicaux, alors qu'au contraire ils sont très rares et presque exceptionnels chez ceux qui ont reçu un traitement mixte. Il ne s'agit pas là d'une question de doses, car les doses totales d'arsenic dans les deux modes de traitement sont équivalentes ; ce qui fait l'avantage du traitement mixte et son innocuité plus grande, c'est que les injections arsenicales peuvent être plus espacées, sans nuire à l'activité du traitement, bien au contraire. Ces faits constituent un argument très important en faveur des traitements mixtes.

5º Enfin j'ajouterai que, d'après MM. Lenhoff et Wyld (1), l'administration de ces deux médicaments renforce leur action. Ils ont montré expérimentalement que l'association simultanée d'un métal (mercure, bismuth, ou même un métal dénué de pouvoir spécifique) et d'un arsénobenzène, augmentait l'action spirillicide de ce dernier et que le résultat était supérieur à celui que l'on obtiendrait en additionnant le pouvoir spécifique de chacun des produits injectés séparément.

De plus, du point de vue purement clinique, si l'on s'en rapporte aux résultats que l'on peut constater chaque jour, aussi bien sur les malades de ville qu'à l'hôpital, il est facile de vérifier la supériorité du traitement mixte.

Nous publierons prochainement une statistique importante résultant d'une longue observation et démontrant très nettement l'avantage du traitement mixte sur le traitement exclusivement arsenical.

6º Je ne suis d'ailleurs pas le seul à partager cette opinion. De plus en plus, ceux sur lesquels les sels arsenicaux avaient, au début, exercé une séduction si profonde, et paraissant si complète qu'ils avaient oublié le mercure, semblent maintenant revenir peu à peu au traitement mixte. Je ne veux pas faire de personnalités, mais il suffirait de lire les articles écrits il y a une douzaine d'années ou de relire les communications faites à la Société de Dermatologie pour suivre les phases de cette évolution. A l'étranger, ce revirement est encore plus net ; en Angleterre, et surtout en Amérique, le traitement mixte arsenico-bismuthique est de plus en plus employé, mais c'est surtout en Allemagne, le pays d'origine du 606, que les cri-

(1) Lenhoff et Wyld, Activation du pouvoir spécifique de l'arsenic par les métaux (*Annales des maladies vénériennes*, avril 1924).

tiques contre l'usage exclusif des sels arsenicaux sont les plus vives. La plupart des auteurs associent l'arsenic non seulement au bismuth [acétyloxyaminophénylarsinate basique de bismuth (1)] et au mercure, mais à d'autres métaux comme l'argent (silbersalvarsan).

Notons enfin, en terminant. ce plaidoyer que d'autres auteurs vont encore plus loin : ils associent l'iode, sous différentes formes, au bismuth, au mercure et à l'arsenic et les administrent simultanément (Goubeau).

C. — INDICATIONS GÉNÉRALES SUR LE TRAITEMENT.

Ces indications résultent directement des notions que nous avons développées au début de ce volume sur le mode d'évolution du spirochète dans l'organisme. Nous serons donc assez bref sur ce sujet.

1° Le traitement doit être aussi précoce que possible.

S'il s'agit d'un malade récemment contaminé et dont le chancre vient d'apparaître, il faut d'abord en reconnaître avec certitude la nature par la recherche du spirochète dans le chancre ou même dans les ganglions. Il ne faut pas qu'avant de consulter le malade en ait altéré l'aspect par des cautérisations intempestives susceptibles d'en retarder le diagnostic d'abord, et le traitement dans la suite.

Aussitôt le diagnostic posé, le traitement sera institué, mais à ce moment-là seulement, car il est préférable de faire attendre le malade quelques jours pour avoir la certitude du diagnostic. Trop souvent, voyant disparaître ses accidents, puisque dans la suite aucun autre ne survient, il finit par douter du diagnostic, et, ou bien ne se traite plus, ou accuse son médecin d'erreur, ou lui reproche de faire un traitement inutile.

En outre, j'insiste sur l'importance de la précocité du traite-

(1) LAVADITI, *Acad. des sciences*, juin 1925.

ment sur l'évolution ultérieure de la syphilis ; plus elle est jeune, plus elle peut être facilement réduite, et inversement.

2° Le traitement doit être mené prudemment au début, mais aussi vigoureusement que possible.

Il ne faut pas commencer brutalement le traitement de la syphilis, sous peine de déterminer des réactions violentes et même quelquefois mortelles ; c'est ce qui se produisit lors de l'introduction du 606, et nous connaissons tous les accidents graves qui marquèrent le début de la méthode. Il faut, au contraire, par un traitement doucement mené, atténuer en quelques jours la virulence du spirochète, puis ensuite l'attaquer franchement et vigoureusement jusqu'aux limites de la tolérance du malade. Ainsi que nous l'avons déjà dit, il nous paraît nécessaire de recourir à des injections espacées, mais à doses aussi élevées que possible ; il est préférable d'attaquer par de fortes vagues d'assaut plutôt que par une infiltration faible, mais continue.

3° Le traitement doit être complet, c'est-à-dire qu'il ne doit pas être insuffisant, soit que l'on n'emploie pas les doses nécessaires, soit qu'on l'interrompe en cours de route. Ce principe est surtout vrai au début de la syphilis traitée par les sels arsenicaux. Un traitement insuffisant crée une sorte d'anarchie dans l'évolution de la syphilis : les récidives, surtout celles qui se font au niveau du système nerveux, sont plus fréquentes, plus graves dans leurs conséquences, et mieux vaudrait ne pas se servir d'arsenic que de l'employer à doses insuffisantes.

Il y a longtemps que j'ai montré, par des analyses du liquide céphalo-rachidien, qu'un traitement incomplet par les sels arsenicaux pouvait être parfois plus nuisible qu'utile ; c'est une raison de plus pour leur associer toujours le bismuth ou le mercure. Je ne reviens pas sur ces faits, que j'ai déjà longuement étudiés.

Pour être complet, enfin, le traitement doit être poursuivi non seulement après la disparition des accidents, mais continué parfois très longtemps après. Nous verrons qu'il est assez délicat de fixer la limite à laquelle il doit être interrompu, car les signes cliniques disparaissent vite et les signes humoraux peuvent induire en erreur ; l'expérience et l'épreuve du temps associées aux données précédentes sont les meilleurs guides. En matière de traitement de la syphilis, il faut toujours penser à la chronicité de l'affection, à la longueur des périodes silencieuses et tout faire pour éviter de se trouver en présence d'un fait acquis ; le traitement devrait toujours être préventif, par rapport aux accidents possibles, et jamais l'on ne devrait être obligé, par leur constatation, d'appliquer un traitement curatif.

4° Enfin, il ne faut pas se renfermer dans un cadre trop étroit et vouloir appliquer des formules fixes de traitement. Chaque malade fait sa syphilis à sa façon, et le terrain qu'il offre au spirochète varie avec chacun. Il faut être souple, savoir apprécier la tolérance du malade, varier les moyens d'attaque et surtout ne pas négliger de traiter l'état général. Je suis de plus en plus persuadé que le genre de vie, les prédispositions humorales, les affinités chimiques de certains tissus, en un mot tout ce que nous comprenons sous le terme général de diathèse, représentent des facteurs très importants dans l'évolution et la détermination des diverses localisations de la syphilis.

D. — RÉALISATION PRATIQUE DU TRAITEMENT AUX DIFFÉRENTES PÉRIODES DE LA SYPHILIS.

Le traitement de la syphilis poursuit deux buts : tout d'abord faire disparaître le plus rapidement possible toutes ses manifestations, surtout celles qui sont contagieuses ; puis ensuite détruire, par un traitement systématiquement prolongé, par des séries de cures successives, les foyers profonds entretenant la maladie. Ces deux buts seront atteints par des traitements d'attaque. Plus tard, lorsque la maladie semble éteinte, dans l'impossibilité de prononcer sa guérison, nous conseillons, par prudence, des traitements d'entretien ou de sécurité. Enfin, dans des circonstances spéciales, il est possible de faire avorter la maladie et mieux de la prévenir. Voyons d'abord ce que l'on peut faire dans l'une ou l'autre de ces éventualités.

I. — Traitement préventif (1).

Chez un sujet qui a eu des rapports avec un syphilitique présentant des accidents contagieux, ou qui s'est exposé d'une façon quelconque à une contagion très probable, il semble possible d'empêcher le développement du spirochète. Je dis avec intention qu'il semble possible d'obtenir ce résultat, car nous n'en aurons jamais la preuve : ou le malade ne s'est pas contaminé et le traitement n'est qu'inutile, ou bien il s'est contaminé, mais le traitement empêchant l'apparition du chancre, il devient alors impossible de prouver que le sujet a été infecté. Dans ce dernier cas, le traitement a rempli son but, mais impossible de le démontrer.

Dans un seul cas, expérimental il est vrai, l'efficacité du traitement préventif a paru démonstrative : un médecin anglais (Dr Magian), après s'être inoculé l'exsudat d'un chancre, se fit, une heure après l'inoculation, une injection intraveineuse de 0^{gr},60 de 606 ; aucun accident syphilitique ne se manifesta dans les délais habituels ni ultérieurement, et la réaction de Bordet-Wassermann se montra négative en série. Il ne s'agit que d'un cas isolé ; il serait intéressant de reprendre cette expérience et de la confirmer expérimentalement.

Quoi qu'il en soit, si l'on joint certains faits cliniques rapportés par différents auteurs (Lacapère, Fournier et Guénot) à ce fait expérimental, il paraît possible de prévenir l'apparition de la syphilis. Ce traitement semble donc légitime chaque fois qu'il y a des risques de contagion, même très probables ; en particulier, je crois prudent de l'appliquer chez certains malades

---

(1) Je n'insiste pas sur le traitement prophylactique consistant en application au moment ou après le rapport sexuel de pommades à base de calomel. La formule de ces pommades prophylactiques sera donnée à la fin de cette première partie du volume. L'on peut également, par l'absorption de quelques comprimés de stovarsol, empêcher l'évolution des spirochètes chez un sujet qui peut se contaminer. Cette étude est de date récente, et il faut attendre, avant de se prononcer, une plus longue expérience.

présentant des chancres mous suspects, tant sont fréquents les chancres mixtes.

Plusieurs syphiligraphes (Thibierge, Queyrat, Darier) ne partagent pas cet avis et, chez un malade présentant un chancre mou pouvant faire craindre l'infection secondaire par le spirochète, ils préfèrent attendre l'apparition du chancre syphilitique. Or, pour traiter le chancre mou, l'on est obligé d'appliquer des antiseptiques qui, dans la suite, gêneront considérablement ou même empêcheront la constatation du spirochète ; les doutes, dans ce cas, ne font qu'augmenter, et il faut attendre l'apparition de la réaction de fixation, ce qui retarde beaucoup le diagnostic, car ni l'aspect du chancre, ni la présence des ganglions ne peuvent être caractéristiques chez un malade qui vient d'avoir un chancre mou sur lequel des antiseptiques ont été appliqués. N'eût-il pas été plus simple, dans ces cas, puisque ces auteurs eux-mêmes sont partisans du traitement préventif, de faire bénéficier ces malades de l'efficacité reconnue de ce mode d'intervention? On objectera que nous ne saurons jamais si nous avons ou n'avons pas prévenu la syphilis chez ces malades, mais il en est de même pour tout traitement préventif.

D'autres auteurs, comme Nicolas, Spillmann, Carles, etc., sont partisans du traitement préventif lorsque le médecin a pu acquérir la preuve que la personne qui le consulte s'est exposée récemment à la contagion syphilitique.

L'étude des observations publiées est souvent, en cette matière, contradictoire. C'est ainsi que, d'une part, Bodin, May, Spillmann, etc., ont constaté que, chez des sujets s'étant exposés certainement à la contagion et ayant reçu dans les quinze premiers jours suivant le contact suspect trois à six injections intraveineuses de novarsénobenzol (faisant un total de 2 à 3 grammes) et quelques injections de bismuth, la syphilis n'était pas apparue.

D'autre part, Golay a publié des observations de sujets qui, traités entre le quinzième et le trentième jour après le contact suspect par trois injections de 914, formant une dose totale de $1^{gr},35$, ont présenté dans la suite des accidents syphilitiques.

Il conclut qu'après le quinzième jour trois injections de 914 ne représentent pas un traitement suffisant.

De ces faits il résulte que le traitement préventif est légitime et peut être tenté chaque fois qu'un sujet s'est exposé avec certitude à la contagion. S'il ne s'est pas écoulé plus de quinze jours entre le moment de la contagion et le jour de la consultation, il semble que trois à six injections de novarsénobenzol (formant une dose totale de 2 à 3 grammes) soient suffisantes ; par prudence, on pourra ajouter des injections bismuthiques entre chaque injection arsenicale.

Si le sujet vient consulter après le quinzième jour, il est nécessaire d'augmenter ces doses, et je crois prudent de pratiquer au moins dix injections arsenicales intraveineuses et, entre chacune d'elles, une injection bismuthique.

Après ce traitement, il est nécessaire d'examiner le malade de temps en temps pour s'assurer qu'il n'apparaît pas de chancre. puis d'analyser deux fois le sang cinquante jours et soixante-dix jours après la date de la contagion possible.

C'est un traitement dont l'on ne pourra connaître que l'inefficacité par l'apparition de la syphilis, mais dont l'on ne pourra jamais démontrer l'efficacité, puisqu'il est impossible de prouver si la contagion s'est faite réellement.

II. — Traitement abortif.

Entre le moment de la contamination et celui de l'apparition du chancre s'écoulent vingt à trente jours ; pendant ce temps, nous l'avons vu, le spirochète progresse par les lymphatiques jusqu'aux ganglions et même les dépasse, ainsi que l'ont prouvé la constatation de manifestations nerveuses, osseuses, hépatiques, etc., avant l'apparition de la roséole et même quelquefois du chancre lui-même. Si bien que, lorsque la réaction de fixation apparaît, environ vers le quarante-cinquième jour après la contamination, soit environ quinze jours après le chancre, ou bien lorsque l'on constate les premiers accidents secondaires, il y a longtemps déjà que le spirochète a dépassé les limites du chancre et des ganglions. Peut-être existe-t-il une première étape lymphatique, puis une deuxième sanguine ; toujours est-il qu'il ne faut pas voir dans le chancre un accident purement local, mais bien se figurer qu'à cette période la syphilis s'est étendue beaucoup plus loin qu'on ne le pensait jusqu'alors. Néanmoins, si le diagnostic est fait aussitôt après son apparition, alors que la réaction du sang est encore négative, et que bien entendu aucun accident secondaire n'est encore apparu, il est possible d'essayer un traitement abortif. Malheureusement nous ne pouvons pas fixer les limites exactes dans lesquelles ce traitement peut être tenté avec succès ; pendant les quinze jours qui séparent l'apparition du chancre et celle de la réaction de fixation, on peut le conseiller, avec d'autant plus de chances de succès que l'on se rapproche davantage de la date de son début. Bien qu'à ce moment le chancre ne représente plus un accident local, les spirochètes disséminés dans l'organisme ne sont pas encore retranchés dans les tissus, et il semble encore possible de les détruire facilement à cette période.

De ces faits résulte une première notion : c'est qu'il est illusoire et dangereux de croire à la possibilité de faire avorter la syphilis en s'adressant uniquement au chancre : l'éradication, la cautérisation, les injections stérilisantes intrachancreuses ne peuvent, en aucune façon, faire avorter la syphilis : elles sont dangereuses, car elles peuvent faire croire à une stérilisation qu'il est impossible d'obtenir à cette période par un traitement purement local. Il faut, pour obtenir le succès, faire des injections intraveineuses précoces, fortes et suffisamment prolongées.

Cette question du traitement abortif de la syphilis a été mise à l'ordre du jour au Congrès de Strasbourg (juillet 1923), et les rapporteurs Queyrat et Malvoz, ceux qui ont pris part à la discussion, sont tombés d'accord pour admettre la possibilité de faire avorter la syphilis lorsqu'elle est attaquée entre le chancre et le moment où la séro-réaction apparaît dans le sang, c'est-à-dire environ du vingt-cinquième jour au quarante-cinquième jour après la contamination. Pendant cette période, dite période préhumorale, il a été reconnu que, par un traitement suffisamment intense et suffisamment prolongé, aucun accident clinique ne se manifestait, que la séro-réaction ne devenait jamais positive, que le liquide céphalo-rachidien ne montrait aucune altération et qu'en un mot l'on aboutissait à la stérilisation de l'organisme et à la guérison de la syphilis.

Pour obtenir ce résultat, Queyrat conseille, dans son excellent rapport, un traitement d'une année comprenant deux cures de huit injections de 606, puis des injections mercurielles ou bismuthiques. Ensuite le malade est surveillé pendant un an, et chaque mois l'on pratique une séro-réaction. Après cette année de surveillance, on pratique une nouvelle séro-réaction et une ponction lombaire trois semaines après une réactivation. Si la séro-réaction du sang est négative (Hecht), si le liquide rachidien est normal, le médecin peut être autorisé à considérer le malade comme guéri.

M. Queyrat peut affirmer la réalité de cette guérison en se basant sur l'examen clinique qui, pendant cinq, sept, neuf, dix ans ne lui a révélé aucun accident syphilitique, sur les examens sérologiques qui restent immuablement négatifs, même avec les techniques les plus sensibles, sur les résultats de la ponction lombaire montrant constamment un liquide normal, sur l'absence de contagion conjugale, sur l'état irréprochable des enfants, enfin sur les cas déjà nombreux de réinfection syphilitique.

Le traitement par le 606 préconisé par M. Queyrat est certainement très efficace, mais il a l'inconvénient, étant données les difficultés de la technique des injections de ce sel arsenical, de ne pas pouvoir être appliqué par tout médecin. Or un traitement pratique doit pouvoir être mis entre les mains de tout praticien. Aussi me semble-t-il préférable de recourir au 914, qui est certainement moins actif, mais que tout médecin doit actuellement savoir manier ; pour compenser cette infériorité d'action, il suffit d'augmenter les doses et le nombre des injections. De plus, au lieu de reporter les injections bismuthiques ou mercurielles après les cures arsenicales, je crois bon, pour de multiples raisons, de donner simultanément arsenic et bismuth. Voici comment je conçois actuellement ce traitement abortif :

1º Une première série de dix injections intraveineuses de novarsénobenzol ; une injection par semaine en débutant par $0^{gr},15$ et augmentant progressivement de $0^{gr},15$ chaque fois jusqu'à $0^{gr},90$, que l'on continue jusqu'à la fin du traitement ;

2º Entre chacune de ces injections; faire une injection intramusculaire d'un sel de bismuth insoluble : iodo-bismuthate de quinine ou tartro-bismuthate de sodium ;

3º Après cette cure, qui dure environ trois mois, repos de un mois ;

4º Deuxième cure semblable ;

5º Repos de deux mois et réaction du sang ;

6º Troisième cure, mais ne comprenant que cinq injections de chaque sel, si la deuxième séro-réaction est négative.

Pour savoir si ce traitement abortif est réussi, il faut suivre le malade attentivement pendant la deuxième année, faire tous les trois mois un examen du sang et, à la fin de cette deuxième année, un examen du liquide rachidien, surtout si l'on doit abandonner le traitement. Si, au bout de cette deuxième année, aucun accident ne s'est manifesté, si la réaction du sang s'est toujours maintenue négative et que la ponction lombaire montre que le liquide céphalo-rachidien est normal, on peut considérer le malade comme guéri. Dans ces conditions, on peut conseiller le mariage. Si certains auteurs ont préconisé des traitements moins intenses, une période d'observation plus courte, je crains qu'ils n'aient des surprises et je crois prudent de considérer ces chiffres et ces données comme un minimum.

Je suis depuis longtemps trois malades chez lesquels j'avais, avant la guerre, institué ce traitement, les sels mercuriels insolubles (huile grise), remplaçant alors les sels bismuthiques employés aujourd'hui, et rien ne m'a prouvé jusqu'alors qu'ils ne soient pas guéris. Chez tous trois, j'ai pu pratiquer la ponction lombaire ; l'un d'eux est marié et a de superbes enfants.

Le traitement abortif doit être tenté chaque fois qu'il est

possible, et c'est à nous, médecins, d'instruire suffisamment notre entourage pour qu'au moindre accident suspect le malade sache qu'il a pu contracter la syphilis et se présente au médecin dans les meilleures conditions possibles.

III. — Traitement d'attaque.

Lorsque le spirochète a franchi la barrière lymphatique et s'est répandu dans tous les tissus de l'organisme, lorsque la réaction de fixation du sang est devenue positive, lorsqu'en un mot la septicémie syphilitique est depuis longtemps réalisée, il n'est plus question d'essayer un traitement abortif. Le parasite a infecté l'individu tout entier ; dans certains organes, il s'est déjà installé et même retranché ; il ne faut pas espérer le déloger ou le tuer sur place par quelques injections seulement. Si l'on ne considère que les résultats superficiels, le blanchiment du malade, il est évident que les résultats seront surprenants par leur rapidité ; mais, si l'on pense que les foyers profonds, qui, eux, ne se révèlent par aucun signe, n'en subsistent pas moins, l'on est forcé de reconnaître que le traitement doit être longtemps poursuivi. C'est par des séries répétées de cures dites d'attaque qu'il faut essayer non seulement de réduire le parasite au silence, mais de le détruire sur place. Ces cures ne doivent pas être uniquement le traitement de la syphilis commençante, mais elles doivent être utilisées chaque fois que les signes cliniques, les signes humoraux et l'étude du malade mettent en évidence ou font soupçonner l'existence de foyers parasitaires. Là où est le spirochète, là où on le soupçonne, il faut l'attaquer et ne pas attendre que ce soit lui qui donne le premier signe de sa vitalité. Une fois l'intervention thérapeutique décidée, il faut l'appliquer vigoureusement et suffisamment longtemps, car les traitements incomplets ou insuffisants sont quelquefois plus dangereux qu'utiles.

Ces cures d'attaque sont donc, en somme, le traitement de fond de la syphilis, celles que l'on mettra en œuvre contre toutes ses manifestations, aussi bien cliniques qu'humorales.

ou chaque fois que l'on soupçonne des foyers latents qu'il faut détruire à tout prix. Souvent aucun signe n'en manifeste l'existence, mais nous savons par l'expérience que ce sont eux qui font de la syphilis la maladie chronique que nous connaissons et contre laquelle nous ne pouvons lutter que par un traitement systématiquement prolongé.

Traiter une maladie parasitaire, c'est attaquer le parasite pour le détruire ; aussi, dans le traitement de la syphilis, les cures d'attaque doivent être aussi longtemps répétées que l'on en redoute la persistance.

Cette cure d'attaque est différemment conçue, selon les syphiligraphes.

Les uns la limitent au traitement purement arsenical et nous avons signalé précédemment les inconvénients et même les dangers de cette unique thérapeutique.

Les autres font un traitement mixte et associent l'arsenic et le mercure ou le bismuth. Parmi les partisans de ce traitement mixte, les uns ont recours à des *cures alternées*, c'est-à-dire d'abord cure arsenicale, puis cure mercurielle ou bismuthique, d'autres à des *cures conjuguées*, c'est-à-dire donnant simultanément l'arsenic et le mercure ou le bismuth. Pour de multiples raisons développées précédemment, j'ai toujours recouru aux cures conjuguées ; je n'ai eu qu'à m'en louer, et les faits rapportés par Bernard et Ruelle sur l'action des divers traitements (1) sur les réactions tardives du liquide céphalorachidien montrent une fois de plus que ce mode de traitement est celui qui préservera le mieux dans l'avenir le système nerveux. Leur statistique, en effet, montre que 63 p. 100 des malades ayant reçu un traitement purement arsenical présentent, longtemps après un liquide rachidien pathologique, alors que ces altérations ne se voient que dans la proportion de 14 p. 100 chez ceux qui ont subi un traitement mixte. De plus, dans cette dernière catégorie, l'on remarque que les quatre

____

(1) BERNARD et RUELLE, Contribution à l'étude du traitement de la syphilis et du contrôle céphalo-rachidien (*Société belge de dermatologie et de syphiligraphie*, avril 1925).

cinquièmes des réactions se voient chez des malades ayant reçu un traitement alterné, alors que les traitements mixtes conjugués ne donnent que le cinquième de liquides pathologiques. Jointes aux autres arguments déjà développés, ces observations montrent une fois de plus la très grande supériorité des traitements mixtes conjugués sur les traitements mixtes alternés, et c'est pourquoi non seulement je leur reste fidèle, mais encore j'en préconise le plus possible l'usage. Ces faits ont été plus longuement étudiés par deux de mes élèves dans des travaux récents (1).

On peut ainsi schématiser la réalisation pratique de cette cure d'attaque mixte conjuguée.

Telle que nous la préconisons, elle est bien supportée par un individu jeune et non taré. Le nombre et les doses des injections seraient modifiés si la résistance du malade et des signes d'intolérance ne permettaient pas de l'appliquer intégralement. Enfin, il faut, surtout au début de la syphilis, la surveiller attentivement.

a. *Vérifier l'état général du malade : examen des urines, état des dents, état du système nerveux, etc.*

b. *Faire auparavant pendant quatre jours une injection d'un sel mercuriel soluble (injection intraveineuse de 1 ou 2 centigrammes de cyanure de mercure de préférence), ou une injection d'un sel bismuthique (néo-Trepol par exemple) ; ce traitement préventif a pour but d'atténuer la virulence du parasite et de diminuer l'intensité de la réaction déterminée par la première injection d'arsenic.*

c. *Faire ensuite dix injections intraveineuses de novarsénobenzol à doses croissantes : une par semaine. La dose initiale est de $0^{gr},15$; puis augmenter de $0^{gr},15$ chaque fois jusqu'à la dose maxima.* Elle ne pourra qu'exceptionnellement dépasser $0^{gr},90$ et atteindre $1^{gr},20$.

---

(1) Jean Fournier, Le traitement mixte de la syphilis par l'association conjuguée de l'arsenic et du bismuth (*Thèse de Paris*, 1926, Vigne, éditeur). — Louis Richon, Les étapes du traitement mixte conjugué arsenicomercuriel, puis arsenico-bismuthique (*Annales de dermatologie et de syphiligraphie*, juillet 1926).

d. *Entre chaque injection, faire une injection d'un sel insoluble de bismuth : iodo ou tartro-bismuthate ; en cas d'intolérance aux sels de bismuth, faire quatre injections d'un sel mercuriel soluble (soit un centigramme de cyanure de mercure par voie veineuse, soit un centigramme de biiodure de benzoate de mercure par injection intrafessière).* A la place des sels solubles, l'on pourra faire, trois jours après chaque injection arsenicale, une injection d'huile grise à 40 p. 100 ou d'amalgame de mercure et d'argent (VI gouttes représentant 6 centigrammes de mercure) ou de calomel (5 centigrammes de calomel). Si même enfin ces piqûres n'étaient pas possibles, on pourrait recourir au traitement par voie buccale ou aux frictions mercurielles.

e. *Le malade aura reçu, en l'espace de trois mois, dix injections intraveineuses arsenicales, dix injections bismuthiques ou mercurielles insolubles, ou quarante-quatre injections d'un sel mercuriel soluble.*

Selon la période de la maladie à laquelle le traitement est institué, ces cures seront répétées pendant un temps plus ou moins long.

Si la syphilis est attaquée près du chancre au moment où le sang vient d'être positif et avant la période à laquelle apparaissent les accidents secondaires, il est constant de ne pas les voir survenir ; si la réaction de fixation était positive, elle devient assez rapidement négative; mais il ne faut pas se fier à ces succès, car ils ne sont qu'éphémères si le traitement n'est pas systématiquement continué. Je crois nécessaire de le prolonger pendant trois années au moins.

La première année, on fera trois cures analogues en mettant un mois d'intervalle entre la première et la deuxième, puis deux mois entre la deuxième et la troisième.

La deuxième année, on pourra faire trois cures de huit injections mixtes arsenic et bismuth ou mercure.

La troisième année, trois cures de six injections chacune ; entre chaque injection de novarsénobenzol, il est bien entendu que le traitement ou mercuriel bismuthique est mis en pratique comme nous l'avons indiqué.

Entre chacune de ces cures, l'on pourra faire prendre au malade de l'iode sous forme de teinture d'iode ou liquide de Lugol par voie buccale.

Si ce traitement est bien suivi, l'on ne doit constater aucun signe clinique, et la réaction du sang doit rester toujours négative. Après ces trois années de traitement et au début ou au cours de la quatrième année de la syphilis, et après trois mois de repos, nous pratiquons l'examen du liquide céphalo-rachidien. S'il est positif, il faut continuer le traitement jusqu'à la disparition des réactions ; s'il est négatif, ainsi que celui du sang, le traitement peut être très ralenti, mais continué pendant la quatrième et la cinquième année.

En somme, pour une syphilis prise dès son début, nous conseillons trois ans de traitement actif et deux ans de traitement moins actif, à condition que les signes cliniques et humoraux n'en indiquent pas une prolongation plus grande.

Si le traitement est indiqué par des manifestations diverses survenant au cours de la syphilis, c'est par des cures d'attaque, calquées sur la précédente, que nous croyons utile de combattre le parasite. Nous ne pouvons ici envisager tous les cas possibles, mais il appartiendra au médecin de proportionner l'intensité et la durée de son traitement au but à atteindre et à la résistance du malade.

Il est toujours dangereux de vouloir donner des règles trop précises, car chaque malade constitue un cas particulier comportant des indications spéciales auxquelles le traitement doit s'adapter avec souplesse.

Enfin il ne faudrait pas croire que l'arsenic et le bismuth représentent les seuls médicaments actifs contre la syphilis ; souvent il sera bon de leur adjoindre ou de leur substituer le mercure, soit parce que les résultats sont insuffisants, soit parce que le malade les tolère mal. Il faut savoir varier et mettre sa thérapeutique à la disposition des faits qui se présentent, se plier aux circonstances et ne jamais essayer de les forcer.

RAVAUT. 6

Il nous paraît impossible également de fixer *un traitement s'appliquant aux différentes localisations de la syphilis*. Chacune d'elles représente une manifestation de la maladie qu'il faut combattre par des cures d'attaque. Ce qu'il faut discuter, ce n'est pas l'opportunité du traitement, car tout le monde reconnaît qu'il faut employer celui qui donnera le maximum d'effets, mais l'appréciation de l'intensité et de la durée qu'il faut lui donner. Selon l'importance de l'atteinte, selon la fragilité du tissu sur lequel elle porte, selon la résistance, l'âge du malade et bien d'autres facteurs, il faut savoir mettre en œuvre le traitement le plus actif, sans toutefois qu'il devienne nuisible. C'est affaire d'appréciation, qui peut varier à chaque instant et pour laquelle rien ne peut être indiqué d'avance. Signalons cependant que, dans la syphilis nerveuse, nous avons obtenu (1) d'excellents résultats par l'emploi des injections intrarachidiennes de novarsénobenzol associées au traitement d'attaque. Contrairement à ce qu'ont écrit certains auteurs, cette méthode peut être efficace, mais la technique en est très délicate.

En procédant ainsi par des *cures d'attaque successives*, en les proportionnant au but à atteindre, en prolongeant leur usage le temps nécessaire, le médecin possède dans cette combinaison conjuguée arsenico-bismuthique ou mercurielle la meilleure arme, à notre avis, que, il puisse opposer à la syphilis. Il pourra l'utiliser chaque fois qu'en présence d'un accident douteux, les signes cliniques et biologiques ne lui fournissant pas la réponse qu'il cherche, il aura besoin d'un traitement actif pour faire la preuve de la nature de la lésion devant laquelle il hésite. Souvent, par la rapidité de son action, ce *traitement d'épreuve* lui indiquera la voie qu'il doit suivre.

IV. — Traitement de sécurité.

Lorsque les cures d'attaque successives ont fait disparaître les signes cliniques et biologiques de la maladie ; lorsque, par

(1) P. RAVAUT, ARBEIT et RABEAU, Les injections intrarachidiennes dans le traitement de la syphilis nerveuse (*Paris médical*, 13 nov. 1920).

leur prolongation, le médecin estime avoir détruit les foyers profonds latents ; en un mot, lorsqu'il croit avoir mis son malade à l'abri des récidives et des accidents ultérieurs, il semble qu'il serait rationnel de cesser tout traitement. Malheureusement, nous ne possédons pas de critérium certain permettant d'affirmer la guérison et, dans le doute, je crois prudent de prolonger l'influence thérapeutique pendant encore assez longtemps. Ce *traitement d'entretien ou de sécurité* n'a pas besoin d'être très actif. Alors que, par les cures d'attaque, il faut frapper rapidement et vigoureusement, dans les cures d'entretien l'activité thérapeutique n'a plus la même nécessité.

Les meilleurs médicaments me paraissent être le bismuth, le mercure et l'iode. Le premier pourra être donné sous forme d'injections hebdomadaires de sels insolubles par séries de cinq ou six injections, trois ou quatre fois dans l'année. Le mercure pourra être administré sous forme de piqûres d'huile grise ou d'arquéritol ; faites par séries de six, huit, dix, une tous les huit ou dix jours, elles ne fatiguent pas le malade et ne le dérangent pas ; si les piqûres ne sont pas possibles, le traitement par voie buccale trouvera ici ses indications.

L'on aura recours aux pilules de Dupuytren ou aux cachets de protoiodure, dont nous avons déjà donné la formule : ils pourront être donnés les trois premiers jours de chaque semaine par séries plus ou moins longues.

Le calomel, également donné par voie buccale à doses réfractées, ainsi que nous l'avons déjà indiqué, peut être très utile soit seul, soit associé aux arsenicaux donné en même temps par voie buccale (Narsénol, Stovarsol, Tréparsol, Sanluol, etc.).

L'iode sera donné soit entre chaque injection mercurielle, soit entre chaque cure mercurielle, sous forme d'iodure de potassium ou mieux de teinture d'iode ou de liquide de Lugol ; ce dernier me paraît très bien toléré et souvent beaucoup plus actif que l'iodure de potassium.

Telles sont, rapidement esquissées, les principales indications du traitement de la syphilis ; mais, en terminant, nous répéterons une fois de plus que, si nous n'avons pas insisté sur les modes de traitement variant avec les périodes, avec les formes de la syphilis, etc., c'est parce que nous estimons que ses diverses manifestations doivent être attaquées toujours vigoureusement, sur n'importe quel terrain qu'elles se manifestent. Ce n'est que par des cures d'attaque, aussi longtemps prolongées qu'il sera nécessaire, que le médecin peut espérer juguler le spirochète ; dans cette lutte, il ne doit pas être l'esclave de formules fixées d'avance, mais il doit, à chaque instant, tout en donnant à son traitement le maximum d'activité, se soumettre à la tolérance de son malade et subordonner sa thérapeutique à l'évolution de la maladie.

Rappelons enfin qu'il ne faut jamais négliger l'état général du malade, et le médecin qui soigne un syphilitique ne doit pas se laisser borner par sa spécialité ; la médecine générale entre en jeu à chaque instant. Il faut savoir, selon les circonstances, s'occuper de tel ou tel appareil et donner les médicaments appropriés. Le rôle du terrain, du genre de vie, des intoxications diverses, etc., est extrêmement important et joue un rôle capital dans l'évolution de la syphilis; aussi les agents physiques et en particulier les rayons ultra-violets (1), l'opothérapie, etc., peuvent être d'excellents agents thérapeutiques auxquels il faudra penser.

E. — LES GUIDES DE LA DIRECTION DU TRAITEMENT.

Nous voudrions, en terminant ce chapitre, donner quelques indications rapides et pratiques sur les trois grands guides qui vont permettre au médecin de diriger et d'orienter son traitement. Ce sont : l'étude des symptômes cliniques, la recherche des signes humoraux et l'épreuve du temps.

1° *Étude des symptômes cliniques.* — Il est évident, et personne ne discute le fait, que la constatation de symptômes cliniques, quels qu'ils soient, doit entraîner l'intervention théra-

(1) RAVAUT, BASCH et LAMBLING, De l'action combinée de la photothérapie et de la chimiothérapie dans la syphilis (*Annales de dermatologie et de syphiligraphie*, n° 8, août 1925).

peutique immédiate ; elle doit être prolongée aussi longtemps que persistent les manifestations. Selon leur siège, leur ancienneté, le degré de leur pénétration dans les tissus, ces lésions seront plus ou moins résistantes au traitement : c'est alors qu'il faudra varier la thérapeutique et l'adapter avec souplesse aux circonstances.

Tout signe clinique dont les rapports avec la syphilis ne font pas de doute doit être immédiatement traité, car il représente l'extériorisation d'une localisation cachée du spirochète. Nous devons lui opposer le mode de traitement le plus actif que nous possédions, mais toutefois en tenant un grand compte de l'état du point lésé et de la résistance du malade; c'est ainsi que chez un sujet en bonne santé, sans tares viscérales, les lésions cutanées osseuses, etc., peuvent être attaquées franchement, vigoureusement, par des cures d'attaque arsenico-bismuthiques ; les lésions des viscères, surtout celles de l'appareil cardio-vasculaire, des reins, du système nerveux, des organes des sens, etc., nécessitent une grande prudence dans le début du traitement. A ce moment, ce n'est pas la lésion syphilitique en elle-même qu'il faut envisager, mais le degré de résistance du parenchyme au sein duquel elle s'est développée ; une attaque trop brutale risque de produire des réactions trop violentes dans les tissus et d'en amener la destruction. S'il s'agit d'un organe de grandes dimensions, dont l'utilité peut être momentanément suspendue sans danger, dont les altérations peuvent ensuite se réparer, le mal n'est pas grand, mais, au contraire, si la lésion porte sur des centres bien limités, ne se reproduisant plus après leur destruction, n'ayant pas d'équivalent susceptible de les suppléer ou de les remplacer, comme certains points des organes des sens, du cœur, du système nerveux, il faut être très prudent et éviter à tout prix, au sein des tissus, des réactions violentes, susceptibles de détruire pour toujours la région infectée par le spirochète. C'est ce qui s'est passé au début du traitement par le 606 : on l'injectait à dose très élevée et ses solutions produisaient de violentes réactions générales et locales ; de nombreux désastres ont été enregistrés à cette époque et n'ont été évités, dans la suite, que par des méthodes plus douces et surtout l'emploi du 914. beaucoup moins choquant pour les humeurs et les tissus.

Par ces quelques considérations, l'on saisit donc l'impossibilité de donner des formules précises, schématiques, et que l'on appliquerait, les yeux fermés, à tout accident venant se révéler à l'observation médicale. Chaque malade est un cas spécial, et c'est au médecin de savoir le scruter puis d'adopter sa thérapeutique aux résultats donnés par des analyses cliniques et biologiques.

Ces précautions prises, le traitement doit être mené aussi longtemps que persiste l'accident constaté, tout en tenant toujours le plus grand compte de la façon dont le malade le supporte. Si l'accident disparaît, la question se posera de savoir si le traitement doit être continué. S'il s'agit d'une syphilis récente, il devra être maintenu pendant un temps plus ou moins long jusqu'au moment où l'on pense avoir obtenu la stérilisation du malade. S'il s'agit d'une syphilis ancienne, permettant de penser que l'accident constaté est la manifestation extérieure d'une lésion limitée parcellaire, la cure sera, par prudence, poursuivie un certain temps après la disparition du trouble morbide ; c'est dans ces conditions que les traitements d'entretien ou de sécurité peuvent être très utiles.

Dans toute circonstance, l'on peut penser qu'il est préférable de prolonger le traitement pour se donner une garantie plus grande ; mais, d'autre part, le médecin doit se rappeler qu'il doit toujours se tenir entre deux écueils : ou faire un traitement trop court et, par conséquent, insuffisant, ou faire un traitement trop intense ou trop prolongé, et risquer de fatiguer ou d'altérer des organes qui n'étaient pas malades auparavant.

Pour apprécier le moment où le traitement a donné tout ce qu'il pouvait rendre, il faut savoir distinguer la lésion active habitée, c'est-à-dire celle qui renferme encore des spirochètes vivants ; et sur laquelle le traitement peut encore agir, de la lésion sclérosée, c'est-à-dire celle qui n'est qu'un reliquat, qui est déshabitée et sur laquelle le traitement, ne pouvant avoir d'action, ne peut que nuire à l'état général du malade. C'est surtout en matière de syphilis viscérale que cette question se pose à chaque instant. C'est une question de tact que nous retrouvons à chaque instant dans l'exercice délicat de l'art médical.

Souvent, cependant, l'étude des signes humoraux peut aider le clinicien, mais leur interprétation demande une grande prudence.

2° *Étude des signes humoraux.* — Nous envisagerons les réactions du sang et celles du liquide céphalo-rachidien.

a. L'étude de la réaction de Bordet-Wassermann du sang, très utile souvent pour le diagnostic de la syphilis, ne saurait être un guide fidèle pour la direction du traitement. En dehors des difficultés et des incertitudes de la technique, qui, même entre les mains d'excellents techniciens, donne souvent, pour un même sérum, des résultats contradictoires, j'estime qu'il est dangereux d'en tirer des conclusions presque mathématiques sur la mesure de l'infection syphilitique. Beaucoup d'auteurs admettent qu'une réaction de Bordet-Wassermann négative indique l'extinction de l'infection et, par suite, l'abandon du traitement ; inversement, la persistance de la réaction serait en rapport avec la persistance de l'infection et nécessiterait la continuation du traitement. Rien n'est plus inexact ; les faits, chaque jour, se chargent de démontrer le contraire. Nous savons qu'au début de la maladie elle peut devenir rapidement négative et que, néanmoins, il faut continuer le traitement ; nous savons que, dans certaines formes de syphilis en pleine activité, elle peut être négative, et cela est d'autant plus vrai que l'infection est plus ancienne : en particulier pour le système nerveux, je crois avoir le premier montré la fréquence de la négativité de la réaction du sang, avant et surtout après traitement, alors que les lésions nerveuses sont encore en pleine activité ; nous savons que, dans la syphilis héréditaire, la réaction du sang est très souvent négative, alors que le traitement vient prouver qu'il s'agissait de lésions actives et parfaitement curables. Cette confiance dans l'infaillibilité de la réaction est tellement ancrée dans certains esprits que j'ai vu des malades chez lesquels des syphiligraphes compétents avaient refusé d'intervenir parce que la réaction était négative, et cependant ils présentaient des manifestations évidentes de syphilis, qui guérirent par le traitement. En revanche, la réaction peut rester indéfiniment positive chez certains malades, sans qu'apparaisse la moindre manifestation, ainsi que j'ai pu le constater chez de vieux syphilitiques, qui, parvenus au terme de leur existence, présentaient une réaction positive sans la moindre manifestation clinique : peut-être qu'un traitement trop actif fait longtemps auparavant eût été plus nuisible pour eux que la persistance de la réaction. Toujours est-il qu'ils ont atteint un âge très avancé sans présenter le moindre accident et avec une réaction néanmoins positive. Enfin, je n'insiste pas sur les erreurs d'interprétations que peuvent provoquer les réactions positives, même passagères, constatées chez des malades qui n'ont pas la syphilis.

S'agit-il, dans ces cas, de réactions passagèrement positives, comme on le constate quelquefois au cours de certaines infectoins, ou bien se trouve-t-on en présence d'une erreur de technique ? Toujours est-il que ces faits ne sont pas sans jeter parfois un grand trouble dans une famille ou chez un sujet qui se croit susceptible d'avoir contracté la syphilis. Il y a quelques jours à peine, je recevais la visite d'un jeune homme et de sa mère, veuve de guerre ; elle avait prévenu son fils des dangers des maladies vénériennes, lui avait parlé de l'accident initial de la chute des cheveux, des cils, etc. Or, en janvier 1925, ce jeune homme avait eu sur la verge trois petites vésicules qui disparurent spontanément en quelques jours ; deux mois après, il arrache à ses paupières quelques cils, et le voilà affolé ; on fait un examen du sang qui est négatif, mais les cils continuent à tomber ; on refait au même laboratoire (Laboratoire de clinique de la Faculté) une seconde réaction, et cette fois elle est positive. Ce jeune homme se croyait syphilitique et allait commencer un traitement de plusieurs années lorsqu'il vint avec sa mère me demander mon avis. L'examen clinique ne m'ayant révélé aucun signe clinique net de syphilis récente et pensant que, chez ce jeune homme, qui aurait contracté la syphilis en décembre 1924, la première réaction faite trois mois après eût dû être positive, je doutai de l'exactitude de la seconde. Pour trancher la difficulté, puisque l'examen du sang constituait la preuve à conviction, je conseillai de le faire à nouveau dans deux laboratoires différents, bien qualifiés, par les méthodes de Bordet-Wassermann et Hacht. Ces épreuves furent faites et furent complètement négatives. Je pus conclure que ce jeune homme n'avait pas la syphilis, malgré une réaction une fois positive. Ces difficultés d'interprétation ne sont pas rares et se présentent à chaque instant en consultation, et il est presque impossible de déterminer la cause de cette discordance entre l'épreuve de laboratoire et l'étude clinique. Dans ces cas douteux, il ne faut pas craindre de multiplier les épreuves, car, au début d'une syphilis non encore traitée, la réaction du sang doit être positive et rester constamment positive pendant longtemps ; c'est cette persistance qui, plus que la réaction elle-même, lui donne son caractère de spécificité, alors qu'au contraire certaines fausses réactions sont passagèrement positives et disparaissent spontanément en quelques jours.

Donc, en matière de diagnostic, lorsqu'il y a discordance entre les anamnestiques, l'étude clinique et, d'autre part, la sérologie, si l'on se base uniquement sur cette dernière pour considérer le malade comme syphilitique, il faut au moins avoir constaté la persistance de la réaction. En revanche, l'on a essayé, en matière thérapeutique, de tirer de l'étude du sang une preuve de la guérison de la syphilis. Ici encore, il faut s'incliner devant les faits, et les exemples ne manquent pas de malades qui, après de longs mois et mieux plusieurs années de réactions négatives, ont présenté dans la suite des accidents ou procréé des enfants entachés de syphilis.

Cette question a fait couler des flots d'encre, et je ne veux pas prolonger cette discussion, mais de nombreux faits nous montrent chaque jour combien il est dangereux de se fier uniquement à l'évolution de la réaction de fixation du sang pour diriger le traitement.

Il n'est pas de méthode permettant, à l'heure actuelle, de mesurer l'intensité de l'infection syphilitique et encore moins d'en assujettir l'évolution à des lois ; pour que la syphilimétrie fût possible, il faudrait au moins que la réaction fût constamment positive chez les syphilitiques présentant des accidents : or l'examen des faits montre qu'elle est souvent négative chez des malades vecteurs de lésions évidentes et encore plus souvent chez des hérédos (83 p. 100 d'après une statistique récente de M. Pinard) que le traitement améliore.

Il ne serait pas plus possible de compter sur les données de la thermométrie avec un instrument indiquant 0°, alors qu'il fait très chaud, que de vouloir faire de la syphilimétrie avec une méthode qui reste muette alors qu'il existe des accidents évidents.

Pour toutes ces raisons, la réaction de Bordet-Wassermann ou d'autres épreuves sérologiques ne doivent jamais être considérées isolément ; elles doivent être étudiées parallèlement aux autres signes et considérées comme un symptôme, un signe d'une très grande valeur, mais qu'il faut savoir rechercher et interpréter.

En ce qui concerne son utilisation dans la direction du traitement, je ne puis que répéter ce que j'ai déjà écrit il y a longtemps (1) :

« Il serait dangereux de lui faire jouer un trop grand rôle dans la direction du traitement.

« Le médecin doit s'efforcer de la rendre négative et de la maintenir telle ; chez les vieux syphilitiques, il est parfois impossible de faire virer la réaction.

« Une réaction négative, même pendant longtemps, ajouterai-je aujourd'hui, ne suffit pas à elle seule pour faire considérer

____

(1) P. Ravaut, Les erreurs d'interprétation de la réaction de Wassermann (*Annales de dermatologie et de syphiligraphie*, n° 5, mai 1914). — P. Ravaut, Que peut-on demander à la réaction de Wassermann ? (*Journal médical français*, janvier 1919).

le malade comme guéri et faire suspendre le traitement. »

b. L'étude du liquide céphalo-rachidien, par la recherche des réactions cytologiques, albumineuses, de fixation de Bordet-Wassermann, du benjoin colloïdal de Guillain, etc., est utile dans la direction du traitement en nous renseignant sur l'état du système nerveux, au cours de la syphilis. Les manifestations nerveuses étant les plus fréquentes et les plus graves, il importe de les dépister dès leur apparition, pendant leur période de latence, avant qu'elles ne se manifestent cliniquement ; c'est dans ces conditions que peut être utile l'examen du liquide rachidien, puisque la constatation d'une réaction équivaut à un symptôme et constitue une indication formelle de traitement, ainsi que je l'ai proposé pour la première fois en 1902.

En effet, nous savons par les examens histologiques d'une part, et d'autre part par l'observation de malades longtemps suivis, que la méningo-vascularite syphilitique, qui engendre ou accompagne la plupart des lésions nerveuses de la syphilis, reste latente et évolue sourdement pendant longtemps, parfois plusieurs années, avant de se révéler par un symptôme clinique. Or, pendant toute cette phase d'évolution latente, l'on peut, par des ponctions lombaires faites systématiquement, retrouver dans le liquide céphalo-rachidien le reflet de ces lésions méningées ; c'est dans ces conditions que la ponction lombaire acquiert toute son importance en mettant au jour des lésions qui évoluent silencieusement et dont le danger est d'autant plus redoutable qu'elles portent sur le système nerveux. Plus tard apparaît le symptôme clinique ; il paraît alors tout nouveau, mais en réalité il ne fait que traduire à l'extérieur la déchéance ou la destruction d'une partie du système nerveux, atteinte cependant depuis longtemps ; à ce moment, le médecin se trouve en présence d'un fait acquis, et la thérapeutique est souvent impuissante. Aussi, en 1914 (1), ai-je proposé de dis-

---

(1) P. RAVAUT, Comment dépister la syphilis nerveuse (*Annales de médecine*, n° 1, janvier 1914). Ce mémoire contient le résumé de toutes mes recherches sur ce sujet depuis 1902. — La période préclinique de la syphilis nerveuse (*Société de neurologie*, 9-10 juillet 1920).

tinguer deux étapes bien distinctes dans l'évolution de la plupart des syphilis nerveuses : la première, ou *période préclinique*, ne se traduit par aucun signe clinique et ne peut être mise au jour que par la ponction lombaire ; elle débute avec les premières lésions méningo-vasculaires déterminées par le spirochète, période d'une durée parfois très longue, pendant laquelle les organes atteints dégénèrent silencieusement, se détruisent et ne manifestent leur souffrance que tardivement, par l'apparition du premier symptôme clinique. C'est alors que commence la *seconde période* ou *clinique* : c'est à ce moment seulement que la seule étude clinique autorise le diagnostic de syphilis nerveuse ; il est souvent trop tard pour agir utilement.

Malheureusement la ponction lombaire ne peut pas être pratiquée à tout propos, car, bien que ne comportant aucun danger, elle peut gêner les malades par les maux de tête qu'elle occasionne quelquefois, ce qui les oblige à garder le lit plusieurs jours. Aussi, m'appuyant sur une statistique portant sur 1 000 malades, j'ai pu constater (1) que, pour en obtenir le maximum de renseignements, il fallait la pratiquer au cours de la quatrième et de la dixième année : c'est à ces deux périodes ou entre chacune d'elles que l'on aura le plus de chances de dépister la phase latente de la méningo-vascularite et de devancer ainsi l'éclosion des symptômes cliniques.

Si l'observation nous a montré la nécessité de pratiquer cette première ponction entre la troisième et la quatrième année, on ne peut lui reprocher d'être trop tardive, puisque, conseillant de traiter intensivement le malade pendant les trois premières années, une ponction plus précoce, fût-elle positive, ne saurait que confirmer la nécessité du traitement. Cette règle d'ailleurs, n'empêchera jamais le clinicien d'examiner le liquide rachidien de son malade chaque fois qu'il le jugera nécessaire, et pour éviter toute hésitation chaque fois qu'après un traitement curatif il croira opportun de le cesser. Il sera prudent, à ce moment, de s'assurer par la ponction lombaire de l'intégrité

(1) P. RAVAUT, Quand doit-on analyser le liquide céphalo-rachidien d'un syphilitique ? (*Presse médicale*, n° 57, 8 octobre 1919).

du liquide rachidien. De même, chaque fois qu'un syphilitique voudra demander un examen clinique complet, l'étude du liquide céphalo-rachidien s'imposera.

Ainsi comprise, la ponction lombaire devient un guide important dans le traitement de la syphilis, car, est-elle positive, elle nous permet de mettre au jour un symptôme important de syphilis nerveuse, d'en suivre l'évolution et de nous indiquer de prolonger le traitement aussi longtemps que persisteront les réactions.

C'est la conclusion pratique, que, dès 1903 (1), je tirais de mes premières recherches sur le liquide céphalo-rachidien des syphilitiques ; dès cette époque, j'avais montré l'existence des réactions précliniques et dégagé les indications thérapeutiques que l'on pouvait en tirer ; depuis, dans chacun des nombreux mémoires que j'ai consacrés à cette question, j'ai toujours insisté sur ces points capitaux. L'avenir n'a fait que confirmer ces faits, et nombreux sont ceux qui aujourd'hui partagent cette opinion.

(1) P. RAVAUT, Étude du liquide céphalo-rachidien chez les syphilitiques (*Annales de dermatologie et de syphiligraphie*, n° 1, janvier 1903). — Le liquide céphalo-rachidien des syphilitiques en période secondaire (*Annales de dermatologie et de syphiligraphie*, n° 7, juillet 1903).
Dans le premier mémoire, j'écrivais, page 14 : « Nous pensons que, chez les syphilitiques présentant un symptôme nerveux et même peut-être *systématiquement avant toute manifestation de cet ordre, il faut pratiquer l'examen cytologique du liquide céphalo-rachidien* : ainsi pourra-t-on déceler d'une façon précoce l'existence de lésions dont *les manifestations cliniques n'existent pas encore*. De plus, à un point de vue encore plus pratique, la constatation d'éléments cellulaires dans le liquide céphalo-rachidien d'un syphilitique *doit être suivie immédiatement d'un traitement énergique*, dont l'efficacité a pu être constatée à plusieurs reprises par la diminution de l'intensité de la réaction méningée et l'atténuation parallèle des accidents. »
Dans le second mémoire, j'écrivais : « D'ailleurs, il ne faut pas s'étonner que ces troubles du côté du système nerveux ne se manifestent pas cliniquement : car ou bien ils disparaissent et seule la ponction lombaire a permis de les surprendre, ou bien ils peuvent rester à l'état latent et ne se révéler par un symptôme quelconque qu'après un temps plus ou moins long pendant lequel les lésions vont s'organiser. » Et plus loin : « En second lieu, au point de vue pratique, nous devons considérer ces réactions nerveuses (celles du liquide rachidien) comme un nouveau symptôme d'une syphilis en pleine activité exigeant par cela même un traitement énergique. »

Comme tous les signes biologiques, la ponction lombaire n'a de signification que lorsqu'elle est positive. Lorsqu'elle est négative, elle ne permet pas d'affirmer à coup sûr l'absence de toute lésion nerveuse, car il se peut qu'une lésion profonde, une artérite limitée, une gomme profonde, etc., n'intéressent pas les méninges ; mais ces cas sont relativement très rares et ne sauraient en rien diminuer la valeur de la ponction lombaire dans le diagnostic précoce de la syphilis nerveuse et dans la direction du traitement.

En résumé, si l'examen du sang ne peut servir de guide fidèle dans le traitement de la syphilis, mais peut donner des renseignements qui doivent être interprétés avec rigueur; si l'examen du liquide rachidien permet de mettre au jour des lésions latentes qui doivent être traitées dès leur apparition, ces deux méthodes d'examen représentent de véritables coups de sonde que nous donnons au sein des humeurs des syphilitiques ; c'est à ce titre qu'elles peuvent nous renseigner sur l'état humoral de nos malades et compléter les éléments nécessaires pour le diagnostic, le pronostic et la direction de la thérapeutique.

3° *L'épreuve du temps.* — Malgré leur importance, ces procédés d'étude ne sont pas toujours suffisants pour diriger le traitement : l'examen clinique peut ne révéler aucune manifestation de syphilis, ni en faire redouter l'apparition; l'étude des signes humoraux peut être négative, et souvent, malgré ces apparences favorables, le traitement doit être continué. C'est qu'en effet, pour obtenir la sécurité pour un malade, il faut qu'il soit resté assez longtemps sans accidents, que le traitement ait été assez longtemps prolongé ; seule, *l'épreuve du temps* peut fournir ces garanties. Nous avons fixé au moins trois ans de traitement actif pour un malade récemment contaminé ; il en faut souvent beaucoup plus en présence d'accidents anciens et résistants : sur ce terrain il n'y a pas de limites, il n'y a que des cas d'espèce.

Si nous adoptons des limites dans la durée et la persistance des traitements, c'est beaucoup plus l'observation et l'expérience cliniques qui nous en démontrent la nécessité que tout autre procédé. Pour ne prendre qu'un exemple, considérons ce qui se passe au début même de la syphilis. Si nous voyons un malade atteint de chancre avant que la réaction ne soit positive, nous savons maintenant, par expérience, qu'il faut le traiter au moins un an, et ce n'est pas la réaction du sang qui nous a assigné cette limite, puisque, grâce au traitement, elle ne sera jamais positive. De même, chez un syphilitique traité en pleine période secondaire, la réaction, comme tous les autres symptômes, disparaît au bout de quelques semaines, et c'est encore l'expérience qui nous a montré que, malgré la négativité de tous ces symptômes, le traitement devait être poursuivi systématiquement pendant au moins trois années.

De même, enfin, et comme contre-partie, nous constatons souvent chez de vieux syphilitiques des réactions positives en dehors de tout symptôme, et souvent nous nous demandons lequel des deux est le plus préjudiciable au malade ou de conserver toute sa vie une réaction positive, ce qui souvent ne le gênera pas et ne l'empêchera pas de mourir très âgé, ou d'instituer un traitement susceptible de le fatiguer, d'abréger même son existence, sans modifier en rien le caractère de la réaction.

Dans toutes ces conditions, la conduite à tenir varie avec chaque malade; c'est par l'observation, l'expérience clinique prolongée et, en un mot, par l'épreuve du temps, que le médecin acquerra le jugement nécessaire pour savoir prendre une décision.

Aussi, en terminant ce chapitre, nous ne saurions mieux faire que de répéter cette phrase du professeur Jeanselme : il n'est pas suspect de parti pris, car il manifesta souvent sa confiance dans l'examen du sang : « C'est avant tout l'examen clinique qui sert de guide au praticien. J'estime qu'un examen de laboratoire qui se substitue à un examen clinique qui s'impose est un non-sens et constitue un véritable abus. Il faut lutter contre l'emploi injustifié du laboratoire, qui finirait par discréditer aux yeux du public les certitudes que nous donne l'examen clinique consciencieux. Il est encore nuisible de laisser au malade l'illusion qu'un examen de laboratoire favorable justifie l'arrêt du traitement : nous savons trop combien cette pratique a produit de désastres. De parti pris, un syphilitique doit être longtemps et méthodiquement traité. »

CHAPITRE IV

INCIDENTS ET ACCIDENTS AU COURS DU TRAITEMENT. — LEURS CAUSES. — LES MOYENS D'Y REMÉDIER.

Nous passerons rapidement en revue, dans ce chapitre, les principaux incidents et accidents pouvant survenir au cours du traitement ; nous insisterons plus spécialement sur la pathogénie de quelques-uns d'entre eux, car il faut bien la comprendre pour savoir dans la suite diriger sa thérapeutique. L'interprétation de beaucoup d'entre eux fait actuellement l'objet de discussions multiples ; nous signalerons rapidement les diverses opinions.

Dans ce chapitre, nous avons insisté sur certains points, non pas dans le but d'exposer des théories, mais pour montrer que la connaissance de ces faits mène à des déductions pratiques utiles à connaître.

A. — MERCURE.

Je n'insisterai pas sur les accidents d'intolérance mercurielle qui peuvent être évités si l'on a soin de bien examiner son malade avant et pendant le traitement.

Le plus fréquent de tous est la *stomatite mercurielle*. Pour l'éviter, il ne faut pas injecter de sels insolubles à un malade dont la bouche est en mauvais état ; dans ce cas, il faut faire nettoyer les dents, enlever les chicots, faire disparaître les anfractuosités qui entretiennent l'infection. Au cours du traitement, il faut maintenir le bon état de la bouche par des lavages à l'eau oxygénée diluée, par des cautérisations des gencives à la teinture d'iode. Enfin il faut prévenir le malade de la possibilité de ces accidents pour qu'il signale au médecin la moindre sensibilité survenant dans les gencives ou les dents, pour qu'il remarque l'excès de salivation, etc.

A la moindre alerte, il faut suspendre le mercure ; cette interruption peut être de quelques jours avec les sels solubles ; elle sera beaucoup plus longue avec les sels insolubles. Ainsi que nous l'avons déjà fait remarquer, les sels arsenicaux, employés en même temps que le mercure en favorisent la tolérance, car les lésions dentaires sont presque toujours infectées par le fuso-spirille ; en effet, au cours du traitement mixte arsenico-mercuriel, les stomatites sont beaucoup moins fréquentes qu'au cours du traitement purement mercuriel.

Du côté du tube digestif, l'on peut observer, à la suite d'injections de cyanure de mercure, des colites parfois sanglantes survenant quelques heures après l'injection ; cet accident disparaît aussi rapidement qu'il apparaît, mais, par ses répétitions, peut contre-indiquer l'emploi de ce médicament. Il est cependant possible d'augmenter sa tolérance en commençant par de petites doses de un quart ou un demi-centigramme ou en faisant précéder l'injection de l'absorption d'opium sous forme d'élixir parégorique ou de laudanum. L'administration du mercure par voie buccale détermine quelquefois des douleurs gastriques, des coliques sèches qui semblent cependant moins fréquentes s'il est ingéré sous forme de cachets.

Du côté du rein, le mercure peut provoquer de l'albuminurie ; c'est un fait bien connu, aussi est-il de règle d'examiner fréquemment les urines au cours du traitement mercuriel. Cet accident est plus fréquent avec les sels insolubles; mais, si l'on sait dépister à temps l'apparition de l'albumine, il est possible, en suspendant aussitôt le traitement, d'éviter tout accident grave.

Du côté de la peau, on peut observer des érythèmes de type varié. Ils sont surtout fréquents au cours du traitement par les frictions mercurielles, mais semblent de plus en plus rares, au fur et à mesure que l'on manie mieux le traitement par injections. Cependant, chez certains malades, prédisposés, semble-t-il, peuvent apparaître, au cours d'un traitement, des érythèmes de types variés allant de l'érythème rubéoliforme aux érythèmes scarlatineux et même à l'érythrodermie exfoliante grave. Contre ces accidents, l'hyposulfite de soude par voie buccale à la dose quotidienne de 5 à 8 grammes, ou mieux en injections intra-veineuses (8 à 10 centimètres cubes par jour d'une solution à 20 p. 100), nous a donné de bons résultats.

Enfin, parmi les *accidents généraux* que peut déterminer le mercure, je signalerai celui que l'on a décrit sous le nom de grippe mercurielle. Il se voit surtout au cours du traitement par les sels insolubles ; il est caractérisé par l'apparition brusque, vingt-quatre à quarante-huit heures après l'injection, de dyspnée, de point de côté, de fièvre ; à l'auscultation, l'on ne trouve rien. Ces troubles durent trois à quatre jours, puis tout rentre dans l'ordre. S'agit-il d'accidents toxiques ou de petites embolies pulmonaires ? Nous ne saurions le dire ; en tout cas, ils sont heureusement extrêmement rares.

Le mercure peut, en outre, déterminer des intoxications générales très graves, parfois mortelles, soit par stomatite, soit par des altérations viscérales multiples ; ils peuvent être le résultat de fautes dans l'appréciation des doses ou de l'état de tolérance du malade. Ils sont heureusement exceptionnels et se voient de moins en moins souvent.

B. — IODE.

Je n'insiste pas sur les inconvénients bien connus de l'iode ou ses dérivés : le coryza, l'acné, la grippe iodique, les troubles gastro-intestinaux ne sont pas graves et ne se compliquent guère. Quelquefois, chez des malades spécialement prédisposés, peuvent se voir des éruptions bulleuses, de l'œdème des voies respiratoires. L'on a préconisé l'adjonction de benzoate de soude aux solutions d'iodure de potassium pour éviter ces petits accidents.

Cependant certains malades tolèrent très mal les iodures et paraissent sensibilisés aux médicaments contenant de l'iode ; on pourra essayer, dans ce cas, les méthodes de désensibilisation.

Rappelons enfin que les solutions iodo-iodurées dont nous avons conseillé l'usage sont souvent mieux tolérées et plus actives que les solutions d'iodure de potassium.

C. — ARSENIC (1).

Les accidents du traitement arsenical sont de moins en moins fréquents depuis qu'à l'ancien 606 on substitue surtout les novarsénobenzènes du type 914, depuis que l'on sait mieux le fabriquer, depuis que l'emploi de solutions moins diluées a fait disparaître toutes les réactions attribuées jusqu'alors à l'eau des solutions ou au sel marin nécessaire pour les rendre isotoniques ; de plus, les réactions dues à l'eau de la solution étant supprimées, il est plus facile de reconnaître la cause de celles qui se manifestent, ce qui n'est pas l'un des moindres avantages de la technique des injections concentrées.

Pour se rendre compte de la fréquence des accidents, il ne faut pas les considérer d'une façon absolue, mais proportionnellement au nombre considérable des injections qui sont pratiquées chaque jour, et, pour prendre un exemple, si nous n'envisageons que les cas mortels, nous voyons leur nombre diminuer progressivement. D'après une statistique de Leredde et Jamin, nous voyons :

En 1910, un cas de mort pour 3 000 injections.
En 1911,   —   —   8 700   —
En 1912,   —   —   18 000   —
En 1913,   —   —   54 000   —

(1) Nous insisterons assez longuement sur les accidents déterminés par les sels arsenicaux, car il est important de les bien connaître, puisque nous les retrouverons à propos du traitement du paludisme et de l'amibiase.

Au cours d'une enquête (1) que je fus chargé de faire en 1916 sur les injections arsenicales dans les formations sanitaires, j'ai pu constater qu'en 1914 et en 1915 il avait été fait 94 762 injections sans que l'on ait signalé de décès, et cependant les opérateurs étaient loin d'être tous des spécialistes.

Depuis 1913, tant en ville qu'à l'hôpital, j'emploie la technique des injections concentrées (8 à 10 centimètres cubes d'eau pour toutes les doses), je pratique le traitement mixte arsenico-mercuriel ou bismuthique et, sur plusieurs centaines de mille d'injections faites depuis 1919, je ne connais qu'un cas de mort (2) dû à un ictère grave arsenical : il aurait pu être évité si l'on n'avait pas eu le tort de prendre pour une hépato-récidive ce qui n'était qu'un banal accident toxique.

Ces incidents et accidents sont de plusieurs ordres ; pour les étudier, nous les classerons d'après ce que nous pensons être, à l'heure actuelle, leur pathogénie. Nous sommes sûrs d'aller ainsi au devant de la critique, mais peut-être aussi est-ce la façon la plus pratique de les représenter et d'intéresser davantage le lecteur.

Il nous semble qu'ils peuvent être dus soit à des accidents de technique, soit à des phénomènes réactionnels attribuables à la syphilis, soit à des troubles humoraux, soit à des phénomènes toxiques.

I. — Accidents de technique.

Ils peuvent être *locaux* et provoqués par une faute de technique dans la piqûre. soit que l'injection ait été en partie poussée dans le tissu cellulaire, soit que la veine ait été transfixée ; il en résulte une douleur immédiate qui doit faire arrêter l'injection. Si, malgré ces avertissements, l'on continue l'opération, il se produit très rapidement de l'œdème, de la rougeur et, dans la suite, peuvent apparaître soit une escarre, soit un véritable

(1) P. RAVAUT, Enquête sur les injections intraveineuses de sels arsenicaux (*Archives de médecine et pharmacie militaires*, novembre 1916).

(2) P. RAVAUT, *Société française de dermatologie*, 27 janvier 1921.

phlegmon aseptique. Il est facile d'éviter cet accident en s'assurant que l'aiguille est bien engagée dans la veine, ce qui se constate facilement au reflux du sang dans la seringue. Quelquefois un peu de sang peut s'échapper par l'orifice de la piqûre dans le tissu cellulaire et provoquer une petite ecchymose locale, qui n'a que l'inconvénient de rester visible quelques jours. Pour éviter ces deux incidents, il faut se servir d'une aiguille, piquant parfaitement, assez grosse pour que le sang reflue facilement et assez fine pour ne pas traumatiser la veine. Enfin, si l'on utilise des aiguilles en platine, il faut s'assurer qu'elles ne présentent pas de fuite latérale, par défaut de soudure.

Des fautes de technique peuvent produire des *accidents généraux* comparables aux phénomènes de choc que nous étudierons plus loin. C'est ainsi que, si la préparation de la solution est faite trop lentement, ou longtemps d'avance, le médicament s'oxyde au contact de l'air très rapidement, et sa toxicité augmente considérablement dans une proportion qui a été étudiée ; il en résulte des réactions parfois très vives. Pour les éviter, il suffit de préparer la solution pour chaque malade, au moment même de l'injection, ce qui est très facile avec la technique des injections concentrées, car la dissolution se fait dans le flacon contenant le médicament. Inversement, une injection poussée trop rapidement peut produire de l'angoisse, de l'accélération du pouls et même des phénomènes congestifs. Comme toutes les injections intraveineuses, il est prudent de les pousser lentement, surtout au début ; avec une seringue contenant à 8 à 10 centimètres cubes de liquide, il est possible de pratiquer l'injection aussi lentement qu'on le désire. Chez les sujets qui sont sensibles, il est préférable de prendre au moins cinq minutes par injection, surtout si la dose est élevée.

II. — Phénomènes réactionnels dus à la syphilis.

Lorsque des médicaments actifs comme le mercure et surtout les sels arsenicaux arrivent au contact des lésions syphilitiques, il se produit des réactions générales et locales qu'il est important de connaître pour savoir les attribuer à leur vraie cause et surtout pour les éviter.

a. Comme *réactions générales,* nous étudierons surtout la fièvre et la réaction de Herxheimer.

La *fièvre* consécutive aux injections arsenicales ne se voit que dans certaines conditions, qui toutes comportent une signification (1). Les réactions de la première injection ou des suivantes peuvent être dues à l'action du médicament sur les colonies parasitaires ; elles peuvent être évitées, si l'on fait précéder la première injection de quelques piqûres mercurielles ou bismuthiques. Les réactions fébriles survenant au cours du traitement indiquent une intolérance viscérale et, presque toujours, surtout si elles s'accompagnent de vomissements, d'une céphalée persistante, d'amaigrissement, c'est le système nerveux, qui est en cause. ainsi que j'ai pu le prouver par l'examen du liquide céphalo-rachidien. Il faut alors diminuer les doses et ne les augmenter dans la suite que si la fièvre ne se reproduit plus. Les réactions fébriles, chez les malades traités par les injections concentrées de novarsénobenzol, sont assez régulières pour qu'il me semble possible de paraphraser une loi célèbre et de dire : *Chez un syphilitique récent présentant des lésions actives évidentes ou latentes, qui n'a pas été récemment traité, l'apparition d'une réaction fébrile après la première injection à doses suffisantes est la règle ; l'absence de réaction fébrile est l'exception. Au contraire, après les injections suivantes, l'absence de fièvre est la règle, l'existence de fièvre l'exception.*

La *réaction de Herxheimer* se traduit par une poussée congestive qui se fait au niveau des lésions envahies par le spirochète. Elle peut durer de quelques heures à quelques jours. Comme elle se manifeste surtout lorsque la syphilis est généralisée et qu'elle présente beaucoup d'analogie avec la fièvre, nous la classons parmi les réactions générales, mais cela n'empêche pas qu'elle puisse aussi se manifester sous l'aspect d'une réaction locale.

(1) P. RAVAUT et SCHEIKEVITCH, Étude sur un nouveau procédé d'injection du néosalvarsan en solutions concentrées. Technique et réactions (*Annales de dermatologie et de syphiligraphie,* n° 4, avril 1913).

Elle est d'autant plus intense que la lésion est plus étendue et le traitement plus brutal ; selon la fragilité et l'importance des tissus sur lesquels elle porte, ses manifestations sont très variées. Au niveau de la peau, c'est de la rougeur, de l'érythème, de la congestion, du suintement des lésions existant déjà ; au niveau du rein, du foie, ce peuvent être des poussées passagères d'ictère ou d'albuminurie ; au niveau du cerveau, ces réactions peuvent être très graves : elles déterminent de la céphalée, des vertiges, même la perte de connaissance, et certains auteurs (Leredde) leur attribuent les accidents quelquefois mortels d'encéphalite ou d'apoplexie séreuse. qui heureusement sont de plus en plus rares.

Souvent j'ai constaté des modifications du liquide céphalo-rachidien sur lesquelles j'ai déjà insisté.

Les opinions sur les causes de la fièvre et de la réaction de Herxheimer sont très partagées : les uns les attribuent à la destruction massive des spirochètes par le médicament, d'autres veulent y voir des réactions de choc local comparables à ceux que nous allons étudier. Je pense qu'il est possible qu'il s'agisse de réactions chimiques qui se passent entre le médicament et les tissus irrités. Quelle que soit la pathogénie, ce qu'il est important de savoir, c'est que l'on peut les éviter en commençant le traitement par des doses faibles incapables de provoquer des réactions ou en faisant précéder la première injection arsenicale de quelques injections mercurielles de sels solubles ; dans la suite, il ne faut pas mener brutalement le traitement et le ralentir à la moindre alerte.

b. Les *réactions locales* dans le traitement de la syphilis par les sels arsenicaux sont très spéciales et méritent d'être étudiées très sérieusement : la plus fréquente est la *neuro-récidive*, qui nous servira de type. Dans le même cadre viennent se ranger différents troubles portant sur d'autres viscères ou d'autres tissus et pour lesquels les mêmes considérations sont applicables.

On appelle *neuro-récidives* des lésions portant surtout sur

les nerfs craniens pouvant aller jusqu'à la paralysie, ou bien
des phénomènes limités de méningite, survenant insidieusement quelques semaines ou quelques mois après un traitement par les injections arsenicales. Ces accidents furent assez
fréquents lors de l'emploi de l'ancien 606 et sont maintenant
relativement très rares. J'ai montré (1) qu'ils ne se voyaient
que chez les malades dont le système nerveux était antérieurement touché et dont le traitement avait été mal conduit. En
effet, le plus souvent, ces neuro-récidives se voient chez des
syphilitiques secondaires, n'ayant reçu que quelques injections
arsenicales, dont l'on n'a surveillé ni le système nerveux ni
les réactions déterminées par les injections, et surtout dont le
traitement a été trop longtemps suspendu. La guérison n'est le
plus souvent obtenue que par la reprise des injections, mais
délicatement conduites, à doses lentement croissantes.

Dans plusieurs travaux (2), j'ai essayé d'en ébaucher la pathogénie, et voici comment aujourd'hui me parait se présenter
cette importante question.

Dès la période secondaire, le spirochète atteint presque tous
les organes et plus particulièrement le système nerveux, dans
une proportion de 80 p. 100, ainsi que je l'ai montré pour la première fois en 1903. Ces chiffres qui, à ce moment, surprirent
quelques sceptiques, furent vérifiés dans la suite, et maintenant
certains auteurs admettent même la constance des atteintes
cérébro-méningées dès les premiers stades de la syphilis. Ces
localisations déterminent des altérations portant en grande partie
sur les vaisseaux ; leur importance est d'autant plus grande
que, dans les méninges, la circulation capillaire est très fine.
Or, si un traitement trop brutal détermine une réaction au
niveau de ces lésions, il en résulte des troubles circulatoires
pouvant aller jusqu'à l'oblitération des vaisseaux : d'où dimi-

(1) P. RAVAUT, Les réactions nerveuses tardives observées chez certains
syphilitiques traités par le salvarsan et la méningo-vascularite syphilitique
(*Presse médicale*, n° 18, 2 mars 1912).
(2) P. RAVAUT, Récidives et réinfections après traitement de la syphilis
récente par le salvarsan (*Presse médicale*, n° 75, 13 septembre 1913).

nution ou même suppression de l'apport médicamenteux au sein de ces colonies parasitaires. Elles resteront vivantes, alors que celles qui sont facilement atteintes par le médicament seront détruites. Si, surtout, l'on abandonne à ce moment toute thérapeutique, les parasites ainsi isolés vont continuer à évoluer encore plus facilement et produire, quelque temps après, le trouble nerveux que l'on désigne sous le terme de neurorécidive ; ce sont des lésions en pleine activité, car les ponctions lombaires m'ont toujours révélé de fortes réactions méningées.

Dans le même ordre d'idées, certains *accidents chancriformes simulant des réinfections* me paraissent se produire par le même mécanisme (1) : ils ont été constatés également chez des malades n'ayant reçu que quelques injections arsenicales, puis dont le traitement a été abandonné. Les uns et les autres eurent leur maximum de fréquence au moment où l'on employait le 606, puis diminuèrent parallèlement et sont maintenant très rares avec le 914. Ils ne se voient que chez les malades récemment infectés ; c'est encore là une des conditions de leur production. En tout cas, si les réinfections étaient aussi fréquentes que certains veulent le croire, il serait vraiment extraordinaire qu'elles ne se vissent que chez des malades traités par les sels arsenicaux et *récemment infectés*. Sans nier la possibilité de la réinfection, je la crois très rare ; d'ailleurs, au fur et à mesure que la technique du traitement se perfectionne, il est remarquable de voir diminuer parallèlement le nombre des neurorécidives et des réinfections, alors qu'au contraire ces dernières devraient être de plus en plus fréquentes, puisque les malades sont mieux traités.

Si maintenant l'on veut essayer d'approfondir le mécanisme suivant lequel se fait l'isolement plus ou moins complet de la

(1) P. RAVAUT, Syphilide ulcéreuse chancriforme du gland et du prépuce pouvant être prise pour une réinfection chez un syphilitique traité antérieurement par le 606 (*Société médicale des hôpitaux*, 1ᵉʳ mars 1912) ; Récidive *in situ* d'un chancre syphilitique sous forme de syphilide chancriforme vingt jours après la fin d'un traitement par le salvarsan et le mercure. Confusion possible avec une réinfection (*Annales de dermatologie*, nᵒ 12, décembre 1912).

colonie, il nous faut envisager deux hypothèses : ou bien un traitement trop brutal provoque, au niveau d'un fin vaisseau déjà irrité, une réaction inflammatoire qui en diminue la circulation ; ou bien il faut invoquer un processus purement mécanique et faire jouer un rôle aux précipités qui se forment dans le sang à la suite de certaines injections arsenicales. Déjà, dans trois mémoires publiés en 1913, j'avais indiqué l'intérêt qu'il y avait à éviter les précipités qui peuvent ainsi obstruer des capillaires déjà lésés. Des travaux très précis de Fleig (1) avaient montré que l'ancien 606, dont les solutions étaient si facilement précipitables par défaut d'alcalinisation, déterminaient chez le lapin, par ce mécanisme, des phénomènes rappelant les crises nitritoïdes et l'encéphalite aiguë ; en effet, ces accidents étaient surtout fréquents avec l'ancien 606, et Émery, Milian avaient bien vu qu'ils étaient en rapport avec un défaut d'alcalinisation, car les solutions acides forment dans le sang des précipités. Avec l'apparition du néosalvarsan, les erreurs d'alcalinisation furent supprimées et les accidents diminuèrent également, mais se virent cependant chez quelques malades spécialement prédisposés. D'après M. Danysz (2), l'excès de phosphates dans le sang de certains individus provoque une précipitation dans l'économie des solutions de novarsénobenzol. On conçoit ainsi que le précipité puisse bloquer la circulation dans de fins vaisseaux, surtout si le calibre en est déjà diminué par des lésions antérieures.

A côté du rôle nocif des précipités auquel l'on fait jouer actuellement un rôle de plus en plus grand en pathologie, je me demande si des réactions chimiques locales n'entrent pas également en jeu. En particulier, ainsi que je l'ai déjà supposé (3), il se pourrait que des actes d'oxydation intervinssent, car on sait qu'au niveau des foyers inflammatoires

(1) Fleig, La toxicité du Salvarsan, 1914.
(2) Danysz, Les propriétés physico-chimiques des produits du groupe des arsénobenzènes. Leurs transformations dans l'organisme (*Annales de l'Institut Pasteur*, mars 1917).
(3) P. Ravaut, L'importance des traitements internes en dermatologie (*Presse médicale*, n° 8, 28 janvier 1920).

les ferments oxydants sont abondants et susceptibles, par ce fait même, d'oxyder *in situ* le médicament ; de ce conflit pourraient naître des réactions susceptibles d'altérer et même d'oblitérer de petits vaisseaux capillaires.

Si nous avons insisté sur ces faits, c'est parce qu'ils ont une très grosse importance dans le traitement initial de la syphilis par les sels arsenicaux et qu'ils en représentent le point le plus délicat ; c'est aussi, même si leur pathogénie n'est pas complètement éclaircie, parce qu'ils nous fournissent des indications pratiques sur la direction du traitement et les moyens d'éviter ces accidents. Il faut surtout se rappeler que le système nerveux des syphilitiques en période secondaire représente un point de moindre résistance ; il ne faut pas le brutaliser par un traitement initial trop violent ; il faut en noter avec soin les réactions sous l'influence de la répétition des injections ; il ne faut pas non plus, par l'abandon trop rapide du traitement, laisser à son niveau des colonies parasitaires encore vivaces et susceptibles de se réveiller tout à coup. Il faut le surveiller avec soin, et la ponction lombaire nous donne des renseignements très précieux sur l'existence et l'évolution de ces foyers méningo-vasculaires. Ces faits nous montrent clairement pour quelles raisons un traitement insuffisant peut être quelquefois plus nuisible qu'utile.

D'ailleurs, grâce aux progrès de la fabrication du médicament, de la technique des injections, de la conduite du traitement, ces accidents ont considérablement diminué de nombre, et la connaissance de leur pathogénie nous fournit en même temps le moyen de les éviter et de les traiter s'ils se produisaient.

En revanche, si ces accidents nerveux sont plus rares, il en est d'autres que certains voudraient toujours voir relever de cette même pathogénie. Ce sont ceux que l'on a désignés sous le nom d'*hépato-récidives*. Comme les précédents, ils apparaissent plusieurs semaines après la cessation du traitement ; ils se manifestent par des troubles gastro-intestinaux, des signes d'hépatite et l'apparition d'un ictère plus ou moins intense ayant les caractères d'un ictère infectieux. Ils durent de quelques jours à quelques semaines et ne sont en général pas très graves ; ils peuvent disparaître spontanément. La pathogénie de ces accidents a été très discutée : les uns admettent que tous les ictères ou les hépatites apparaissant au cours du traitement arseni cal sont des hépatites syphilitiques ; les autres, au contraire, qu'il ne s'agit que d'hépatites toxiques. M. Milian, qui soutient vigoureusement l'origine syphilitique de ces ictères, écrivait (1) : « Lorsqu'un ictère survient plusieurs semaines après l'arsénobenzol sans autre symptôme que les signes d'un ictère par rétention, sans fièvre ou avec fièvre modérée (38° ou 38°,2), avec modifications variables du volume du foie ou de la rate, il s'agit toujours de syphilis hépatique. Le traitement de choix consiste dans l'administration nouvelle de l'arsénobenzol. » J'estime qu'en pareille matière une opinion aussi absolue peut être dangereuse par ses conséquences, et je crois qu'il faut être éclectique : il est certain que quelques-uns de ces ictères sont d'origine syphilitique, mais que le plus grand nombre sont d'origine toxique. Il y a des hépato-récidives comme il y a des neuro-récidives. Si ces ictères étaient toujours syphilitiques, il serait bien étonnant de les voir apparaître en série et constater leur fréquence à certaines périodes, car jamais l'on ne vit autant d'ictères après le traitement arsenical que dans ces dernières années, alors qu'au contraire celui des neuro-récidives diminue constamment. Ne pouvant insister sur toutes les discussions auxquelles a donné lieu cette question, nous essaierons d'indiquer la règle de conduite qui nous semble la plus prudente. S'il est prouvé qu'il s'agit d'un ictère syphilitique comme ceux que l'on peut voir au début de la syphilis, ou chez un malade dont le traitement est suspendu depuis longtemps, dont la réaction de Bordet-Wassermann est positive, l'on peut appliquer le traitement arsenico-bismuthique ; mais, s'il s'agit d'ictère survenant au cours ou quelques semaines après un traitement arsenical, je crois qu'il faut être très prudent, car, s'il existe des

(1) Milian, *Paris médical*, n° 2, 8 janvier 1921.

cas d'hépato-récidives, il en est d'autres dont la nature toxique ne fait pas de doute et pour lesquels la reprise du traitement arsenical est dangereuse et même mortelle. M. Lacapère (1) et moi-même (2) en avons publié plusieurs cas. M. Émery (3) a schématisé la question en écrivant : « Au cours du traitement de la syphilis par les arsénobenzènes et surtout le néo, l'ictère par nocivité médicamenteuse est la règle et l'ictère par hépato-récidive l'exception. » Aussi conseillons-nous de commencer le traitement de ces cas douteux par le bismuth ou le mercure et de ne donner de l'arsenic que plus tard, si l'on est sûr qu'il ne s'agit pas d'un accident toxique.

D'autres organes ou d'autres tissus peuvent être le point de départ de récidives survenant quelque temps après un traitement arsenical ; elles relèvent de la même pathogénie que les neuro-récidives, mais, là encore, il faut être prudent dans leur interprétation et savoir distinguer la récidive syphilitique de l'accident toxique.

III. — Phénomènes dus à des troubles humoraux.

Dès le début de la médication par les arsénobenzènes, en février et novembre 1911, j'ai signalé l'apparition brusque d'accidents spéciaux (phénomènes congestifs, phénomènes nerveux, érythèmes, urticaire, etc.), que, dès cette époque, je n'ai pas hésité à rattacher au choc humoral et à les opposer aux accidents d'ordre toxique. En effet, dans une première observation publiée avec M. Weissenbach (4), je relatais l'histoire d'un malade chez lequel une injection intraveineuse de 606 détermina des « accidents graves caractérisés par de l'asthénie

(1) Lacapère, Le traitement de la syphilis par les composés arsenicaux, 1 vol., Masson, édit., Paris, 1920, p. 109.
(2) P. Ravaut, *Soc. de dermatologie* 27 janvier 1921.
(3) Émery, Le traitement actuel de la syphilis, 1 vol., Baillière, édit., Paris, 1921, p. 102.
(4) P. Ravaut et Weissenbach, Phénomènes d'intolérance rappelant le choc anaphylactique observés chez un malade ayant reçu quatre injections d'arsénobenzol (*Gazette des hôpitaux*, nº 18, 14 février 1911).

intense, de la congestion de la face et des conjonctives, de la dyspnée, une sensation très pénible d'angoisse et de défaillance cardiaque, de l'accélération du pouls, phénomènes qui, à l'exception des vomissements et des douleurs intestinales, disparaissent rapidement ». Un peu plus loin, nous ajoutions : « Il ne s'agit ni de défaut de technique, ni de phénomènes toxiques, car, si le début des phénomènes d'intoxication peut être rapide, l'évolution en est au contraire plus lente, plus prolongée, et ne disparaît pas en quelques heures, sans laisser de traces, comme nous l'avons observé chez notre malade. » Nous comparions ces manifestations à celles du choc anaphylactique, mais, pour différents motifs, nous n'avons pas osé les assimiler ; aussi avons-nous eu soin de mettre dans le titre de notre observation : « Phénomènes d'intolérance, rappelant le choc anaphylactique ». Quelques mois plus tard, dans une communication à la Société des hôpitaux (1) groupant certains accidents nerveux graves, certaines manifestations cutanées comme des érythèmes, des éruptions urticariennes consécutives aux injections arsenicales, j'insistais sur leur origine humorale et j'écrivais qu'il est possible que, chez certains malades, « il se produise, du fait d'un humorisme spécial, une décomposition du médicament ou des modifications humorales encore mal connues, que nous n'aurions pas hésité, il y a quelques années, à ranger dans le cadre des idiosyncrasies ». Dès ce moment, j'assimilais ces accidents à ceux de l'anaphylaxie, et l'avenir a montré que, pour certains d'entre eux, cette origine peut être invoquée ; pour d'autres, cette pathogénie est peut-être discutable. Cette opinion a été partagée également par de nombreux auteurs français et étrangers. Depuis lors, les beaux travaux de mon maître Widal sur les hémoclasies et les colloïdoclasies ont éclairci singulièrement la question en montrant que, si l'anaphylaxie et le choc humoral peuvent avoir des manifesta

(1) P. Ravaut, Sur un type spécial d'accidents nerveux et cutanés survenant brusquement de trois à cinq jours après la seconde injection de 606. Leur rapport avec l'anaphylaxie (*Société des hôpitaux*, n° 32, 17 novembre 1915).

tions cliniques et biologiques souvent comparables, il est nécessaire de savoir les distinguer les uns des autres. Si, comme le pense M. Widal, il ne s'agit pas là de phénomènes anaphylactiques, ce qu'il est important de comprendre, c'est que certains accidents consécutifs aux injections d'arsénobenzènes sont le résultat d'un trouble humoral et doivent être distingués des accidents toxiques, ainsi que nous l'avons déjà fait remarquer en 1911. Aussi, bien que cette question ne soit pas encore élucidée complètement, nous nous croyons autorisé à attribuer à des troubles humoraux un certain nombre des accidents consécutifs aux injections des arsénobenzènes.

Ne pouvant les classer d'après une pathogénie encore discutée ; nous les étudierons surtout d'après leur évolution : en effet les uns sont inconstants, irréguliers, ne se reproduisent pas fatalement, peuvent apparaître à la première injection et sont facilement évités ou corrigés par différentes interventions thérapeutiques ; les autres sont permanents, n'apparaissent qu'après plusieurs injections, se reproduisent et même augmentent à chaque injection et sont difficilement évitables. L'injection sous-cutanée ou intramusculaire et même l'administration par la voie buccale peuvent les faire apparaître aussi bien. Ce sont de véritables phénomènes de sensibilisation. Bien que se manifestant souvent par les mêmes symptômes et des réactions biologiques analogues, les premiers peuvent être rattachés à la colloïdoclasie, les seconds à l'anaphylaxie. C'est en nous basant sur cette division que nous les étudierons rapidement, ne pouvant nous étendre sur leur description bien connue.

a. Les *phénomènes transitoires* apparaissent en général dès le début de l'injection. Ce sont des nausées, pouvant être suivies de vomissements, et même quelquefois d'état syncopal ; ce sont des sensations de fourmillement dans les membres et les extrémités, des douleurs abdominales avec barre épigastrique, de la diarrhée ; chez d'autres, enfin, c'est un goût d'éther dans la bouche, le nez, avec picotements de la langue, salivation et gonflement des lèvres ; ils s'accompagnent souvent d'augmentation de la rapidité du pouls et surtout de la respiration ; aussi l'accélération de ces mouvements est, à mon avis, un signe d'alerte qu'il faut rechercher. Dès que, chez un malade, je constate un de ces phénomènes, surtout le goût d'éther et l'accélération de la respiration, j'arrête l'injection jusqu'à leur disparition. Ces incidents sont en général peu graves, mais précèdent souvent l'apparition de phénomènes plus sérieux ; ils indiquent en tout cas la prudence, le ralentissement de l'injection, sa suspension momentanée et même quelquefois sa cessation.

D'autres fois, ce sont des phénomènes congestifs pouvant débuter au cours de l'injection, ou apparaître quelques minutes après qu'elle est terminée ; les malades deviennent rouges, écarlates ; les conjonctives se congestionnent, sur les téguments se voient des placards érythémateux ; ces phénomènes de vasodilatation s'accompagnent de sensation de gêne respiratoire, d'angoisse et de crainte de mort imminente. Cette crise que j'avais décrite dans l'observation rapportée plus haut (11 février 1911), et que j'attribuais à un choc humoral, a été également décrite presque en même temps par M. Milian (1) ; il l'avait comparée aux phénomènes congestifs produits par la respiration du nitrite d'amyle, d'où le nom de crise nitritoïde qu'il lui donna plus tard. Elle peut être légère et ne durer que quelques instants ; elle peut être assez grave et persister pendant une heure et même plus ; elle peut être très grave, s'accompagner de perte de connaissance, de stertor, de convulsions, de coma et a pu aussi se terminer par la mort. Si les petits incidents ne sont pas rares, mais souvent sans gravité, les cas mortels sont maintenant exceptionnels, et nous en avons donné précédemment la proportion décroissante.

A côté de ces accidents, nous placerons certains phénomènes éruptifs passagers, comme de légers érythèmes, de l'urticaire, des crises d'éternuement et même des phénomènes dyspnéiques

(1) MILIAN, Discussion à propos de sa communication sur « les doses de 606 » (*Bulletin de la Société de dermatologie*, n° 2, 2 février 1911, p. 85).

à type asthmatique ; chez d'autres malades, l'on constate de petites hémorragies et même du purpura. Pour certains auteurs, l'apoplexie séreuse serait à rapprocher de ces accidents ; pour d'autres, elle fait partie de la réaction de Herxheimer.

Les causes de ces manifestations sont extrêmement variées. La technique peut jouer un rôle, et c'est ainsi qu'ils étaient beaucoup plus fréquents lorsqu'on employait l'ancien 606 en injections diluées trop acides, car à la nocivité de l'eau et du sel marin s'ajoutait celle du médicament ; avec la technique des injections concentrées, ces troubles peuvent également se voir si, chez certains malades ou avec certaines séries de médicaments spécialement congestifs, l'on ne prend pas la précaution de les injecter lentement, en quelques minutes, ce qui est très possible si l'on ne se laisse pas entraîner par la facilité et la simplicité de la technique. On peut avec une seringue, beaucoup plus facilement que par tout autre procédé, injecter la dose par petites fractions, ce qui évite parfois des réactions.

Certaines marques de médicament, ou certaines séries d'une même marque sont spécialement congestives, mais encore faut-il que l'état du malade s'y prête, car, dans une série de sujets injectés avec la même série de fabrication, certains seront indisposés et d'autres ne présenteront aucun accident.

Enfin, certains malades sont spécialement prédisposés à ces accidents ; cette sensibilité peut n'être que temporaire et résulter d'une fatigue, d'un surmenage momentané, même tout récent : aussi est-il préférable que les malades ne se fatiguent pas pendant les heures qui précéderont l'injection ; chez d'autres, elle résulte d'un trouble des fonctions hépatiques (Leredde) ou surrénales (Milian) ou d'autres glandes vasculaires sanguines (Lortat-Jacob).

Comme on le voit, il est impossible d'attribuer à un facteur bien déterminé la cause de ces accidents. Leur mécanisme est encore très obscur. Si certains auteurs ont pu attribuer autrefois les phénomènes d'anaphylaxie (Friedberger) à des précipitations intravasculaires, ainsi que le signale déjà le professeur Richet dans son beau livre sur l'anaphylaxie, d'autres, s'appuyant sur la coïncidence entre la constatation de précipités dans le sang des malades injectés avec des solutions acides de 606 et l'apparition de phénomènes congestifs, n'ont pas hésité à attribuer à des précipités divers la cause de la plupart des phénomènes de choc et plus particulièrement ceux qui nous intéressent en ce moment. La formation de ces précipités serait favorisée par des modifications de l'alcalinisation ou de l'acidité des humeurs, ou par l'action des fonctions phénols des médicaments (Jeanselme et Pomaret). La constance de ces accidents à la suite des injections trop acides de l'ancien 606 montrent, comme une véritable expérience de laboratoire, le rôle de l'acidité dans leur production. Pour ma part, partisan depuis longtemps de l'origine humorale de ces accidents, j'avais étudié le rôle des précipités et de l'acidité des humeurs ; par des constatations cliniques et des expériences que je fis avec M. Rabeau, je pus me convaincre que ces facteurs ne sont pas toujours suffisants, mais qu'en revanche les phénomènes d'oxydation, soit qu'ils portent sur le médicament, soit qu'ils soient déterminés par l'humorisme du malade lui-même, jouent un rôle beaucoup plus important et sur lequel nous reviendrons plus tard.

Quoi qu'il en soit, il est impossible de reconnaître à ces accidents une origine fixe et bien déterminée, car ils dépendent de plusieurs facteurs, varient d'un malade à l'autre, et même, chez le même malade, d'une injection à l'autre. Il faut donc d'abord essayer de déterminer s'ils proviennent du malade, du médicament ou même d'une faute de technique, car un produit oxydé par une préparation trop lente ou défectueuse peut engendrer des accidents semblables.

S'il est prouvé, par l'observation d'autres malades chez lesquels il a produit les mêmes effets, que le médicament a déterminé ces accidents, il suffit de changer soit le numéro de la série, soit la marque du produit ; c'est pour cela qu'il est absolument nécessaire de noter à chaque injection le numéro de la série à laquelle appartient la dose injectée.

S'il est prouvé, par la répétition des accidents à chaque injection, que c'est du malade lui-même qu'ils dépendent, il faut ou changer la marque du produit injecté ou essayer les méthodes qui ont été proposées pour prévenir ou faire disparaître ces accidents de choc et en particulier les crises nitritoïdes.

Dans ce but, M. Milian (1) a depuis 1913 proposé l'emploi de l'adrénaline, soit comme moyen préventif à la dose de 1 milligramme, et même beaucoup plus, par la bouche ou en injection sous-cutanée, une demi-heure avant l'injection, soit comme moyen curatif dès qu'apparaissent les accidents ; selon leur gravité, les doses seront plus ou moins fortes et répétées selon les nécessités. S'il ne faut pas craindre d'user de l'adrénaline, il ne faut pas croire non plus qu'elle soit infaillible ; chez certains malades qui n'ont que des réactions très faibles, elle détermine parfois une telle pâleur avec asthénie, tremblements, sensation d'angoisse que certains préfèrent la légère réaction de l'injection à ces malaises parfois très pénibles. Pour suppléer à ces défaillances et à ces inconvénients de l'adrénaline, l'on a proposé l'emploi des procédés qui réussissent quelquefois pour empêcher le choc anaphylactique. C'est ainsi que l'on a essayé l'atropine, l'éther (Kopaczeski), l'hyposulfite de soude (Ravaut, Lumière), le carbonate de soude (Sicard), les alcalins à haute dose, etc. On a tenté la vaccination préventive par injection de quelques centigrammes de 914 une demi-heure avant l'injection ; j'ai obtenu quelquefois de bons résultats en faisant prendre par voie buccale 5 ou 10 centigrammes de médicament une heure avant l'injection. Tout récemment M. Sicard a proposé de faire l'injection en deux temps, mais en maintenant le lien sur le bras pour éviter la diffusion trop rapide du médicament : dans un premier temps, il injecte quelques centigrammes dans la veine et enlève le lien quelque temps après; dans un second temps il injecte, en répétant la même manœuvre, la dose totale. Ce procédé de *topophylaxie* lui aurait permis de pouvoir injecter sans réaction des malades très sensibles. Pour d'autres, des moyens plus simples seraient également efficaces : c'est ainsi que pour M. Gastou il suffirait de mélanger à plusieurs reprises

(1) M\ᴵᴸᴵᴬᴺ, L'adrénaline antagoniste du salvarsan (*Société de dermatologie*, 6 novembre 1913).

le médicament et le sang dans la seringue et que, pour M. Belgodère, il suffirait de faire l'injection dans un vaisseau éloigné du cœur ou du cerveau, dans une veine de la jambe, par exemple.

Il est impossible de se prononcer actuellement sur la valeur de ces procédés : tous ont eu des succès et tous des échecs ; l'inconstance et l'irrégularité des accidents ne permettent pas d'en apprécier à coup sûr ni l'efficacité ni la constante nécessité, car il arrive fréquemment que, si l'on cesse l'emploi de la médication que l'on croit préventive, l'on constate avec surprise que le malade ne présente aucune réaction. Rien ne prouve mieux l'intermittence de ces accidents, dont la cause peut varier à chaque injection.

b. A ces réactions passagères et transitoires nous opposons celles qui sont *permanentes* ; elles ont pour caractère de se reproduire à chaque injection, même si les doses sont abaissées, même si l'on change la marque du produit, même si l'on prend des précautions préventives ; souvent elles augmentent d'intensité si l'on persiste, même en injectant de faibles doses, et les moyens préventifs qui réussissent dans les cas précédents restent la plupart du temps sans effet. Ces accidents rappellent dans leurs manifestations certains de ceux que nous venons d'étudier ; mais leur grand caractère, c'est de se reproduire constamment chez le même malade qui paraît alors véritablement sensibilisé. Ils sont remarquables par la constance du type de leurs manifestations et le temps de leur apparition ; ils éclatent un temps variable après l'injection, mais toujours le même pour chaque malade ; quelquefois, lorsque l'on remplace les injections intraveineuses par des sous-cutanées, les accidents sont retardés, mais n'en paraissent pas moins ; même l'administration par voie buccale les provoque chez ces malades si spéciaux. Chez un même sujet, ce sont toujours les mêmes réactions qu'ils provoquent : fièvre, tremblements, crises congestives, urticaire, érythèmes, vomissements, hémorragies, purpura, etc... Une fois le malade ancré dans un type de réactions, il y reste fidèle, même si l'on change la marque du produit injecté. Quelque-

fois, en abaissant considérablement les doses, on peut les atténuer, et l'on détermine pour chaque malade une dose limite que
l'on ne peut dépasser et qui va même en décroissant si l'on persiste dans le traitement.

Chez certains, ces accidents sont tellement violents et, malgré
toutes les tentatives pour les éviter, reviennent avec une telle
constance qu'il est préférable de cesser la médication arsenicale ; chez d'autres, il est possible, en tâtonnant prudemment, en changeant de produit, en abaissant les doses, en essayant
tel ou tel moyen préventif, d'arriver à faire tolérer tant bien
que mal de petites doses d'arsenic, mais l'on n'est jamais en
sécurité. Dans ces cas, les moyens qui m'ont le mieux réussi
sont l'adrénaline, la vaccination préventive faite par voie buccale en faisant absorber, une heure avant l'injection, 10 centigrammes du médicament, et le changement de marque du produit : c'est ainsi qu'un malade qui supporte mal le novarsénobenzol supportera mieux quelquefois un novarsénobenzène
d'une autre fabrication ; souvent, nous avons constaté que,
dans ces conditions, le silbersalvarsan était mieux supporté
que tout autre. Parfois, on est obligé d'abaisser tellement
les doses qu'on pourrait les croire inefficaces et qu'il semblerait
préférable de ne pas courir le risque d'une réaction ; mais je crois
que, si ces malades sont sensibles à l'effet nocif, ils le sont
également à l'effet thérapeutique : une petite dose qui, chez un
individu normal, serait sans action, peut devenir chez eux très
active. Il se produit, dans ces cas, des phénomènes chimiques
que l'on peut, je crois, rapporter à des phénomènes d'oxydation
et qui me paraissent très importants.

Il semblerait rationnel que, chez ces malades, les injections
intramusculaires fussent mieux supportées : il n'en est rien ;
quelle que soit la voie d'administration, ils ont des réactions
plus ou moins vives, en rapport avec leur sensibilisation. Ces
phénomènes d'intolérance sont liés à des propriétés acquises
et souvent définitives du sérum, et il me semble difficile de ne
pas les faire rentrer dans le cadre de l'anaphylaxie, comme on
l'admet pour d'autres substances médicamenteuses.

IV. — Phénomènes toxiques.

Ils se distinguent des accidents précédents par l'époque de leur apparition : ils sont en effet plus tardifs et ne se manifestent qu'après plusieurs injections : ils ne sont ni déterminés ni augmentés par le choc même de l'injection. Chez certains malades, ils sont relativement précoces si les organes sur lesquels frappe l'intoxication sont déjà altérés ; chez d'autres, ils sont beaucoup plus tardifs et peuvent n'apparaître qu'un temps assez long après la cessation du traitement.

Enfin je crois qu'il faut plutôt considérer comme des phénomènes de choc les réactions passagères, durant à peine quelques heures, que l'on constate à la suite immédiate des injections : c'est ainsi que la fièvre passagère, l'urobilinurie, un léger subictère, une faible poussée érythémateuse ou urticarienne et même un peu d'albuminurie peuvent se voir à la suite d'une injection mal préparée, faite avec un médicament de mauvaise fabrication, et ne plus se reproduire aux injections suivantes si l'on prend les précautions nécessaires.

Je range ces petits incidents dans les phénomènes de choc, car ils sont éphémères, accidentels et ne ressemblent en rien aux accidents toxiques que nous allons passer en revue.

Les plus fréquents sont ceux qui se manifestent au niveau du foie et du revêtement cutané.

En général, l'*hépatite toxique d'origine arsenicale* apparaît quelques jours après une série d'injections ou au cours du traitement ; elle se manifeste par tous les symptômes d'un ictère catarrhal ordinaire, et il n'y a guère de signes qui permettent de distinguer l'hépatite toxique de l'hépatite syphilitique ou même de l'ictère infectieux ordinaire, si bien que, pour certains, ces hépatites devraient être considérées comme des ictères infectieux ordinaires sans rapport avec l'administration de l'arsenic. Nous avons déjà rapporté plus haut, à propos des hépatorécidives, l'opinion de M. Milian, admettant que ces hépatites consécutives au traitement arsenical sont très souvent syphi-

litiques et représentent des récidives qu'il faut traiter par des
sels arsenicaux ; d'autres, au contraire, reconnaissent non seulement la possibilité, mais la grande fréquence de ces hépatites
toxiques. Ils en donnent comme preuves que certaines séries
médicamenteuses semblent plus toxiques et plus ictérigènes
les unes que les autres, que souvent ces ictères sont aggravés
par la reprise du traitement arsenical, ainsi que nous l'avons déjà
signalé précédemment, que l'ictère enfin peut apparaître chez
des malades qui n'ont pas la syphilis. L'épreuve du choc pro-
téopexique, proposée en 1920 par MM. Widal et Abrami (1),
a apporté sa contribution à l'étude de ces faits, en montrant la
haute toxicité du salvarsan pour le foie, qui présente, de façon
constante, au cours du traitement par les arsénobenzènes et
longtemps après lui, un état léger d'insuffisance fonctionnelle.
Quoi qu'il en soit, en raison des conséquences parfois très graves
que peuvent avoir ces hépatites, je crois prudent de ne pas les
traiter, sans mûre réflexion, par les sels arsenicaux, comme le
conseille M. Milian, mais de recourir au bismuth ou au mercure et
même parfois de suspendre tout traitement. On ne peut donner
de règles fixes à ce sujet, mais j'ajouterai que, chez mes syphilitiques, j'emploie toujours le traitement mixte arsenico-bismuthique ou mercuriel, et je n'ai jamais vu qu'un cas d'ictère impu-
table à l'intoxication.

Les accidents toxiques portant *sur le revêtement cutané* sont
représentés par des érythèmes persistants rappelant les érythèmes toxiques, en particulier les érythrodermies provoquées
par le mercure : ils sont généralisés, évoluent par poussées, sont
souvent très prurigineux, durent parfois longtemps et se ter-
minent ordinairement par une abondante desquamation ;
d'autres fois, l'éruption est encore plus intense et rappelle tout
à fait certaines dermatites exfoliatrices. Je crois que personne
ne discute sur la nature toxique de ces accidents, qui comportent la cessation immédiate du traitement. Pour M. Milian, ils

(1) Widal, Abrami et Jancovesco, L'épreuve de l'hémoclasie digestive
dans l'étude de l'insuffisance hépatique (*Presse médicale*, n° 91, 11 décembre
1920).

représentent un phénomène de biotropisme, c'est-à-dire qu'il
s'agit du réveil d'une infection latente par l'injection médicamenteuse ; pour lui, certains érythèmes arsenicaux ne seraient
en réalité que des rubéoles ou des scarlatines. Je pense
que ces érythèmes résultent souvent d'une altération du médicament par suite d'un humorisme spécial, en particulier de
l'intensité de certaines réactions oxydantes ; aussi ai-je pu
traiter avec succès quelques malades par l'injection intraveineuse ou l'ingestion de corps réducteurs, comme l'hyposulfite
de soude, aux doses de 5 à 10 grammes par jour, à condition
que cette intervention thérapeutique ne fût pas trop tardive.

Grâce à ce traitement, j'ai vu rétrocéder rapidement des érythrodermies paraissant extrêmement graves. Ce qu'il y a de
particulier chez ces malades, c'est qu'ils restent sensibilisés
peut-être indéfiniment aux arsenicaux ; chez l'un d'eux, ayant
eu une érythrodermie grave, une injection de 2 centigrammes
de novarsénobenzol faite deux ans après détermina une éruption scarlatiniforme qui dura plusieurs jours. Il est donc prudent de cesser chez eux toute médication arsenicale.

Enfin, comme accident toxique moins fréquent, je citerai
'albuminurie : elle est très rare au cours des cures arsenicales ;
elle est surtout l'accident du traitement mercuriel. De même,
chez certains malades, les séries d'injections arsenicales, au
lieu de déterminer l'euphorie bien connue, sont suivies parfois
de pâleur, d'anémie, d'amaigrissement, de sécheresse de la
peau, en rapport certainement avec des troubles toxiques.
Enfin, j'ai été frappé de constater la fréquence de l'hyperalbu-
minose rachidienne isolée, chez des syphilitiques n'ayant reçu
que des sels arsenicaux, comme traitement ; je ne suis pas encore
fixé définitivement sur la signification de cette constatation
que, jusqu'à preuve du contraire, je considère comme un signe
d'intoxication ou d'altération des centres nerveux.

Il faut surtout tâcher de prévoir les accidents toxiques et,
si l'on craint leur apparition, suspendre ou même cesser le traitement arsenical et continuer le traitement par le bismuth
ou le mercure ; n'ayant pas les mêmes déterminations toxiques,

ces deux médicaments se suppléent parfaitement et mieux encore s'associent, comme le prouvent les excellents résultats du traitement mixte arsenico-bismuthique ou arsenico-mercuriel.

S'ils se manifestent, en dehors des soins spéciaux qu'indique la localisation de l'intoxication, je crois utile l'administration de corps réducteurs, comme l'hyposulfite de soude, car je pense que des actes d'oxydation entrent en jeu dans la production de ces accidents. En tout cas, il faut être prudent, savoir apprécier si le plus grand danger vient de la syphilis ou des risques de l'intoxication, et choisir la ligne de conduite qui semblera la moins nocive pour le malade.

En résumé, il résulte de cette rapide étude des accidents du traitement arsenical que, par l'observation, la plupart peuvent être prévus et évités, mais que d'autres constituent de véritables surprises, car ils résultent d'altérations médicamenteuses ou de modifications humorales momentanées, que l'on ne peut ni déceler ni prévoir. De plus, beaucoup d'entre eux, bien qu'ayant une origine différente, se traduisent souvent par les mêmes symptômes : c'est ainsi que la fièvre, l'ictère, les phénomènes de choc, etc., peuvent provenir tantôt du médicament, tantôt du malade, tantôt de la maladie elle-même ; chez le même individu, la cause de la réaction peut même changer d'une injection à une autre. Il est donc extrêmement important, en présence de réactions, d'étudier chacun des éléments qui peuvent entrer en jeu, de savoir distinguer celles qui sont accidentelles, passagères, de celles qui sont permanentes, se reproduisent à chaque injection et ont une étiologie bien définie. Ces accidents sont heureusement de plus en plus rares, et les progrès de la technique, des moyens d'investigation et d'étude arriveront certainement à les faire disparaître complètement.

D. — BISMUTH.

Les accidents déterminés par les sels de bismuth sont assez comparables à ceux que produit le mercure, mais ils semblent en général moins graves.

I. — Accidents locaux.

Ce sont ceux que peut provoquer toute injection sous-cutanée soit du fait d'une mauvaise préparation de la solution, soit d'une faute dans la technique de l'injection.

Actuellement une préparation bismuthée ne doit plus être douloureuse, à la condition de bien injecter dans le muscle ou le tissu cellulaire sous-cutané, selon la voie prévue. C'est une question de bonne instrumentation et de technique manuelle à laquelle tout médecin doit être rompu. Ce qu'il faut éviter, avec les sels de bismuth, c'est le reflux de la masse injectée vers la peau, car il se produit au niveau de l'orifice de la piqûre cutanée un dépôt métallique qui noircit à la longue et laisse une tache brun ardoisé qui ne s'efface que très lentement et même parfois persiste. Ce signe indiscret, révélateur, peut être évité, en ayant bien soin de ne pas prendre une aiguille trop grosse qui laisse, lorsqu'on la retire, une sorte de canal permettant le reflux du liquide de la profondeur vers la surface ; il est surtout nécessaire d'injecter complètement tout le contenu de la seringue et de ne laisser dans l'aiguille aucune trace de médicament. Dans ce but, il est bon, une fois l'injection finie, de laisser l'aiguille en place et, pour la vider complètement, d'injecter un centimètre cube d'air, ou mieux encore de prendre la précaution, au moment où l'on charge la seringue, de laisser entre le piston et le médicament que l'on va injecter une grosse bulle d'air qui, injectée en dernier, poussera devant elle tout ce qui peut rester dans l'aiguille. Après l'injection, il est bon de masser légèrement la région pour détruire le trajet formé par l'aiguille.

II. — Accidents généraux.

Au moment de l'injection, certains malades accusent un goût métallique dans la bouche ou une sensation d'engourdissement dans la jambe, mais ces incidents n'ont aucune gravité si l'injection est faite correctement. Plus tard peuvent se voir, *du côté de la bouche*, des dents, des accidents qui sont de moins en moins fréquents.

Signalons d'abord la constatation fréquente d'un liséré bleu-ardoise pouvant ternir les dents sans qu'elles soient particulièrement mauvaises. Ces troubles pigmentaires ont surtout l'inconvénient d'être révélateurs. D'autres fois, l'on peut observers des stomatites, des gingivites ulcéreuses rappelant tout à fait la stomatite mercurielle, mais d'une évolution et d'un pronostic heureusement beaucoup moins graves. Chez une malade présentant de bonnes dents, j'ai vu, à la suite d'injections d'hydroxyde de bismuth, survenir une stomatite gangreneuse effroyable ayant mis ses jours en danger ; elle en guérit parfaitement sans perdre une dent, alors que le même accident, provoqué par le mercure, s'il ne l'avait fait mourir, eût au moins déterminé la chute de presque toutes les dents.

Avec le bismuth, comme avec le mercure, il faut donc constamment surveiller l'état de la bouche, ralentir ou même supprimer le médicament à la moindre alerte et ne pas craindre l'emploi d'antiseptiques et de désinfectants de la cavité buccale : eau oxygénée, teinture d'iode, solutions de novarsénobenzol, etc... Ces accidents sont exceptionnels au cours des traitements mixtes arsenico-bismuthiques ; c'est un des avantages de cette association thérapeutique.

La *néphrite* et l'*albuminurie* peuvent apparaître au cours du traitement bismuthique. Ces troubles sont de plus en plus rares.

La néphrite est extrêmement rare. L'albumine est plus fréquente ; souvent elle disparaît dès l'interruption du traitement, mais peut persister pendant quelques mois sans signe d'insuffisance rénale. La connaissance de ces accidents oblige à un examen fréquent des urines au cours du traitement.

Du côté de la peau, l'on a signalé des érythèmes urticariens, papulo-squameux, scarlatiniformes et même de véritables érythrodermies. Ces troubles cutanés sont heureusement très rares, moins graves que les érythèmes arsenicaux ou mercuriels. Sans atteindre cette gravité, les troubles cutanés peuvent consister en un prurit généralisé, sans lésions visibles, cessant avec le traitement.

Signalons enfin que certains malades, au cours ou à la suite d'une série d'injections bismuthiques, se plaignent de dépression, d'asthénie, sans que l'on puisse révéler le moindre signe d'intoxication. La meilleure façon d'éviter cette action parfois déprimante du bismuth me paraît être l'administration simultanée d'arsenic, qui, par son action eutrophique, corrige efficacement cet inconvénient.

En résumé, les troubles toxiques déterminés par le bismuth rappellent singulièrement ceux du mercure, mais ils sont en général beaucoup moins graves. Ils peuvent être facilement évités, et l'une des meilleures façons de bien faire tolérer le bismuth, c'est de l'associer, comme nous l'avons vu, à l'arsenic.

Récemment, l'on a signalé la fréquence des abcès survenant quelquefois assez longtemps après les injections et nécessitant, dans quelques cas, de véritables interventions chirurgicales ; ils se rencontrent surtout avec des préparations ayant pour base des hydroxydes de bismuth. Je n'ai pas vu semblable accident avec les iodo ou les tartro-bismuthates et, joints à d'autres avantages, c'est l'une des raisons pour lesquelles j'ai toujours préconisé l'emploi de ces sels insolubles.

CHAPITRE V

SYPHILIS HÉRÉDITAIRE

Comme la syphilis de l'adulte, celle de l'enfant débute par une septicémie, puis ensuite se localise, donnant lieu plus tard à des manifestations isolées pouvant apparaître à très longue échéance pendant toute la vie de l'hérédo, et même se transmettre à ses propres descendants. Il faut donc, dès sa naissance, le traiter aussi activement que possible pour juguler et détruire l'activité du spirochète.

Chez le nourrisson, il faut agir très vite, car le spirochète est dangereux non seulement par la septicémie qu'il produit, mais aussi par les infections secondaires qu'il favorise, par la destruction rapide de tissus et d'organes qui seront nécessaires dans la suite pour assurer le développement et les conditions normales de l'existence du malade. C'est ainsi que, dans ces dernières années, sous l'inspiration du professeur Hutinel, nombre de troubles endocriniens, se manifestant souvent peu longtemps après la naissance, ont été rattachés à l'hérédo-syphilis. Son domaine, d'ailleurs, s'accroît de jour en jour, et nous avons encore beaucoup à apprendre sur cette question.

Comme dans la syphilis de l'adulte, le traitement sera d'autant plus actif qu'il est plus précoce, et, dès la naissance, à la moindre constatation d'un signe précis ou même à titre d'épreuve, le médecin ne doit pas retarder d'un jour son intervention.

Les médicaments utilisés sont les mêmes que chez l'adulte, mais leur maniement nécessite quelques précautions spéciales que nous indiquerons brièvement. Nous aurons surtout en vue le traitement du nouveau-né et du jeune enfant. En raison du faible déveoppement de tissus et de la gracilité des muscles, il faut remédier à ces inconvénients par des modes de traitement spéciaux.Plus tard, le traitement de l'enfant sera calqué sur celui de l'adulte.

A. — MERCURE.

Les formes les plus pratiques chez l'enfant de l'administra tion du mercure sont les frictions, l'ingestion par voie buccale et quelquefois les injections intraveineuses de cyanure de mer cure.

a. Les *frictions* restent encore un excellent mode de traite ment de la syphilis héréditaire. Elles sont certainement moins actives que les injections arsenicales ou bismuthiques, mais ces dernières ne sont pas toujours possibles, et les frictions constituent un pis-aller des plus précieux.

Nous en rappellerons plus loin la technique.

La quantité pour chaque friction sera de un gramme d'onguent napolitain jusqu'à quinze jours, puis de 2 grammes jusqu'à trois mois, enfin de 3 à 4 grammes. Comme terme de comparaison, nous rappellerons que le volume d'un petit pois représente environ 2 grammes d'onguent napolitain.

Les frictions seront quotidiennes et répétées par séries de dix jours chacune.

b. Par les voies digestives, le mercure sera surtout donné soit sous forme de liqueur de Van Swieten, soit sous forme de comprimés de calomel. Ce sont, à mon avis, les formes les plus pratiques et les plus actives.

La liqueur de Van Swieten est une solution de 1 gramme de sublimé dans un litre d'eau : un centimètre cube (ou XX gouttes) contient donc un milligramme de sublimé. La dose moyenne est de un milligramme par kilogramme et par vingt-quatre heures. Ce médicament sera donné dans du lait par séries de plusieurs jours consécutifs.

Le *calomel* en comprimés de un centigramme est très maniable et très actif. Il peut être mélangé sans inconvénient aux aliments et n'a aucun goût. Il peut être donné à la dose de un centigramme par kilogramme, sans toutefois dépasser la dose quotidienne de 5 à 10 centigrammes. Les séries seront de dix jours, espacées par une période de repos de plusieurs jours. Ainsi que l'a conseillé Brocq, les doses doivent être données séparément et réparties dans les vingt-quatre heures.

Ces médicaments, surtout la liqueur de Van Swieten, peuvent donner de la diarrhée, que l'on évitera par la diminution ou même la suppression momentanée des doses. Contre les troubles graves, les préparations opiacées et surtout l'élixir parégorique seront très utiles.

Chez l'enfant, l'on a proposé l'introduction du mercure par la voie rectale sous forme de suppositoires ; mais ce procédé est peu pratique, car il est rare que l'enfant conserve le suppositoire le temps nécessaire pour l'absorption du médicament.

c. D'une façon générale, les injections sous-cutanées ou intramusculaires de sels mercuriels sont à déconseiller chez le très jeune enfant, en raison des phénomènes douloureux et inflammatoires qu'elles provoquent et de leur mauvaise résorption ; l'enfant ne marchant pas assimile très mal les injections intrafessières.

Dans certains cas, on pourra recourir aux injections intraveineuses de cyanure de mercure aux doses de 2 milligrammes par jour, soit un cinquième de centimètre cube. Ces injections doivent être répétées presque tous les jours et nécessitent une technique spéciale ; aussi les injections sous-cutanées de sels arsenicaux les remplacent avantageusement.

B. — ARSENIC.

Les formes les plus pratiques d'administration de l'arsenic chez le nouveau-né et le jeune enfant sont la voie buccale, l'injection intraveineuse et surtout l'injection sous-cutanée. Les médicaments les mieux tolérés et les plus actifs sont encore les dérivés arsénobenzéniques.

a. *Voie buccale.* — Le novarsénobenzol peut être donné par voie buccale sous forme de Narsénol. Ce sont des comprimés dosés à 0gr,10 chacun. On peut donner un demi-comprimé par jour en plusieurs fois à un nouveau-né pendant plusieurs jours de suite.

Ce médicament, associé au calomel, m'a donné d'excellents résultats dans de multiples circonstances, surtout lorsque le traitement par injections risque de provoquer des réactions nuisibles. Nous reviendrons plus loin sur cette association. J'ai récemment montré que l'arsénobenzol, ou 606, répond aux mêmes indications, peut être donné aux mêmes doses et paraît plus actif. Il se trouve dans le commerce sous le nom de Sanluol.

Récemment MM. Levaditi et C. Simon ont proposé l'emploi du Stovarsol et du Tréparsol. Ces médicaments paraissent aussi actifs que les précédents, mais déterminent souvent de la diarrhée.

Ajoutons enfin que l'arsénobenzol peut être donné par la voie rectale sous forme de suppositoires, mais beaucoup d'auteurs en nient l'activité, car les enfants ne les conservent généralement pas le temps nécessaire.

b. L'*injection intraveineuse* de novarsénobenzol peut se faire chez le nouveau-né et donne d'excellents résultats. On l'emploie en solution concentrée dans l'eau distillée aux doses de un quart de centigramme par kilogramme pour la première injection, un demi pour la seconde, trois quarts pour la troisième, etc., jusqu'à 2 centigrammes pour la huitième. Ces injections seront répétées une fois par semaine suivant un rythme calqué sur celui de l'adulte.

Ce traitement serait le traitement idéal, mais la difficulté des injections intraveineuses chez le nouveau-né oblige à recourir, ainsi que l'a montré Blechmann, aux injections dans le sinus longitudinal supérieur ou les veines épicraniennes et même la jugulaire externe. Ces difficultés rendent exceptionnel l'emploi des intraveineuses.

c. L'*injection sous-cutanée* tend, au contraire, à être de plus en plus employée chez le nouveau-né. Le novarsénobenzol peut être utilisé en dilution dans des solutions spéciales, mais il reste toujours douloureux et provoque des réactions locales. Aussi lui a-t-on substitué le Sulfarsénol, qui est un peu moins actif, mais a l'avantage d'être bien toléré.

Il sera injecté à la dose initiale d'un tiers de centigramme par kilogramme ; l'on augmente régulièrement cette dose pour qu'elle atteigne, aux dernières injections, un centigramme et demi par kilogramme. On pratique trois injections par semaine et par séries de douze injections.

L'Acétylarsan paraît avoir les mêmes avantages.

Ces médicaments nous paraissent les plus pratiques et les plus actifs que nous possédions à l'heure actuelle pour le traitement arsenical de la syphilis chez le jeune enfant.

C. — BISMUTH.

Ce nouveau venu dans le traitement de la syphilis de l'adulte n'est pas encore couramment employé dans la syphilis héréditaire.

Les quelques tentatives faites au moyen des sels insolubles ont laissé des nodules et des indurations qui en ont fait abandonner l'usage pour les mêmes raisons que les sels mercuriels insolubles. Cependant certains auteurs auraient eu de bons résultats par l'emploi de bismuth colloïdal.

Chez l'enfant, le bismuth pourra être utilisé comme chez l'adulte et au moyen des mêmes préparations. Les doses seront environ de 2 à 5 milligrammes de bismuth métallique par kilogramme de poids. L'on fera une injection tous les trois ou quatre jours par séries de douze injections.

D. — IODE.

L'on n'a pas suffisamment recours à l'iode, à mon avis, dans le traitement de la syphilis héréditaire. Il n'a pas d'action décisive contre le spirochète, comme les corps précédents, mais il est utile pour réparer et faire disparaître les dégâts qu'il a pu commettre sous forme de scléroses diffuses. C'est, de plus, un excellent antitoxique, un stimulateur des fonctions des glandes endocriniennes si souvent atteintes au cours de la syphilis héréditaire ; il agit avec efficacité contre les adénopathies si fréquentes chez ces petits malades.

L'on peut donc l'utiliser entre les périodes actives de traitement, soit sous forme de teinture d'iode, soit mieux sous forme de solution de Lugol. On pourra donner par séries de dix jours des doses de solution de Lugol variant de X gouttes à XXX gouttes par vingt-quatre heures pour un nouveau-né, prises en plusieurs fois dans un peu de lait ; dans la suite, on augmentera peu à peu les doses jusqu'à les doubler à la fin de la première année.

Tels sont les principaux médicaments utilisables dans le traitement de la syphilis héréditaire.

De cette revue rapide il résulte que, en raison des difficultés de leur mode d'introduction résultant de l'âge du sujet, nous sommes obligés d'agir différemment, selon qu'il s'agit d'un nouveau-né ou d'un enfant de plusieurs années. Chez l'un comme chez l'autre, les principes thérapeutiques seront les mêmes : il faut d'abord attaquer le spirochète par les moyens les plus actifs et en même temps les plus pratiques que nous possédions.

Chez le nouveau-né, ce seront des séries de cures d'injections de Sulfarsénol ; entre chaque injection, l'on pourra ajouter des frictions mercurielles ou l'administration de calomel par voie buccale. Dans les périodes de repos, l'on donnera de l'iode par voie buccale. Enfin, si les injections ne sont pas possibles, si l'on veut instituer un traitement moins actif, nous conseillerons les cures mixtes par voie buccale de mercure sous forme de calomel et d'arsenic (Sanluol, Narsénol, Stovarsol, Tréparsol).

Chez l'enfant qui possède des muscles et des veines suffisamment développés, le traitement sera calqué sur celui de l'adulte, en tenant compte de son poids et de sa résistance corporelle.

Nous insisterons encore une fois sur la nécessité d'un traitement précoce, intense et prolongé ; dans les chapitres précédents, nous avons suffisamment montré les raisons qui commandent cette conduite.

Dans le traitement général de l'hérédo-syphilitique, plus encore que dans celui de l'adulte, il faut se rappeler que, les atteintes du spirochète étant souvent plus nombreuses et plus étendues, il ne s'agit pas seulement de traiter la syphilis, mais de savoir rechercher les lésions destructives qui ont été produites dans les premiers stades de la maladie. C'est ainsi que le professeur Hutinel a bien mis en lumière le rôle capital des insuffisances glandulaires, de certaines dystrophies, ne se révélant que tardivement, au moment où la glande ou l'organe lésé deviennent nécessaires au développement de l'enfant ; sur ces organes détruits ou dégénérés, le traitement antisyphilitique est souvent inefficace, car ce sont des lésions résiduelles, cicatricielles, et c'est par l'opothérapie, l'hygiène, des traitements généraux que l'on peut suppléer à ces insuffisances parfois aussi multiples que variées. Plus que jamais, le spécialiste doit élargir son horizon et voir plus loin que la syphilis seule ne le lui indiquerait.

CHAPITRE VI

RENSEIGNEMENTS TECHNIQUES

A. — TECHNIQUE DES INJECTIONS INTRAFESSIÈRES.

Certains produits ou certains sels, comme les sels mercuriels insolubles (huile grise, calomel, etc.), ne peuvent être injectés que dans l'épaisseur d'un muscle. Les muscles fessiers sont ceux que l'on choisit de préférence. Dans cette région, il faut éviter d'atteindre le nerf sciatique et faire l'injection assez profonde pour qu'elle soit au-dessous de la couche cellulo-adipeuse qui, chez certains sujets, surtout les femmes, est parfois très épaisse (4 à 6 centimètres) ; il faut de plus que l'injection ne puisse pas refluer du muscle dans le tissu cellulo-adipeux par le trajet de l'aiguille. Pour atteindre ces deux buts, il faut bien choisir sa zone d'injection et se servir d'aiguilles appropriées.

1º *Choix de la zone d'injection.* — Différents points d'injection ont été déjà proposés par Smirnoff, Gaillot, Barthélemy, Fournier, Finger, Tixier, etc. Il nous paraît plus pratique de délimiter une zone dans laquelle tous les points sont bons, pourvu que l'on choisisse l'endroit le plus charnu : il varie avec la musculature de chaque malade et avec le sexe. Ces zones peuvent être ainsi délimitées :

a. Si le malade est debout, injecter toujours au-dessus d'une ligne horizontale menée par le sommet du sillon interfessier (fig. 1) ;

b. Si le malade est assis à califourchon sur une chaise, injecter dans toute la région des fesses ainsi découvertes (fig. 2).

En injectant dans la portion des muscles fessiers qui se trouve dans ces zones, l'on est sûr de ne jamais atteindre le nerf sciatique (fig. 3). L'on choisira le point où les muscles sont le plus saillants et le plus épais; au cours d'un traitement longtemps poursuivi, il sera toujours facile de trouver des points différents dans ces zones largement délimitées.

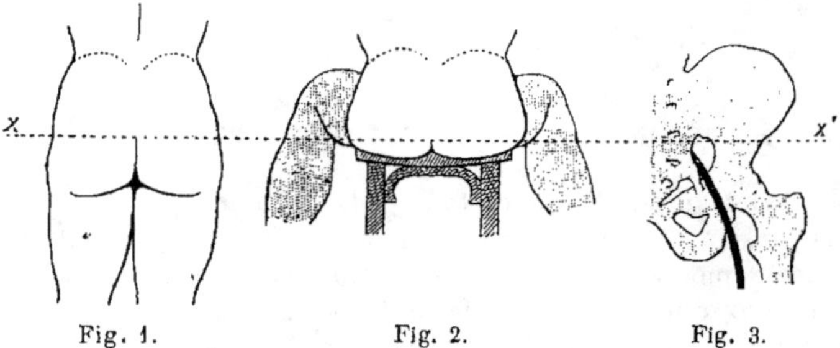

Fig. 1.   Fig. 2.   Fig. 3.

2° *Choix de l'aiguille.* — Le calibre doit être aussi faible que possible pour éviter le reflux du médicament dans le trajet de l'aiguille au moment où on la retire.

La longueur doit être de 6 centimètres au moins si le sujet est maigre ; elle doit être de 8 à 10 centimètres pour des femmes grasses et ne pas oublier que, dans ce cas, le pannicule adipeux peut atteindre 4 à 6 centimètres à lui seul.

Il est préférable de prendre des aiguilles en acier bien soudées à l'embase, car les aiguilles de platine présentent souvent des fissures sur le côté ; en tout cas, l'on s'assurera qu'elles ne présentent pas cet inconvénient.

Il ne faut jamais craindre d'injecter trop profondément et même de buter sur l'os, car une injection trop profonde, même faite au contact des os du bassin, n'est pas dangereuse, alors qu'une injection trop superficielle peut être suivie de douleurs, d'abcès ou d'escarres.

Les aiguilles seront stérilisées par ébullition et non flambées, ce qui en altère le piquant et les recouvre d'un dépôt noirâtre qui peut tatouer la peau.

Avant de faire bouillir l'aiguille, il est nécessaire de faire passer un peu d'eau au moyen d'une seringue pour la vider de son contenu.

Faire l'injection en deux temps. Préparer d'abord la seringue puis piquer l'aiguille après désinfection de la peau ; l'enfoncer d'un coup sec perpendiculairement à la peau, la pointe légèrement dirigée de haut en bas ; la piqûre étant faite, on laisse l'aiguille en place un instant avant de pousser l'injection pour s'assurer qu'il ne s'écoule pas de sang et que son extrémité ne plonge pas dans un vaisseau.

Puis l'on pousse l'injection d'autant plus lentement que la masse est plus grosse. Il faut avoir soin, ainsi que nous l'avons fait remarquer à propos des injections de sels de bismuth, de laisser un peu d'air dans la seringue, qui, injecté en dernier, chassera de l'intérieur de l'aiguille ce qui pourrait rester. Retirer ensuite l'aiguille et la seringue d'un seul coup et masser légèrement la région.

B. — TECHNIQUE DES INJECTIONS INTRAVEINEUSES (1).

a. Le malade sera à jeun de préférence, mais cette condition n'est pas absolument nécessaire.

b. L'injection peut être faite dans n'importe quelle veine. Celles du pli du coude sont les mieux disposées, surtout au bras droit.

c. Comprimer modérément (pouls radial toujours perceptible) le bras, au-dessus du pli du coude, au moyen d'un tube de caoutchouc maintenu en place par une pince à forcipressure ; attendre une à deux minutes que les veines soient bien tendues ; on peut

(1) Je ne décrirai pas le procédé esd injections intraveineuses diluées qui se font au bock, car ce procédé est presque complètement abandonné et ne présente aucun avantage. Il est, de plus, beaucoup plus compliqué, comme nous l'avons montré précédemment (Voir p. 39).

augmenter leur turgescence en frottant la peau avec de l'ouate imbibée d'eau très chaude ou de xylol.

d. Dès que les veines sont gonflées, choisir celle qui donne au doigt la sensation la plus nette d'un cordon plein.

Le doigt est préférable à l'œil pour le choix de la veine : il reste le seul guide quand les veines ne sont pas visibles.

e. Faire aussitôt la désinfection locale avec un peu d'alcool ou d'éther.

f. Le matériel d'injection sera préparé d'avance ; il ne faut pas faire flamber l'aiguille ni se servir d'une aiguille rouillée, sous peine de laisser un point noir de tatouage qui ne s'efface pas.

On fera la solution au dernier moment.

g. Prendre ensuite la seringue préalablement chargée. Vérifier que l'aiguille est fortement ajustée. Tenir entre le pouce et l'index le corps de pompe; le médius, à cheval sur le corps de pompe et le piston, maintient celui-ci en place.

h. Perforer la peau au-dessus de la veine choisie, en maintenant le seringue le plus possible parallèle à la surface cutanée.

Si la veine ne fuit pas devant l'aiguille, la perforer directement par un petit coup sec.

Si la veine fuit parallèlement, la poursuivre en l'abordant de flanc et, dès que la pointe de l'aiguille prend contact avec elle, la perforer d'un coup sec.

L'aiguille ayant pénétré dans la veine, le sang reflue dans la seringue presque aussitôt ; sinon, faire une légère aspiration avec le piston.

Il y a avantage à employer une aiguille fine pour éviter les traces laissées par la piqûre et les hémorragies sous-cutanées possibles, après la perforation de la veine ; mais avec une aiguille fine le sang reflue plus lentement dans la seringue et risque de se coaguler dans l'aiguille, ce qui peut faire croire que la veine n'est pas perforée. Aussi, lorsque les veines sont bien apparentes et que l'on est sûr de bien les atteindre, on peut utiliser une aiguille fine; mais, si elles sont d'un accès difficile ou peu visibles, il est préférable et plus sûr de prendre une aiguille assez grosse permettant au sang de refluer aussitôt dans la seringue.

i. Lorsque le sang a nettement reflué dans le corps de pompe, enlever le lien en détachant la pince à forcipressure, puis pousser très lentement l'injection.

Plus la dose de médicament est *élevée*, plus l'injection doit être *poussée lentement*, afin de lui permettre de se diluer dans le sang ; cinq minutes sont au moins nécessaires, surtout si l'on ne connaît pas la susceptibilité du malade. Il est bon de pousser d'abord le dixième de la dose et d'attendre une minute pour juger de l'effet produit ; continuer ensuite en poussant par petites secousses de temps en temps le piston de la seringue. On peut encore aspirer du sang dans la seringue, puis réinjecter, aspirer de nouveau, et ainsi de suite à plusieurs reprises pour mélanger plus intimement le sang et le médicament.

L'injection doit être absolument indolore. Si la seringue fonctionne bien, la pression sur le piston doit être extrêmement légère, et il ne doit se produire aucun œdème autour de la piqûre. Ne pousser que très timidement une injection nécessitant un effort sur le piston.

j. Si une partie de l'injection pénétrait dans le tissu cellulaire, il se produirait immédiatement de la douleur et de la rougeur et, au bout de quelques heures, de l'œdème. Le nodule qui en résulte alors s'indure de plus en plus et se résorbe très lentement ; parfois, même, il peut à la longue se former une escarre. Pour éviter cet accident, il est préférable de pratiquer, aussitôt après la piqûre malheureuse, une petite incision suivie de curettage. C'est le seul accident à craindre ; il est facilement évité en suivant rigoureusement la technique indiquée.

C. — TECHNIQUE DE L'INJECTION INTRAVEINEUSE CHEZ LE NOURRISSON.

D'après Simpson, Thatcher et Blechmann, on peut utiliser chez le nourrisson :

a. La veine jugulaire externe, qui se distend lorsque l'enfant pleure ou fait un effort ; inutile d'essayer de comprimer la veine à sa base, les plans sous-jacents étant trop dépressibles ;

b. Les veines épicraniennes, qui sont souvent volumineuses chez les petits hérédos ; pour les faire saillir, attendre que l'enfant pleure ou crie, ou comprimer le confluent des veines temporales.

c. Les veines dorsales du pied, qui deviennent souvent saillantes par la compression au-dessus des malléoles.

CHAPITRE VII

SCHÉMAS THÉRAPEUTIQUES

Ces schémas ne doivent pas constituer une règle thérapeutique absolue, car chaque malade, chaque cas, doivent être étudiés spécialement. Ce sont de simples indications montrant uniquement dans quel esprit doit être compris le traitement de la syphilis à certaines étapes décisives de son évolution et ayant cours au moment où a été écrit ce livre.

Plus qu'à la théorie, j'ai surtout pensé à la pratique médicale courante.

A. — TRAITEMENT PROPHYLACTIQUE.

Tout sujet qui a des rapports sexuels devrait connaître l'existence, le danger et les conséquences des maladies vénériennes et la possibilité de les contracter accidentellement, en dehors des rapports sexuels ou par hérédité (1).

Tout rapport sexuel douteux, et je prends ce terme dans son sens le plus large et avec le plus grand scepticisme, doit s'accompagner de mesures défensives. Ce sont :

1º L'usage de préservatifs et de corps gras permettant d'éviter toute érosion ;

2º La nécessité d'ablutions avant et après le rapport sexuel ;

3º L'usage de pommades avant et après surtout le rapport

(1) P. Ravaut, Les maladies dites vénériennes — Un petit vol. de vulgarisation. Collection Armand Colin (prix : 6 francs).

sexuel. Ces pommades, que l'on trouve couramment dans le commerce, sont à base de calomel (Roux et Metchnikoff) ou de cyanure de mercure-thymol. Voici la formule donnée par Gauducheau :

Cyanure de mercure	$0^{gr},10$
Thymol	$1^{gr},75$
Calomel	25 grammes.
Lanoline	50 —
Huile de vaseline	10 —
Vaseline	Q. S. p. 100 —

Aussitôt après chaque rapport et le plus rapidement possible, introduire un peu de cette pommade dans le canal de l'urètre et en enduire légèrement le gland et le prépuce. A conserver le plus longtemps possible.

4° Récemment Levaditi a proposé de faire prendre, au moment des rapports sexuels, deux ou trois comprimés de Stovarsol, dont l'absorption immuniserait momentanément le sujet contre la contagion de la syphilis. Ce médicament, dont l'action est encore à l'étude, n'empêcherait ni la blennorragie ni le chancre mou.

B. — TRAITEMENT PRÉVENTIF.

1° *Indication.* — Peut être tenté lorsque le médecin a acquis la preuve que la personne qui le consulte s'est exposée récemment à la contagion syphilitique.

Peut être tenté chez des malades présentant des chancres mous, car, dans nombre de cas, il s'agit de chancres mixtes.

2° *Réalisation.* — *Premier cas.* — S'il ne s'est pas écoulé plus de quinze jours entre le moment de l'infection possible et celui de la consultation, faire trois à six injections intraveineuses de novarsénobenzol (3 grammes en tout) à cinq à six jours les unes des autres et, entre chacune d'elles, une injection bismuthique d'iodo ou tartro-bismuthate.

Deuxième cas. — Si le sujet consulte après le quinzième jour, faire dix injections intraveineuses de novarsénobenzol à doses

croissantes et, entre chacune d'elles, une injection bismuthique.

Dans tous ces cas, ne pas perdre de vue le malade après ce
traitement ; pratiquer deux examens du sang cinquante et
soixante-dix jours après la date de l'inoculation présumée.

L'avenir démontrera si des comprimés de sels arsenicaux,
pris par voie buccale, peuvent être suffisants et remplacer les
injections.

C. — TRAITEMENT DE LA SYPHILIS DÉCLARÉE.

I. — Période préhumorale.

Elle s'étend du moment où apparaît le chancre, soit vingt à
trente jours après la contamination, jusqu'au moment où l'on
constate la réaction de Bordet-Wassermann dans le sang,
c'est-à-dire vers le quarante-cinquième jour après la contamination. Pendant cette période de quinze à vingt-cinq jours, l'on
peut tenter un *traitement abortif*.

Réalisation du traitement. — 1º Une première série de dix
injections intraveineuses de novarsénobenzol ; une injection
par semaine en débutant par 0^{gr},15 et augmentant de 0^{gr},15
chaque fois jusqu'à 0^{gr},90 ; continuer à cette dose jusqu'à la
fin du traitement.

2º Entre chacune de ces injections, faire une injection intrafessière d'un sel de bismuth insoluble : iodo ou tartro-bismuthate.

3º Après cette cure, qui dure environ trois mois, repos d'un
mois.

4º Deuxième cure semblable.

5º Repos de deux mois, puis examen du sang.

6º Troisième cure de cinq injections de novarsénobenzol et de
bismuth, si la réaction a été négative.

7º Suivre le malade pendant la deuxième année et faire un
examen du sang tous les trois mois. Si, pendant cette deuxième
année, le sang a toujours été négatif, on fera un examen du liquide

rachidien et, si tout est négatif, on pourra le considérer comme guéri.

8° Il sera prudent de le suivre pendant la troisième année et faire à la fin de cette année un examen du sang.

Si elle est encore négative, on pourra considérer le malade comme guéri et le laisser se marier.

9° Si à l'un de ces examens la réaction est positive, agir comme s'il s'agissait d'une syphilis traitée à la période humorale.

II. — Période humorale ou septicémique.

A partir de ce moment, la septicémie syphilitique est indiscutable, et le traitement doit être rapide, intense, surtout au début, et suffisamment prolongé. Il sera établi au moyen de séries de *cures dites d'attaque* répétées pendant trois années.

Voici le mode de traitement qui me semble pratiquement le plus actif :

1° Pour atténuer la virulence du spirochète et éviter les réactions de la première injection, faire :

Soit quatre injections intraveineuses de cyanure de mercure à 1 p. 100 : un centimètre cube chaque jour pendant quatre jours consécutifs ;

Soit une injection d'un sel bismuthique agissant rapidement : Néo-trepol par exemple.

2° Commencer aussitôt la première *cure d'attaque*. Elle comprendra :

a. Dix injections intraveineuses de novarsénobenzol à doses croissantes : une par semaine. La dose initiale est de $0^{gr},15$; augmenter chaque fois de $0^{gr},15$ jusqu'à $0^{gr},90$ ou $1^{gr},20$ et rester à cette dose jusqu'à la fin du traitement ;

b. Entre chacune de ces injections, faire une injection intramusculaire d'un sel de bismuth insoluble (iodo ou tartro-bismuthate). Si le malade est intolérant au bismuth, le remplacer par quatre injections de cyanure de mercure ou une injection d'Arquéritol (amalgame de mercure et d'argent).

Cette cure d'attaque dure environ trois mois.

3º La première année, faire trois cures semblables : un mois d'intervalle entre la première et la deuxième ; deux mois d'intervalle entre la deuxième et la troisième.

4º La deuxième année, faire trois cures comprenant chacune huit injections arsenicales et huit injections bismuthiques ou mercurielles.

5º La troisième année, faire trois cures comprenant chacune six injections arsenicales et six injections bismuthiques ou mercurielles.

6º Entre chaque cure, faire prendre les trois premiers jours de chaque semaine, à chacun des trois repas, dans un peu de lait froid ou d'eau, de XX à LX gouttes de cette solution :

        Iode métallique .... 1 gramme.
        Iodure de K .... 2 grammes.
        Eau distillée 100   —

Cette solution peut être donnée à des doses plus élevées, variant entre 1 et 20 centimètres cubes par repas.

7º Pendant ce traitement de trois années, on pourra examiner le sang à plusieurs reprises, et il est vraisemblable qu'il sera négatif ; malgré des réactions constamment négatives, le traitement doit être systématiquement continué.

8º Au début de la quatrième année, avant de suspendre le traitement, faire un examen du sang et du liquide rachidien.

Si l'une ou les deux réactions sont positives, reprendre le traitement avec intensité et persistance jusqu'à négativité des réactions.

Si toutes les réactions sont négatives, faire pendant la quatrième et la cinquième année un traitement de sécurité ; faire par exemple chaque année quatre séries de quatre ou six injections intrafessières d'un sel de bismuth insoluble ou d'Arquéritol. En outre, entre ces séries d'injections, faire prendre de l'iode sous forme de solution iodo-iodurée, que l'on formulera comme précédemment.

Ce traitement d'attaque sera appliqué intégralement pendant

trois années à tout malade atteint de syphilis récente, qui, insuffisamment traité, présente encore des signes cliniques ou des réactions humorales positives.

III. — Traitement des accidents ultérieurs.

Si un malade, insuffisamment traité jusqu'alors, présente des accidents cutanés ou viscéraux ou des réactions humorales positives, la conduite à tenir sera la suivante :

1º Réduire les accidents par des cures d'attaque proportionnées à l'état général du malade, à sa résistance thérapeutique, à l'intensité de la lésion, à la fragilité du tissu atteint.

2º Chaque cas comportant une indication thérapeutique spéciale sera traité :

Soit par des cures d'attaque ;

Soit par un traitement moins violent, mais qui, étant moins actif, sera prolongé plus longtemps. Il se fera par des sels de bismuth ou de mercure.

3º Dans certaines circonstances, les injections sont absolument impossibles et cependant le malade doit être traité. Il faut alors recourir :

Soit aux frictions mercurielles ;

Soit aux suppositoires mercuriels ou arsenicaux ;

Soit mieux au traitement par voie buccale.

Celui qui nous paraît le plus actif et le plus pratique est le suivant :

a Un jour sur deux prendre *isolément* dans les vingt-quatre heures de quatre à dix de ces comprimés :

Comprimé de calomel à 1 centigramme.
Un flacon.

b. Le jour intermédiaire prendre à chacun des trois repas :

Soit de 1 à 4 comprimés de Narsénol (avoir bien soin briser le comprimé avant de l'avaler) ;
Soit de 1 à 3 comprimés de Stovarsol ;
Soit de 1 à 2 comprimés de Tréparsol ;
Soit de 1 à 4 comprimés de Sanluol.

Ces cures par voie buccale seront continuées pendant dix ou vingt jours par mois, selon les circonstances.

Elles peuvent être données comme traitement de sécurité, mais n'ont pas l'activité des injections dans la plupart des cas.

4° Entre ces cures soit par injections, soit par voie buccale, il sera bon d'intercaler un traitement iodé au moyen de la solution iodo-iodurée (Voir plus haut).

D. — TRAITEMENT DE LA SYPHILIS HÉRÉDITAIRE.

Il comprend le traitement prophylactique et le traitement curatif.

I. — Traitement prophylactique.

Il s'adresse aux géniteurs et peut être ainsi résumé :

a. Traiter le futur géniteur jusqu'à ce qu'il soit devenu inoffensif et ne l'autoriser à se marier qu'à cette époque : c'est le traitement de la syphilis en général.

b. Après le mariage, surveiller les conjoints, surtout si les traitements antérieurs ont été insuffisants.

Faire des cures prénatales aussi actives que possible pour donner aux conjoints le maximum de garanties.

Selon les circonstances, on recourra de préférence aux injections, comme dans la cure d'attaque ; si les injections sont impossibles, faire au moins un traitement par voie buccale au moyen du calomel et des comprimés arsenicaux (Narsénol, Stovarsol, Tréparsol, Sanluol), comme il est indiqué précédemment.

c. En cas de grossesse, faire un traitement aussi précoce, aussi actif et aussi prolongé que le permettront les circonstances, car il est facile de donner des lignes de conduite, mais il est bien plus difficile de les appliquer.

d. Si l'enfant naît dans de bonnes conditions, le surveiller et, au moindre signe douteux, le traiter. Il sera prudent, à titre préventif, de lui donner, au moins de temps en temps, par voie buccale, du calomel et des sels arsenicaux.

II. — Traitement curatif.

a. **Traitement d'attaque**. — On y recourra chaque fois que la nécessité d'un traitement actif s'imposera chez l'enfant.

On le fera au moyen d'injections intraveineuses de novarsénobenzol et d'injections intramusculaires de bismuth alternées comme dans la cure d'attaque chez l'adulte.

1º S'il s'agit d'un nouveau-né ou d'un jeune enfant, l'état des veines ne permettra guère l'usage des injections intraveineuses, même si l'on recourt aux injections dans la jugulaire, ou les veines épicraniennes, ou le sinus longitudinal.

Lorsque l'on pourra utiliser ces voies d'introduction, il faudra les choisir de préférence, mais elles nécessitent une habileté professionnelle spéciale et sont souvent refusées par les parents. Dans ces conditions, remplacer les injections intraveineuses par des injections sous-cutanées de Sulfarsénol ou d'Acétylarsan.

De même chez le nouveau-né et le jeune enfant, les muscles n'étant pas développés et la marche ne facilitant pas la résorption des substances injectées dans les fesses, il sera préférable, pour ne pas avoir de difficultés thérapeutiques entraînant souvent la cessation du traitement, de recourir soit aux frictions mercurielles, soit au traitement par le calomel par voie buccale.

En résumé, chez le nouveau-né ou le jeune enfant, pratiquer le traitement d'attaque par des séries d'injections de sulfarsénol et, entre chaque injection, faire des frictions mercurielles ou donner du calomel par voie buccale. (Pour les doses, voir précédemment p. 127 et suivantes).

2º S'il s'agit d'un enfant bien développé, faire le traitement d'attaque comme chez l'adulte par des cures d'injections intraveineuses de novarsénobenzol et des injections intrafessières de sels de bismuth.

b. **Traitement d'entretien ou de prudence**. — S'il est impossible de recourir aux injections d'arsenic, de bismuth ou de mercure, si l'on veut instituer un traitement qui ne soit pas révélateur, si l'on veut éviter les réactions parfois violentes déterminées par les injections, si l'enfant ne peut pas être suivi et que l'on veuille le traiter pendant longtemps, l'on recourra à des cures ainsi comprises, mais que l'on pourra modifier selon l'âge et les nécessités.

Pendant un certain nombre de jours par mois, faire un jour sur deux :

Soit une friction mercurielle ;
Soit donner par la bouche des doses de calomel de un centigramme chacune, réparties isolément dans les vingt-quatre heures.

Et le jour intermédiaire donner par la bouche :

Soit des comprimés de Narsénol ;
Soit des comprimés de Stovarsol ;
Soit des comprimés de Tréparsol ;
Soit des comprimés de Sanluol.

Entre chacune de ces cures arsenico-mercurielles par voie buccale, on fera prendre de l'iode sous forme de solution de Lugol dans du lait.

L'on retrouvera dans les chapitres précédents la posologie de ces médicaments, leurs indications, leurs inconvénients selon l'âge et le poids des malades.

III. — Traitement opothérapique.

Je ne fais que le signaler pour qu'il ne soit pas oublié dans le traitement de la syphilis héréditaire. en raison de sa grande importance.

Voici comment schématiquement M. Apert conçoit ces diverses indications de l'opothérapie :

La thyroïde active l'évolution osseuse et l'évolution génitale simultanément.

La surrénale active le développement sexuel et les caractères sexuels secondaires.

L'hypophyse produit l'activation de l'accroissement en

hauteur de la taille avec l'arrêt du développement sexuel et de la tendance à la soudure des cartilages d'accroissement.

En principe, l'opothérapie thyroïdienne trouve son emploi dans les arrêts et retard du développement génital (taille, dentition, marche, intelligence) et sexuel (infantilisme simple).

L'opothérapie surrénale sera indiquée dans les états languissants avec affaiblissement, apathie et allongement exagéré de la taille.

L'opothérapie hypophysaire trouve des indications chez les sujets trapus, obèses, hirsutes, chez qui la puberté apparaît de façon trop précoce.

Les doses approximatives seront chez l'enfant :

Poudre de foie	: de $0^{gr},10$ à 1 gramme par jour.	
Testicules	: de $0^{gr},05$ à $0^{gr},25$	—
Hypophyse	: de $0^{gr},02$ à $0^{gr},10$	—
Moelle osseuse	: de $0^{gr},05$ à $0^{gr},25$	—
Ovaires	: de $0^{gr},05$ à $0^{gr},10$	—
Pancréas	: de $0^{gr},10$ à $0^{gr},20$	—
Rate	: de $0^{gr},10$ à $0^{gr},20$	—
Surrénale	: de $0^{gr},02$ à $0^{gr},10$	—
Thymus	: de $0^{gr},02$ à $0^{gr},25$	—
Thyroïde	: de 1 milligramme à 5 centigrammes.	

IV. — Posologie des médicaments à utiliser chez le nouveau-né et l'enfant.

a. *Mercure.* — Frictions mercurielles : pendant les trois premiers mois, la friction sera de 1 à 2 grammes d'onguent napolitain par jour.

On se rappellera que le volume d'un petit pois représente 2 grammes d'onguent napolitain.

Liquide de Van Swieten : XX gouttes par kilogramme et par vingt-quatre heures, sans toutefois dépasser une dose quotidienne totale de 10 à 20 centimètres cubes.

Calomel : 1 centigramme par kilogramme et par vingt-quatre heures, sans toutefois dépasser une dose quotidienne de 6 à 10 centigrammes.

Injections intraveineuses de cyanure de mercure : 2 milligrammes par kilogramme, soit un cinquième de centimètre cube de la solution à 1 p. 100, sans toutefois dépasser une dose quotidienne totale de un centimètre cube.

b. *Arsenic.* — Voie veineuse : N ovarsénobenzol : un quart de centigramme par kilogramme pour la première injection ; augmenter progressivement d'un quart de centigramme chaque fois pour atteindre un centigramme par kilogramme à la quatrième injection.

Voie sous-cutanée : Sulfarsénol, même posologie.

Voie buccale :

Novarsénobenzol ou Narsénol........	1 centigramme	par kilo.
Stovarsol	1 —	—
Tréparsol	2 centigrammes	– –
Sanluol ou 606..................	1 centigramme	—

c. *Iode.* — Solution de Lugol :

Iode métallique	1 gramme.
Iodure de K	2 grammes.
Eau distillée	100 —

De X à XX gouttes par vingt-quatre heures chez le nouveau-né ; X gouttes par kilogramme et par vingt-quatre heures chez l'enfant.

PALUDISME

CHAPITRE PREMIER

NOTIONS GÉNÉRALES SUR LES INDICATIONS
ET LA DIRECTION DU TRAITEMENT

Les premières manifestations de l'infection par l'hématozoaire de Laveran se traduisent par des symptômes fébriles
plus ou moins continus, mal déterminés, souvent d'allure ty-
phoïde : ils sont les signes principaux du paludisme primaire.
Cette période de la maladie s'observe surtout dans la zone d'in-
festation. Puis ensuite, au bout de quelques jours, l'affection
revêt son véritable aspect de fièvre intermittente survenant
par accès : à ce moment débute la période secondaire. C'est à ce
stade que nous observons le plus souvent en France les paludéens, car presque tous se sont contaminés au loin ; cependant
les cas de paludisme autochtone se voient encore dans certaines
régions de la France, et il faut s'en souvenir.

Ces foyers, qui existaient avant la guerre, sont les principales
sources de contagion, car les paludéens provenant de l'armée
d'Orient n'ont guère disséminé leur maladie, contrairement à
ce que l'on avait craint.

Cette distinction est surtout importante en matière de thérapeutique, car il est possible, à la première période, d'obtenir
par un traitement précoce et énergique la stérilisation rapide
de la maladie, alors qu'au contraire la constatation des sym-
ptòmes de la période secondaire fait disparaître cet espoir et
indique un traitement systématiquement prolongé.

A. — PALUDISME PRIMAIRE.

C'est surtout dans les régions infestées de paludisme que l'on observe cette forme ; elle a été bien étudiée pendant la guerre chez les soldats faisant campagne en Grèce et en Macédoine, et c'est surtout aux médecins (1) de l'armée d'Orient que nous emprunterons les notions suivantes, car ils ont pu observer sur place un grand nombre de malades, les étudier et bien décrire ces premiers stades du paludisme.

Dès les premiers jours de l'infection, le sujet récemment contaminé présente des symptômes généraux qui ne rappellent en rien le paludisme.

Tantôt il s'agit de réactions fébriles continues pouvant simuler les fièvres typhoïdes ou paratyphoïdes ; tantôt les localisations sur différents viscères, le système nerveux, les organes des sens, peuvent faire penser à des affections fébriles spéciales à ces organes : c'est ainsi que l'hépatite, la méningite, la dysenterie, etc., sont fréquentes à cette période et ne sont pas toujours rattachées au paludisme.

Cette période de septicémie de la maladie dure plusieurs semaines, puis les hématozoaires vont se retrancher dans différents organes et y rester à l'état de vie latente ; ils n'en ressortent qu'à certaines occasions pour envahir à nouveau l'organisme ; mais cette fois la septicémie n'est que transitoire et se traduit par l'accès fébrile revenant selon un rythme régulier le plus souvent.

A cette période septicémique initiale, alors que le parasite n'a pas encore eu le temps d'organiser sa résistance dans différents viscères ou divers tissus, il est possible d'obtenir, par un traitement énergique, la stérilisation de la maladie, mais il ne faut pas perdre de temps.

Le but principal, dès que le malade est infecté par l'héma-

(1) Abrami, Le paludisme primaire en Macédoine et son traitement (*Presse médicale*, n° 17, 22 mars 1917). — Armand Delille, Paisseau, Abrami, Lemaire, Le paludisme macédonien. Collection horizon, 1917.

tozoaire, est d'empêcher la formation des gamètes. Ils n'apparaissent jamais avant le huitième ou le dixième jour. Leur apparition dans l'organisme présente un double danger. D'une part, ce sont les seules formes du parasite qui, absorbées par le moustique, soient susceptibles de perpétuer la race ; ce sont donc les seules sources de l'épidémie palustre : empêcher la formation des gamètes, c'est enrayer la propagation du paludisme. D'autre part, très résistants à la quinine, ces éléments entretiennent la chronicité de la maladie, en donnant naissance à de nouvelles générations de parasites, qui, au fur et à mesure de leur éclosion, provoquent les manifestations fébriles intermittentes : empêcher la formation des gamètes, c'est arrêter l'évolution du cycle parasitaire dans l'organisme humain. Il est donc possible de stériliser la maladie si l'on arrive à temps pour empêcher la formation des gamètes ; ce moment passé, ils envahissent l'organisme, se retranchent dans différents organes et ne peuvent être atteints que par des traitements systématiquement répétés. comme nous le verrons plus loin.

Telles sont les raisons de la précocité du traitement à cette phase initiale du paludisme ; de plus, il doit être intensif, car des doses faibles de quinine sont insuffisantes et provoqueraient même le développement des formes de résistance.

L'expérience a montré à M. Abrami qu'il était nécessaire d'atteindre la dose de 3 grammes de quinine par jour, et nous verrons plus loin comment peut être réalisé le traitement de la période primaire du paludisme, véritable traitement abortif, entraînant en quelques jours la guérison de la maladie.

B. — PALUDISME SECONDAIRE.

Alors qu'à la période précédente l'hématozoaire vagabonde dans tout l'organisme, touchant la plupart des viscères, mais ne se fixant encore dans aucun, à la période secondaire, au contraire, il pénètre au sein de quelques organes, s'y retranche et y végète silencieusement. Puis, à certains moments, sous des

influences très variées, il fait irruption dans la circulation sanguine, s'y développe, manifestant bruyamment sa vitalité par
la production de l'accès fébrile. Cette crise passée, tout rentre
dans l'ordre, mais le parasite n'en reste pas moins vivant dans
la profondeur des tissus qui l'hébergent, guettant l'occasion
favorable pour reprendre ses incursions.

Le premier but thérapeutique est de faire cesser toute manifestation extérieure : c'est relativement facile, trop même
quelquefois, car ce succès risque de faire abandonner la poursuite du traitement. Il faut, au contraire, à ce moment, penser
que la manifestation clinique constatée a son origine dans un
foyer latent profondément caché et que, si le médecin ne
l'attaque pas de parti pris, tôt ou tard de nouveaux symptômes
morbides viendront lui montrer qu'il avait eu tort de les
négliger. Aussi, pour éviter ces récidives, le traitement doit être
aussitôt appliqué et systématiquement prolongé, pour éviter
tout retour offensif. Ce ne sont pas les signes cliniques qui
doivent guider la thérapeutique, mais la connaissance de
l'évolution de l'hématozoaire. Le critérium d'un bon traitement est précisément de faire disparaître toute manifestation
clinique ou biologique et d'en éviter la réapparition.

En matière de paludisme, ces notions ne sont pas toujours
suffisamment comprises La meilleure preuve nous en est fournie par ce qui s'est passé pendant la guerre à l'armée d'Orient,
au début de sa formation tout au moins : le traitement subi
par les premiers malades évacués d'Orient a été généralement
trop superficiel et insuffisamment prolongé. Il en est résulté
que, pendant plus d'un an, avant la création des hôpitaux spéciaux, les rapatriés de Macédoine ont erré d'hôpital en hôpital :
ils y recevaient, au hasard, des doses infimes de quinine, ou bien
ne l'absorbaient même pas et étaient considérés comme guéris
dès que l'accès avait disparu. Au commencement de l'année
1917, des milliers de paludéens étaient hospitalisés dans la
15e région, et beaucoup d'entre eux n'avaient pas quitté les
hôpitaux depuis un an, conservant sans cesse des accès, de
l'anémie, les rendant incapables de reprendre leur service. Beau-

coup escamotaient la quinine; dès que le traitement a été discipliné, bien réglé, l'aspect du paludisme s'est aussitôt modifié, mais le traitement dut être d'autant plus long que la maladie était de date plus ancienne. Par mes fonctions de chef de secteur médical, j'ai pu, chez ces nombreux malades, étudier les résultats des différents modes de traitement; après de nombreux tâtonnements, j'ai pu dégager la formule qui m'a paru la plus active; elle est facilement applicable par tout médecin, même par le malade, et ne comporte aucun risque thérapeutique. Nous en avons éprouvé l'efficacité chez plusieurs milliers de paludéens infectés depuis un temps plus ou moins long.

Nous étions arrivés à cette conclusion que ceux qui présentent des accès répétés, des parasites dans le sang ou qui n'ont pas été suffisamment traités jusqu'alors, doivent subir des séries de cures d'attaque permettant de faire cesser d'abord les manifestations de l'hématozoaire, puis de le réduire et de le tuer sur place.

Sous l'influence de ces cures, les accès cessent rapidement et les parasites disparaissent du sang, mais, selon les formes, ce résultat est plus ou moins rapide ; souvent, dans la tierce maligne, il est difficile d'amener la disparition des croissants, et ce résultat ne peut être atteint que par des cures répétées.

L'évolution clinique et l'examen du sang peuvent servir de guides dans la direction du traitement, mais le malade peut ne plus présenter d'accès, son sang ne plus révéler la présence de parasites, et cependant il est nécessaire de continuer le traitement pour obtenir la disparition de foyers latents et profonds susceptibles de se réveiller ; il doit donc être systématiquement prolongé, bien qu'aucun signe n'en montre la nécessité. Seule l'épreuve du temps prouvera si cette action a été suffisante. Dans ces conditions, il n'est pas nécessaire de recourir à des cures d'attaque aussi vigoureuses, mais, en l'absence de signes permettant d'affirmer la guérison du malade, il nous paraît prudent de recourir à un traitement de prudence ou de sécurité.

Nous voyons donc combien le spirochète de la syphilis et

l'hématozoaire du paludisme présentent d'analogie dans leur parasitisme ; le second, heureusement, paraît moins résistant que le premier ; il ne semble pas se transmettre par hérédité ; il a des périodes de latence moins longues, et ses complications tardives, lorsqu'elles existent, sont beaucoup moins redoutables. Il en résulte que la thérapeutique doit s'inspirer des mêmes principes et essayer d'atteindre les mêmes buts.

Tout d'abord, il est possible, dans les milieux exposés à la contagion, de l'éviter par un *traitement préventif* : il existe une prophylaxie véritablement efficace du paludisme. Puis, si l'infection se produit, pendant les premiers jours, on peut faire avorter la maladie pendant toute sa phase primaire : c'est le *traitement abortif*. Plus tard, le parasite envahit l'économie, se retranche au sein de divers tissus et ne peut être détruit que par des séries de cures répétées et vigoureusement menées : c'est le *traitement d'attaque*, celui auquel on aura le plus souvent recours. Enfin, comme aucun signe ne permet d'affirmer la guérison, alors même que les signes cliniques et biologiques permettent d'y penser, nous conseillons, dans le doute, la prudence et la continuation discrète de l'action thérapeutique sous forme de *traitement de sécurité*.

CHAPITRE II

LE CHOIX DE LA NATURE ET DE LA FORME D'ADMINISTRATION DES MÉDICAMENTS

Il me paraît inutile d'insister longtemps sur ce point. Deux médicaments s'imposent : l'un, la quinine, est un spécifique qui a fait depuis longtemps ses preuves ; l'autre, l'arsenic, est un adjuvant très utile, mais ne saurait la remplacer. D'autres produits ont été essayés, mais aucun n'a les vertus thérapeutiques des premiers ; nous ne ferons que les signaler.

A. — QUININE.

La *quinine* s'impose d'une façon absolue : c'est le seul médicament spécifique. Quelques médecins ont pu l'accuser d'être inefficace contre le paludisme d'Orient, croyant qu'il s'agissait d'une variété spéciale de maladie quinino-résistante ; certains même proclamèrent la faillite de la quinine. Dans un article de la *Presse médicale* (1) et dans un rapport présenté, le 15 octobre 1917, à une réunion sur le paludisme, au ministère de la Guerre, j'ai montré de nombreux tracés permettant de constater l'efficacité remarquable de la quinine sur ce paludisme de Macédoine. Chez des malades hospitalisés depuis des mois et même plus d'une année, considérés comme rebelles à l'action de la quinine, j'ai pu prouver que, si les accès persistaient,

(1) P. Ravaut, Réniac, de Kerdrel et Krolunitsky, Le paludisme d'Orient vu à Marseille (*Presse médicale*, n° 47, 16 août 1918).

c'était parce que les soldats ne prenaient pas leur quinine, ou qu'elle ne leur était pas donnée à doses suffisantes. J'ai même remis au musée du Val-de-Grâce un tableau reproduisant un certain nombre de tracés tout à fait caractéristiques. Chacun d'eux est divisé en deux parties : la première, parfois longue d'une année, représente une courbe irrégulière entrecoupée d'accès, pendant laquelle la quininisation n'étant pas suffisamment surveillée, les malades ne prenaient pas la quinine qui leur était donnée ; la seconde, tout à fait régulière et apyrétique, succédant immédiatement à la première, pendant laquelle la quininisation était bien réglée et surveillée. Ces tracés, choisis parmi plusieurs milliers analogues, sont caractéristiques. Chez tous les paludéens qui m'ont été présentés comme quininorésistants, il a suffi de discipliner l'administration de la quinine pour ramener aussitôt la température à la normale. En même temps s'évanouit cette légende qui commençait à se créer sur l'inefficacité de ce médicament chez les paludéens évacués d'Orient.

Le sel le plus couramment employé est le chlorhydrate de quinine. La *dose* thérapeutique doit atteindre au moins 2 grammes par vingt-quatre heures, et même plus dans les cas graves. Tous les auteurs sont d'accord sur ce chiffre ; beaucoup même le considèrent comme un minimum. Nos constatations confirment cette opinion, et nombreuses sont nos observations de malades qui, malgré des doses de 1 gramme et même 1^{gr},50, présentèrent des accès pendant des mois, alors que des doses plus élevées les firent cesser aussitôt. De même, bien que l'on ait dit que la quinine n'avait aucune action sur les croissants, il est très souvent possible de les faire disparaître par l'ingestion continue de doses élevées.

D'autres sels de quinine peuvent être utilisés ; M. Marchoux préconise l'hydrate de quinine ; M. Le Dantec préfère le sulfate basique.

Dans ces dernières années, M. Léonard Rogers et des auteurs italiens ont vanté les bons résultats donnés par les sels solubles de cinchonine, soit en injections, soit par voie buccale. N'ayant pas l'expérience de ces corps, je ne puis qu'indiquer la revue générale de Cheinisse donnant toutes les indications (1).

Mais, dans certains milieux, il est prudent de s'assurer que le médicament est réellement absorbé. Cette recommandation paraît superflue chez des malades qui ont le désir de guérir; mais souvent, dans les hôpitaux militaires, elle est absolument nécessaire. Pendant toute la guerre, sur les fronts exposés au paludisme, tant dans les corps de troupe que dans les hôpitaux, la surveillance de la quininisation, soit préventive, soit curative, a été une des grosses difficultés de la lutte contre le paludisme. Ce n'est que par une surveillance continuelle de tout son personnel et des malades, par une méfiance soutenue, que le médecin constatera les succès qu'il doit obtenir à coup sûr. Pour éviter toute fraude, il doit assister aux distributions du médicament et vérifier sa présence dans les urines au moyen du réactif de Tanret, presque chaque jour.

Il est évident que, s'il était possible d'injecter la quinine sans inconvénient sous la peau et dans les veines, toute méfiance serait inutile, mais malheureusement, pour un traitement prolongé, ces voies d'administration ne sont pas pratiques.

I. — Voie buccale.

Par la *voie buccale*, la quinine peut être ingérée sous forme de comprimés, de cachets ou de solution. Dans le traitement hospitalier, tout le monde s'accorde pour reconnaître que la solution représente le meilleur mode d'administration : elle supprime toute fraude et toute tentation de dérober la quinine qui n'est pas absorbée, ce qui est très facile si elle est donnée en cachets ou en comprimés. Elle sera distribuée par rations à chacun des deux principaux repas : 30 centimètres cubes d'une solution à 33 grammes par litre d'eau représentant 1 gramme de quinine. Ainsi mélangée aux aliments, elle est bien tolérée ;

(1) CHEINISSE, La cinchonine dans le traitement du paludisme (*Presse médicale*, 28 juillet 1923, n° 60).

l'intolérance gastrique est parfois le fait de la mauvaise volonté du malade plus que de troubles digestifs véritables.

La quinine peut être donnée en cachets, en comprimés et mieux encore sous forme de comprimés enrobés dans du gluten (1) ; j'ai constaté que, sous cette forme, les estomacs les plus intolérants la supportaient plus facilement.

Par la voie buccale, l'élimination de l'alcaloïde commence dix minutes après son ingestion ; elle atteint son maximum vers la huitième heure et continue à s'éliminer en décroissant pendant trois jours ; ces chiffres sont importants à connaître pour instituer le mode de traitement. L'absorption et l'élimination se font mieux lorsque le médicament est donné en dehors des repas. Enfin les doses fractionnées sont plus actives que les doses massives, c'est-à-dire qu'un gramme de quinine agira plus activement sous forme de quatre doses de $0^{gr},25$ chacune que s'il est donné en une seule fois.

Pour faciliter la tolérance et l'absorption de la quinine, on peut faire prendre en même temps des limonades acides, ou recourir à des purgatifs salins, au bicarbonate de soude, et même quelquefois à des vomitifs à l'ipéca.

La *poudre de quinquina* peut rendre de grands services et même suppléer la quinine si elle est donnée à doses suffisantes : 9 grammes par jour en moyenne en cachets ou en décoction. M. Baufle (2) a étudié ce vieux mode de traitement, en a montré certains avantages et donné une formule de préparation que nous reproduisons plus loin. La poudre de quinquina nous a donné de bons résultats chez de vieux paludéens, quininisés depuis longtemps et présentant encore de l'anémie et surtout de l'hypertrophie du foie et de la rate.

(1) P. RAVAUT, La suppression des troubles gastriques déterminés par la quinine au cours du traitement du paludisme (*Presse médicale*, n° 16, 18 mars 1918).

(2) BAUFLE, Le quinquina dans le traitement du paludisme (*Paris médical*, n° 16, 20 avril 1918).

II. — Voie veineuse.

L'injection intraveineuse est un excellent mode d'administration de la quinine, donnant des résultats très rapides ; mais c'est, à notre avis, un procédé d'exception, utilisable seulement dans certaines conditions, car elle suppose, pour un long temps, l'intervention quotidienne du médecin. Elle a ses indications dans les cas graves, nécessitant l'action thérapeutique immédiate, comme les accès pernicieux. MM. Carnot et de Kerdrel (1) s'en sont faits les ardents défenseurs et en ont obtenu d'excellents résultats.

La technique est très simple. Il suffit de diluer dans 20 centimètres cubes de sérum physiologique une des ampoules préparées d'avance :

```
Chlorhydrate de quinine .....................  0gr,40
Uréthane....................................  0gr,20
Eau.........................................  1 gramme.
```

L'injection se fait dans une veine du bras comme une injection intraveineuse ordinaire. Il faut avoir soin d'injecter lentement pour éviter les légers phénomènes de choc qui peuvent se produire quelquefois : congestion de la face, palpitations, tremblements, etc., peu graves d'ailleurs. L'injection doit être très correctement faite, car, même diluée, cette solution poussée en dehors de la veine, dans le tissu cellulaire, est très douloureuse et peut produire des indurations longues à se résorber et parfois des escarres.

Même en recourant à la voie veineuse, il n'est pas possible de diminuer la dose quotidienne de 2 grammes souvent nécessaire dans le traitement du paludisme. Or, malheureusement, l'expérience montre que, par cette voie, l'on ne peut pas injecter plus de 0gr,80 en une seule fois ; il faudrait donc faire trois injections intraveineuses par jour pour atteindre cette dose de

(1) CARNOT et DE KERDREL, Les injections intraveineuses de quinine dans le traitement du paludisme secondaire (*Paris médical*, n° 16, janvier 1917.).

2 grammes, ce qui n'est possible que pour des cas exceptionnels, comme les accès pernicieux ou les cas rares d'intolérance gastrique absolue. C'est là le gros obstacle des injections intraveineuses de quinine, et c'est regrettable, car elles constituent un mode de traitement agissant très rapidement, mais qui, par ce fait, ne peut être pratiquement utilisé que temporairement dans un moment critique.

III. — Voies sous-cutanée et intramusculaire.

La quinine peut être injectée sous la peau ou dans les muscles; la formule la plus simple est celle que nous donnons plus haut. Les injections intramusculaires sont les plus simples mais présentent certains inconvénients: tout d'abord, des accidents locaux sont à craindre, même par l'emploi de solutions diluées ou isotoniques ; des complications graves (escarres, paralysies sciatiques) se produisent parfois à très longue échéance, et elles ont été trop souvent constatées chez des malades évacués d'Orient. Les injections peuvent être très utiles dans certaines circonstances, mais doivent être pratiquées par le médecin lui-même. Ces raisons les rendent exceptionnelles et peu pratiques dans une thérapeutique courante, si bien qu'au cours de la guerre l'emploi en fut proscrit à plusieurs reprises. De plus, en dehors de ces inconvénients, pour atteindre la dose de 2 gramme de quinine, il faudrait multiplier les injections, car l'on ne peut guère injecter plus d'une dose de $0^{gr},40$ en une fois, ce qui augmente beaucoup les chances d'accident.

Cependant, à l'armée d'Orient, M. Abrami a tourné la difficulté et est parvenu à injecter couramment la quinine dans le tissu cellulaire et s'en est montré très satisfait. Voici comment il procède :

A la solution ordinaire de quinine-uréthane, M. Abrami reproche d'être hypertonique, ce qui gêne son absorption, de former des nodules, des abcès aseptiques, parfois même des escarres, d'être suivie souvent de troubles du côté du nerf sciatique, etc... Pour éviter ces inconvénients, il préconise l'emploi de solutions étendues de quinine répondant à cette formule :

```
Chlorhydrate de quinine ...............  10 grammes.
Uréthane.............................   3    —
Eau..................................  200 cent. cubes.
```

Elles réduisent au minimum la causticité du produit et permettent une absorption très rapide. Ces solutions étendues, isotoniques, sont injectées à la région postérieure du thorax et dans les parois latérales des flancs et de l'abdomen. L'injection doit être faite dans le tissu cellulaire sous-cutané, la pénétration de liquide dans le derme étant susceptible de provoquer de la nécrose. L'aiguille, longue de 5 centimètres au moins, sera enfoncée seule d'abord ; ce n'est qu'après s'être assuré de sa mobilité parfaite dans le tissu cellulaire que la seringue est adaptée et que l'injection est poussée lentement. M. Abrami préfère ces injections à toutes les autres méthodes et les considère comme à peu près exemptes de complications.

Il a pu injecter ainsi jusqu'à 60 centimètres cubes de cette solution, représentant 3 grammes de quinine.

Nous avons essayé cette solution et nous sommes moins optimiste que son auteur : elle est souvent douloureuse et laisse chez certains malades des nodules parfois assez gros et persistants.

Souvent nous avons recours aux injections intramusculaires de *formiate de quinine*, aux doses de $0^{gr},50$ chaque fois, répétées deux ou trois fois dans les vingt-quatre heures. Ce médicament est bien toléré, actif, et représente l'une des meilleures formes d'administration de cet alcaloïde en injections.

IV. — Voie rectale.

L'emploi de lavements ou de suppositoires renfermant la quinine n'est pas à conseiller, car son absorption au niveau du gros intestin est presque nulle. Pour s'en rendre compte, il suffit de la rechercher dans les urines, et l'on constate qu'après un lavement de quinine la quantité éliminée est très faible (Marchoux).

En somme, de tous les modes d'administration de la quinine, le plus pratique, pour un traitement de longue haleine, nécessitant un emploi quotidien du médicament, nous paraît la voie buccale. Son principal inconvénient est de fatiguer parfois l'estomac, mais en prenant quelques précautions, en usant de comprimés de quinine enrobés dans du gluten, il est possible de les supprimer et de rendre tout à fait tolérable l'ingestion de la quinine.

B. — ARSENIC.

On connaît depuis longtemps les bons effets de l'arsenic dans le traitement du paludisme, mais il n'a jamais été capable d'égaler ou de supplanter la quinine. Il n'est pas spécifique, et c'est surtout par son rôle eutrophique qu'il exerce son action. Nous avons essayé, à plusieurs reprises et sous différentes formes, de l'utiliser, et toujours nous avons été obligés de recourir à la quinine.

Les *injections intraveineuses de novarsénobenzol*, ainsi que l'ont déjà constaté de nombreux auteurs, semblent avoir quelquefois une action efficace sur les manifestations aiguës du paludisme ; les accès qui se succédaient depuis longtemps peuvent cesser à la suite de quelques injections, mais cette amélioration n'est qu'apparente, car, tôt ou tard, la maladie reparaît, avec une violence même accrue quelquefois. Sur les parasites et surtout sur les croissants, l'action de ces injections nous paraît relativement faible, comparée à celle de la quinine. C'est surtout sur l'état général, sur l'anémie, que ces sels arsenicaux nous paraissent utiles, beaucoup plus que sur l'hématozoaire lui-même. Aussi, quelques auteurs, frappés surtout par cette amélioration de l'état général, par la disparition des accès à la suite des premières injections, ont-ils cru bon de mettre sur le même pied l'efficacité des novarsénobenzènes dans la syphilis et le paludisme ; nous ne partageons pas cette opinion, car ces améliorations, même à la suite de traitements prolongés, ne sont pas durables ; tôt ou tard, les rechutes apparaissent et, cette fois, l'action des sels arsenicaux est beaucoup moins efficace. Ils nous paraissent donc insuffisants, à eux seuls, pour s'opposer à l'évolution de l'hématozoaire, même si leur usage est suffisamment prolongé.

Au contraire, associés aux sels de quinine, ils peuvent rendre de grands services, surtout dans les formes graves de paludisme avec hémorragies et albuminurie. Nous avons noté (1) ces bons effets et insisté sur l'action efficace de petites doses de novarsénobenzol injectées par voie veineuse contre les hématémèses, les hématuries et même l'albuminurie ; souvent nous avons constaté que l'injection intraveineuse de quinine était nocive, alors que l'injection intraveineuse de novarsénobenzol, associée à l'ingestion de quinine, donnait un excellent résultat. De plus, les sels arsenicaux agissent surtout contre l'anémie, qui est un symptôme constant chez les paludéens présentant des formes hémorragiques.

Depuis, nous avons constaté que, par la voie buccale, les *arsénobenzènes* avaient une action efficace, si on les associe à la quinine. Dans ce but, M. Billon a fabriqué, sous le nom de Narsénol, des comprimés de novarsénobenzol à la dose de $0^{gr},10$; isolés par une enveloppe protectrice, ils ne s'oxydent pas à l'air ; mélangés à une substance réductrice, ils ne s'altèrent pas à la longue. Nous verrons plus loin les résultats de ce traitement mixte du paludisme par la voie buccale, qui, dans de multiples circonstances, présente de grands avantages.

Depuis lors, j'ai donné, dans le traitement de l'amibiase par la voie buccale, l'ancien 606 (Sanluol), et les résultats ont été excellents. Je ne l'ai pas essayé dans le paludisme, mais il est vraisemblable de penser qu'il doit être également efficace.

Dans ces derniers temps, M. Marchoux (2) a traité le paludisme

(1) P. RAVAUT et DE KERDREL, Essai sur le traitement mixte du paludisme par les cures arsenico-quiniques (*Société médicale des hôpitaux*, 9 mars 1917).

(2) MARCHOUX, Action exclusive de l'arsenic (Stovarsol) sur le paludisme à *Pl. vivax* (*Annales de l'Institut Pasteur*, mars 1925).

par le Stovarsol de Fourneau. Par la bouche, en injection sous-cutanée ou intramusculaire, mais surtout en injection intraveineuse, il fait disparaître le *P. vivax* en quelques heures. En revanche, il n'exerce aucune action sur *P. Malariæ* et *P. Falciparum.* Les rechutes se produisent dans beaucoup de cas ; mais, en pays non palustre, les deux tiers des malades sont guéris avec une seule injection intraveineuse de 1 gramme de sel de soude.

Pour certains auteurs, le Tréparsol aurait les mêmes avantages que le Stovarsol.

En somme, quel que soit le mode d'administration, l'emploi des arsénobenzènes, du Stovarsol, n'est actif que sur certaines formes de paludisme et ne met pas à l'abri des rechutes ; aussi nous paraît-il utile de savoir recourir à d'autres arsenicaux également actifs.

Le *cacodylate de soude* ou l'*arrhénal* peuvent remplacer les sels arsenicaux précédents, mais ils doivent être utilisés à haute dose.

Déjà MM. Danlos, Bory et surtout des auteurs américains avaient essayé de remplacer les arsénobenzènes par des doses élevées de cacodylate (4 grammes par jour) dans le traitement de la syphilis et se louaient des résultats obtenus. Je conseillai à mon élève Maréchal, en 1917, d'étudier plus complètement cette question, et il en fit le sujet de sa thèse (1). Il a montré que des doses paraissant très élevées (jusqu'à 6 grammes par jour) pouvaient être tolérées pendant plusieurs jours de suite, et il a donné les résultats de ses essais thérapeutiques dans plusieurs affections.

Dans le traitement du paludisme, le cacodylate de soude, à la dose de 1 gramme par jour en injections sous-cutanées ou même intraveineuses, peut être très utile, et nous l'avons employé à doses répétées et prolongées dans les cures d'attaque de la maladie, en association avec la quinine. La solution employée est à 10 p. 100. Malheureusement, si, pour des rai-

(1) Maréchal, Essai sur les hautes doses de cacodylate de soude en thérapeutique (Thèse de Paris, 1919).

sons diverses, il est impossible de pratiquer des injections sous-cutanées aussi fréquemment qu'il serait nécessaire, ce médicament ne peut pas être donné à ces doses élevées par la voie buccale, car il est mal supporté par le tube digestif. C'est alors que l'on peut lui substituer les arsénobenzols, comme nous l'avons indiqué plus haut.

Je préfère de beaucoup le cacodylate de soude à l'arrhénal, dont les solutions sont moins stables et souvent douloureuses ; elles doivent être stérilisées par tyndallisation et, malgré cette précaution, certains verres de mauvaise qualité peuvent décomposer l'arrhénal, qui devient très douloureux, se résorbe mal et peut même provoquer des abcès.

Même à la dose moyenne de 1 gramme par jour, qui peut paraître élevée, le cacodylate est bien toléré. Quelquefois, chez certains malades nerveux et prédisposés, il peut produire un peu d'excitation cérébrale, des vertiges légers ; ces symptômes sont très rares et ne sont que passagers.

Il m'a semblé que, par la voie veineuse, ces doses de cacodylate, très bien supportées, étaient plus actives qu'en injections intramusculaires.

Enfin, dans la série des sels arsenicaux, j'ai essayé également l'atoxyl, qui, en plus de ses inconvénients possibles, ne présente aucune supériorité sur les précédents.

En résumé, les sels arsenicaux n'ont pas d'action spécifique dans le traitement du paludisme et n'empêchent pas les rechutes. Ils peuvent être employés sous différentes formes. Alors que, dans la syphilis, les types d'arsénobenzènes et de novarsénobenzènes représentent ceux qui doivent être utilisés en raison de leur action véritablement spécifique, dans le paludisme, au contraire, l'arsenic n'étant qu'un adjuvant, peut être employé soit sous cette forme, même par voie buccale, soit sous forme d'injections de cacodylate. La quinine reste seule le médicament véritablement spécifique, et son association aux arsenicaux présente de grands avantages, comme nous le verrons.

C. — AUTRES MÉDICAMENTS.

D'autres médicaments ont été proposés dans le traitement du paludisme et n'ont eu qu'une vogue éphémère. Certains paraissent donner des résultats immédiats très encourageants. mais qui ne durent malheureusement pas. Nous ne ferons que signaler l'émétique, les préparations ferrugineuses, certains sels de manganèse. A plusieurs reprises, j'ai essayé l'action du bleu de méthylène préconisé par M. Boinet. Soit sous forme de cachets, soit sous forme d'injections, ce colorant n'a pas d'action spécifique ; comme bien d'autres médicaments, il ne peut être qu'un adjuvant de la quinine. Dans le même ordre d'idées, j'ai essayé, sans résultats durables, certains colorants, comme le méthylbau, le trypanroth, etc.

Par contre, il est un médicament beaucoup trop négligé dans le traitement du paludisme et surtout utile dans les formes chroniques : *c'est l'iode.* Dans une excellente revue, Cheinisse (1) en a montré tous les avantages. Certes il ne stérilise pas d'emblée la maladie, mais, dans des formes chroniques, prolongées, rebelles à la quinine et aux arsenicaux, l'on peut constater l'arrêt des accès et le relèvement de l'état général.

J'ai obtenu d'excellents résultats en donnant l'iode en même temps que la quinine, dont l'action se trouve ainsi renforcée, soit isolément. Les meilleures proportions sont la teinture d'iode à la dose XXX à L gouttes par jour, soit la solution iodo-iodurée de Lugol (de XXX à CC gouttes) par jour en plusieurs fois dans du lait. L'iode n'agit que lentement, et son administration doit être prolongée pendant plusieurs semaines.

(1) Cheinisse, L'iode dans le traitement du paludisme rebelle à la quinine (*Presse médicale*, 5 mai 1923, n° 36).

CHAPITRE III

L'EMPLOI DE CES MÉDICAMENTS AUX DIFFÉRENTES PÉRIODES DU PALUDISME. LES FORMES DE TRAITEMENT

Alors que, dans l'étude du traitement de la syphilis, nous avons longuement discuté les avantages et les inconvénients de l'arsenic et du mercure, leur meilleur mode de rendement selon qu'ils sont employés isolément ou associés, etc., parce que tous deux se comportent comme de véritables spécifiques contre le spirochète, dans le paludisme cette discussion nous paraît inutile, car tout le monde s'accorde à reconnaître que la quinine est le seul médicament vraiment actif ; c'est à elle qu'il faut recourir immédiatement, si l'on veut obtenir un résultat certain, ce qui est le cas pour les traitements préventif et abortif. Plus tard, lorsque la maladie est devenue chronique et ne peut être déracinée que par des cures d'attaque longtemps prolongées, il devient nécessaire de recourir à des adjuvants du traitement quinique, et c'est alors que l'arsenic et l'iode trouvent leurs principales indications. Plus tard enfin, lorsque le paludisme semble réduit et peut-être même guéri, mais sans que nous puissions en avoir la preuve certaine, il est prudent de maintenir ces bons résultats par des cures d'entretien dans lesquelles quinine et arsenic seront avantageusement associés.

Leur mode d'emploi sera donc déterminé par la période de l'évolution du paludisme à laquelle on est appelé à le traiter, par des considérations d'ordre pratique : ce sont ces différentes indications que nous allons maintenant étudier.

A. — TRAITEMENT PRÉVENTIF.

L'efficacité du traitement préventif a fait l'objet de nombreuses discussions ; presque tout le monde en admet la nécessité dans les milieux infectés par le paludisme, ou lorsque l'infection est possible. Quelques-uns, ayant cru constater quelquefois sa faillite, se hâtent d'en proclamer l'inutilité.

Il a pour but, par l'administration régulière de la quinine d'empêcher le développement de l'hématozoaire introduit par la piqûre de l'anophèle.

Aussi, avant de dire que le traitement est inefficace, il faut s'assurer qu'il a été correctement effectué et que le médicament a été régulièrement ingéré. Nous avons tous vu pendant la guerre des paludéens, même instruits, même d'un grade élevé, critiquer les méthodes préventives, en citer de nombreux échecs, même personnels, et, si l'on se donne la peine de faire une enquête un peu serrée, l'on retrouve toujours soit une faute de technique, soit une négligence, soit quelquefois, malheureusement, un véritable sabotage de la médication préventive. Pour juger la question, il ne faut pas se fier à ce que l'on vous dit ou à ce que l'on écrit, mais vérifier soi-même, à chaque instant, par l'examen des urines, si la quinine est réellement absorbée, au moment nécessaire, et si la dose est suffisante. Malgré les précautions tardives qui ont été prises à l'armée d'Orient pendant la guerre, de nombreux soldats se soustrayaient au traitement préventif et, dans les poches de presque tous les évacués en France, l'on pouvait trouver des doses parfois considérables de quinine représentant celles qu'ils auraient dû prendre à titre préventif et que, pour de multiples raisons, ils avaient su escamoter. Ce n'est donc pas sur de tels documents qu'il faut juger l'efficacité de la méthode préventive contre le paludisme, bien qu'en revanche les exemples ne manquent pas de ceux qui, s'étant consciencieusement quininisés, ont pu rester longtemps en Orient, exposés chaque jour à la contagion, et revenir indemnes. de toute infection.

Si nous jugeons utile de faire cette digression, c'est parce que l'on a répété trop souvent que l'exemple de notre armée d'Orient était une preuve manifeste de l'inefficacité de la méthode préventive, car le nombre des paludéens y fut considérable ; avant de prononcer un tel jugement, il faudrait se rendre compte des difficultés matérielles, souvent volontaires, à laquelle se heurtèrent ceux qui furent chargés d'appliquer la méthode ; elle ne fut que très imparfaitement exécutée, et ce n'est pas sur cette longue expérience qu'il faut la juger. Dans d'autres milieux et dans d'autres circonstances, elle a fait ses preuves ; à ceux qui la discutent l'on peut en tout cas répondre que, si elle a paru quelquefois inefficace, elle n'est ni compliquée ni dangereuse et qu'elle permet d'éviter à coup sûr de nombreux cas de contagion.

Expérimentalement, Ét. et Edm. Sergent (1) ont pu étudier l'action préventive de la quinine sur l'infection des oiseaux par le *Plasmodium relictum*. En injectant des doses convenables, ils ont constaté que tous les témoins non traités sont infectés, présentent une invasion parasitaire intense du sang et meurent dans la proportion de 30 p. 100, alors que les traités ne sont pas malades : chez eux, il n'y a pas de septicémie ; s'il y a infection, elle reste latente d'emblée ; dans tous les cas, la survie est assurée.

Mêmes constatations en pathologie humaine, et je n'insiste pas sur les nombreuses statistiques publiées en France, en Italie. en Angleterre, en Amérique, etc., montrant, preuves en mains, les bienfaits de la quininisation préventive, bien administrée et consciencieusement ingérée.

Comme il s'agit d'un traitement qui doit être aussi longtemps prolongé que l'infection est possible, qui peut durer par conséquent des saisons entières, il faut renoncer aux injec-

---

(1) Ét. et Edm. Sergent, Étude expérimentale du paludisme (*Bulletin de la Société de pathologie exotique*, 9 février 1921).

tions sous-cutanées ou intraveineuses et se contenter du traitement par voie buccale.

Les uns sont partisans du traitement continu à petites doses et font prendre chaque jour au malade de 0^{gr},25 à 0^{gr},50 de quinine chaque jour. Presque tous les auteurs s'accordent à considérer la dose quotidienne de 0^{gr},25 comme suffisante. Il est préférable de faire prendre cette dose au repas du soir, parce que la quinine se trouve à sa plus grande concentration dans le sang aux heures de la plus grande activité des anophèles. Les autres, redoutant par cette méthode l'accoutumance de l'organisme, préfèrent ne donner la quinine qu'un ou deux jours par semaine à doses plus élevées : c'est ainsi que Seidelin (1) conseille de répéter deux jours de suite la dose de 1 gramme, et il préconise un *week end system*, qui consiste à prendre 1 gramme de quinine le samedi et le dimanche de chaque semaine ; il en affirme les excellents résultats.

Certains coloniaux ne calculent pas les quantités de quinine qu'ils ingèrent à titre préventif, et la quinine fait pour ainsi dire partie de leur alimentation ; à chaque repas, ils en prennent une petite dose et beaucoup, ayant persévéré dans cette méthode pendant plusieurs années dans des régions infectées de paludisme, sans se contaminer, s'en déclarent très satisfaits.

Malgré toutes les précautions, le traitement préventif peut échouer quelquefois ; mais Sergent a fait remarquer que, chez les personnes impaludées, malgré la quininisation, la maladie n'est jamais grave. Les résultats de la quininisation préventive dépendent de la multiplicité ou de la rareté des inoculations, de l'état de résistance ou de fatigue du sujet.

Selon l'importance de ces facteurs, les traitements préventifs seront intensifiés on diminués.

Il est donc possible d'éviter la propagation du paludisme, en mettant constamment en circulation dans le sang de petites doses de quinine administrées régulièrement par voie buccale.

(1) Seidelin, Notes sur l'usage préventif de la quinine (*Journal of tropical medicine and hygiene*, 1er décembre 1920).

D'après Marchoux, le mode de quininisation n'agit pas préventivement en empêchant l'infection de se produire, mais en jugulant l'infection dès son apparition. Pour cette raison, l'on peut voir des malades présenter des accès fébriles dès qu'ils cessent la quinine préventive, et c'est ce qui arrive souvent au moment du rapatriement. Aussi est-il prudent de ne pas l'arrêter brusquement et de la continuer pendant un certain temps, alors même que les chances d'infection ont disparu.

Peut-être, dans cet ordre d'idées, les arsenicaux donnés par la voie buccale (Stovarsol, Sanluol, etc.) donneront-ils d'aussi bons résultats que la quinine ; peut-être même pourra-t-on associer ces deux médicaments. Je ne crois pas que ces essais aient encore été tentés.

Enfin il ne s'agit pas seulement de penser au traitement préventif, mais il faut aussi, par la stérilisation des porteurs de germes, réaliser un *traitement prophylactique* efficace. Dans ce but, certains auteurs ont obtenu d'excellents résultats, en dehors des précautions hygiéniques classiques, en faisant prendre systématiquement aux porteurs de germes, pendant la durée de la saison épidémique, de petites doses de quinine quotidiennes. En agissant ainsi, les paraistes finissent par disparaître du sang, mais le traitement doit être continué encore longtemps après.

B. — TRAITEMENT ABORTIF.

Il est possible, pendant les premiers jours de l'infection paludéenne, d'obtenir par un traitement énergique la stérilisation de la maladie et de la faire avorter. Lorsqu'on peut être fixé par une observation attentive et saisir l'affection dès son début, ce traitement doit être tenté et a des chances de réussir s'il est institué pendant les dix premiers jours de l'infection. M. Abrami a eu l'occasion de l'appliquer à l'armée d'Orient, et voici les règles qu'il donne (1).

(1) Abrami, Le paludisme primaire en Macédoine et son traitement. (*Presse médicale*, n° 17, 22 mars 1917).

Il est nécessaire de recourir d'emblée à une dose élevée : 3 grammes par vingt-quatre heures. Ils seront administrés en deux fois : 1^{gr},50 matin et soir, si l'on fait usage d'injections ; en trois fois, si l'on emploie la voie buccale (1 gramme le matin, 1 gramme à midi et 1 gramme le soir). Nous avons donné précédemment la technique des injections sous-cutanées de quinine préconisées par M. Abrami pour ces doses élevées. Il n'est pas possible de tenir compte de la loi de l'heure, qui consiste à donner la quinine six à huit heures avant le début de l'accès. Elle n'est applicable qu'à des cas exceptionnels, car, par suite de la multiplicité habituelle des piqûres infectantes, les paludéens sont porteurs de plusieurs générations de plasmodes, qui évoluent simultanément dans l'économie, chacune suivant son cycle déterminé. Il en résulte, et c'est ce que démontre effectivement l'examen hématologique, qu'il existe, à un moment donné, dans les organes et le sang, des parasites d'âges très différents. La loi de l'heure, applicable aux cas où n'évoluent qu'une et au maximum deux générations alternantes de parasites, né peut donc et ne doit pas être observée dans le paludisme macédonien. Enfin il n'est pas possible de tenir compte d'une loi de l'heure dans une maladie dont les attaques fébriles sont caractérisées par une hyperthermie continue ou subcontinue, sans périodicité aucune dans l'évolution des paroxysmes, ainsi qu'on le constate à cette période primaire du paludisme.

M. Abrami a eu l'occasion d'appliquer ce traitement (3 grammes de quinine par jour pendant toute la durée de la période fébrile) à soixante-douze soldats atteints de paludisme de première invasion. Sur ce nombre, trente-trois infectés par le *Plasmodium falciparum* ont été suivis de trois à six mois : deux, traités au quatrième et au sixième jour, ont présenté une rechute ; les trente et un autres, malgré la cessation de tout traitement, sont demeurés indemnes ; le sang n'a jamais présenté ni parasites, ni altérations globulaires. Sur les trente-neuf autres ainsi traités, beaucoup n'ont pas présenté de rechutes, mais, soit parce que les examens du sang n'ont pas été réguliè-

rement pratiqués, soit parce que l'observation n'a pas été suffi
samment suivie, M. Abrami n'en tient pas compte.

Ces résultats prouvent donc qu'il est possible d'obtenir la
stérilisation du paludisme, mais à la condition d'intervenir
dans les premiers jours de l'infection et de l'attaquer par de
fortes doses de quinine. Si cet essai de stérilisation échoue, les
gamètes font leur apparition dans l'économie ; le paludisme
devient une maladie chronique. Seules des cures méthodiquement répétées peuvent en déterminer l'atténuation et, à la
longue, la guérison.

C. — TRAITEMENT D'ATTAQUE.

Lorsque l'hématozoaire, après la phase septicémique, a
atteint, par l'intermédiaire de la voie sanguine, les viscères
qu'il affectionne, comme la rate, le foie, les ganglions, la moelle
osseuse, etc., il s'y cantonne, s'y retranche et la maladie passe
à l'état chronique. Ce passage à la chronicité se constitue très
rapidement et, selon les circonstances, l'état de résistance du
sujet, peut se prolonger un temps plus ou moins durable :
quelquefois de longues années, souvent pendant toute la vie du
malade. Ce n'est donc pas un traitement superficiel, qui peut
avoir raison de l'infection, mais, comme pour la syphilis, il
faut recourir à des séries de cures d'attaque bien réglées et
régulièrement administrées. Elles représentent le traitement de
fond du paludisme, celui auquel on aura recours le plus ordinairement et que l'on poursuivra jusqu'à ce que l'on obtienne
toutes les apparences de la guérison.

D'ailleurs, le mode d'intervention thérapeutique n'est pas
compris de la même façon par tous les médecins, et, si les uns
traitent systématiquement leurs malades pendant un temps
déterminé, d'autres, au contraire, préconisent des traitements
épisodiques dont l'indication leur est fournie par la constatation
de certaines manifestations. Voyons rapidement ces différentes
opinions.

I. — Les différentes opinions sur les moments de l'intervention dans le traitement du paludisme.

1º *Les uns, s'appuyant sur l'étude du sang*, ne donnent la quinine que si l'examen microscopique est positif. Pour être rigoureusement appliquée, cette méthode exigerait des examens presque quotidiens, ce qui ne paraît pas possible pour une méthode d'application courante devant porter sur de nombreux malades. De plus, cette recherche n'a de valeur que si elle est positive et, même avec les méthodes d'enrichissement comme le procédé de la goutte épaisse, dont l'interprétation est très délicate en présence de petits schizontes, les parasites peuvent échapper. De plus, enfin, un résultat négatif ne permet pas d'affirmer que le paludéen est à l'abri d'un accès, car ce dernier peut apparaître chez un malade dont l'examen du sang a été négatif la veille ou les jours précédents. Aussi, bien que très séduisante en théorie, cette méthode, intéressante au point de vue expérimental, ne nous paraît pas pratique dans le traitement banal du paludisme. De plus, elle est loin de donner des résultats infaillibles, car j'ai vu, pendant la guerre, de nombreux paludéens traités selon ces théories et renvoyés comme guéris, présenter quelque temps après des accès fébriles aussi violents qu'auparavant.

2º D'autres, *escomptant la régularité* de la succession des accès, ne donnent la quinine que quelque temps avant la date présumée de leur apparition. Mais les partisans de cette méthode l'ont abandonnée, car très souvent les malades ont subi plusieurs infections et entretiennent ainsi plusieurs générations de parasites, ce qui perturbe la régularité du rythme fébrile. Le cycle si régulier qui a servi de type aux différentes descriptions du paludisme est de plus en plus rare, soit du fait des infections mixtes, soit du fait de la présence de plusieurs générations de parasites chez le même malade.

3º D'autres *attendent les manifestations fébriles* du paludisme pour traiter le malade et ne donnent pas de quinine pendant la période intercalaire apyrétique. Or, c'est laisser toute liberté au parasite, puisque l'on n'escompte que ses manifestations pour traiter le malade. C'est, en outre, une grosse erreur tactique, puisque l'on abandonne à l'adversaire le terrain de parti pris, et qu'on lui laisse la liberté de reprendre le combat à sa guise. Pourquoi donc ne pas le prévenir, puisque nous avons la certitude qu'il fera de nouvelles attaques et que, d'autre part, nous possédons le moyen certain de les éviter sans aucun danger pour le malade. Attendrons-nous chez un syphilitique l'apparition d'accidents pour le traiter? Certes non ! Ce serait accepter d'avance notre impuissance thérapeutique, puisque le but poursuivi est précisément d'empêcher l'apparition de ces manifestations et de ne laisser au parasite aucune liberté d'action.

C'est d'ailleurs une notion thérapeutique commune à ces trois affections : le médecin ne devrait pas se laisser surprendre par leurs manifestations, car il a pour chacune d'entre elles des médicaments extrêmement actifs ; il devrait les prévoir et les éviter par un traitement préventif.

4° D'autres enfin ont recours à une *saturation quinique systématiquement prolongée*. Dans cette méthode, le malade est quininisé pendant les périodes apyrétiques ; c'est celle du professeur Laveran et, dans la préface du volume consacré par MM. Armand Delille, Paisseau, Abrami et Lemaire au paludisme macédonien, il a écrit : « J'ai toujours dit, pour ma part, qu'il ne fallait pas se contenter de couper la fièvre et qu'on devait, à l'aide de traitements successifs, s'efforcer de prévenir les rechutes ; si l'on cesse brusquement l'administration de la quinine, les parasites, arrêtés un instant dans leur développement, repullulent bientôt, et tout est à recommencer. Je puis invoquer en faveur de mon opinion de grandes autorités ; déjà, au xviie siècle, Lynd et Sydenham avaient compris l'utilité des traitements successifs par le quinquina, dans les fièvres palustres ; plus près de nous, Bretonneau et Trousseau ont insisté sur la nécessité de continuer l'emploi de la quinine chez les paludéens après que la fièvre a été coupée, de manière à éviter les rechutes. » Cette méthode évite toutes les erreurs d'appréciation des précédentes et donne la certitude que non seulement au moment critique, mais pendant toute la durée du traitement, le parasite subira l'influence du médicament. Il est en outre possible de donner ainsi à tout médecin non spécialisé dans le paludisme une ligne de conduite précise. On objectera que le malade peut parfois recevoir des doses de quinine supérieures à celles qui sont nécessaires ; nous répondrons que ce défaut d'appréciation en plus ou en moins est presque fatal, quel que soit le procédé, et qu'en tout cas des doses, même inutiles, de quinine sont moins nocives que des accès qui auraient pu être évités. Peut-être peut-on aussi redouter l'accoutumance des parasites à la quinine, aussi, pour l'éviter, avons-nous l'habitude de lui associer toujours un autre médicament actif, comme l'arsenic ou l'iode.

Cette méthode de la quininisation prolongée étant, de l'avis presque unanime, la plus active et la plus pratique, nous en avons adopté le principe.

II. — La cure d'attaque mixte arsenico-quinique.

En déduisant des faits précédents les données pratiques qu'ils comportent, nous voyons que la quinine représente le seul médicament spécifique du paludisme et que, dans le traitement de cette affection, elle doit être donnée d'une façon systématiquement prolongée. A côté d'elle, l'arsenic peut être employé sous différentes formes, car, s'il n'a pas son action antiparasitaire, il agit puissamment contre l'anémie profonde provoquée par l'hématozoaire, renforce la résistance du terrain et mérite de lui être associé. La cure mixte que nous préconisons est donc ainsi réglée.

Afin que le malade soit constamment sous l'influence de la quinine, nous la donnons pendant deux jours consécutifs à la dose de 2 grammes par vingt-quatre heures : cette dose nous paraît un minimum, car certains auteurs n'hésitent pas à en prescrire de plus élevées. Le médicament s'éliminant pendant les deux jours suivants, nous donnons pendant ce temps l'arsenic, puis nous reprenons la quinine pendant deux jours, puis deux jours d'arsenic, et ainsi de suite. Ces alternances ont l'avantage de rompre constamment l'accoutumance qui pourrait se faire à l'un de ces médicaments par l'emploi de l'autre, bien que nous n'ayons jamais observé de fait pouvant faire penser à la possibilité de la quinino-résistance. Elles évitent toute accumulation médicamenteuse : nous n'avons, en effet, jamais constaté d'accident toxique, à part les bourdonnements d'oreille et la sensation d'ivresse. Aucun de nos malades, et j'insiste sur ce point, ne s'est plaint de troubles de la vue ou de l'audition. Enfin l'estomac, qui pourrait être fatigué par la quinine, se trouve ainsi au repos pendant la moitié du temps.

De plus, en dehors de ces considérations d'ordre pratique, l'emploi combiné de ces médicaments renforce leur activité thérapeutique. Dans la syphilis, les résultats paraissent bien meilleurs si l'on utilise simultanément, sous forme de cures mixtes, les médicaments actifs ; dans l'amibiase, j'ai préconisé la cure mixte émétino-arsenicale ; il en est de même pour le paludisme.

Ce traitement mixte arsenico-quinique ainsi combiné nous a donné d'excellents résultats chez les très nombreux soldats évacués d'Orient qui sont passés dans notre service, ou dans les hôpitaux de paludéens que nous avons surveillés pendant la guerre. Les succès thérapeutiques ne sont certains que si le traitement est systématiquement appliqué et rigoureusement réglé et, répétons-le encore une fois, si la quinine est bien absorbée, ce qui est très important en milieu militaire. Nous le formulons ainsi :

1º *Donner systématiquement la quinine pendant deux jours à la dose de 2 grammes par jour ; la voie buccale est la plus fréquemment employée, et il y a avantage à répartir cette dose de 2 grammes en prises aussi minimes et aussi répétées que possible dans les vingt-quatre heures. Si, pour une raison quelconque, il est impossible de l'utiliser, on pourra recourir aux injections, mais la dose doit néanmoins atteindre 2 grammes ;*

2º *Les deux jours suivants, donner de l'arsenic. On pourra recourir :*

Soit à une injection intraveineuse de $0^{gr},15$ ou $0^{gr},30$ de novar-sénobenzol : une seule l'un de ces deux jours ;

Soit à une injection sous-cutanée ou intraveineuse quotidienne de cacodylate de soude à la dose de 1 gramme (soit 10 centimètres cubes de la solution à 10 p. 100) ;

Soit à l'administration par voie buccale d'un sel arsenical : à chacun des deux principaux repas de chacun de ces deux jours, prendre un comprimé de Narsénol de $0^{gr},10$ ou un comprimé de Sanluol ou de Stovarsol ;

3º *Reprendre ensuite la quinine pendant deux jours, puis l'arsenic pendant deux jours, et ainsi de suite, en alternant sans arrêt pendant un temps qui variera avec les circonstances.*

S'il s'agit d'un traitement d'attaque chez un paludéen qui n'a pas été traité, il sera nécessaire de faire une première cure pendant un mois et de la reprendre pendant vingt jours, après une interruption de dix jours. Les cures seront ensuite de vingt jours, mais de plus en plus espacées.

Selon les circonstances, le paludisme pourra être attaqué au moyen de ces cures : leur intensité, leur prolongation dépendront des buts à atteindre, et nous verrons plus loin les principaux résultats qu'elle nous ont donnés.

Dans les périodes séparant ces cures on pourra faire prendre de l'iode sous forme de solution de Lugol. comme nous l'avons déjà indiqué.

Lorsque, par des séries de traitement ainsi conçues, l'on pense avoir obtenu la guérison du malade, car aucun critérium ne permet d'affirmer avec certitude si ce but a été atteint, il nous paraît prudent de soumettre le malade à des cures de sécurité, beaucoup moins intenses que les précédentes.

D. — TRAITEMENT DE SÉCURITÉ.

Il a pour but d'éviter les rechutes chez un malade que l'on croit guéri, alors qu'il ne l'est pas en réalité ; de plus, dans les pays où règne le paludisme, il évitera de nouvelles infections et jouera, dans ces conditions, le rôle de traitement préventif.

C'est donc avant tout un traitement de prudence ; aussi suffit-il que le malade reste pendant un certain temps sous l'influence de la quinine ; s'il présente de l'anémie, des troubles gastriques, l'on pourra adjoindre le traitement arsenical sous l'une des formes précédemment indiquées.

Les doses de quinine peuvent être diminuées et, comme l'on retrouve des traces de médicament dans les urines pendant au moins deux jours après l'absorption même d'une petite dose de 0^{gr},50, il me paraît suffisant de faire prendre une dose de 0^{gr},50 tous les trois jours pendant un mois, puis de recommencer après un mois de repos, et ainsi de suite, en allongeant de plus en plus le temps de la période de repos. Le traitement arsenical sera administré l'un des jours séparant les prises de quinine. Il est impossible de donner de règle fixe pour ce traitement, qui variera avec les conditions d'existence, l'état du malade et surtout les dangers de réinfection.

A ces cures arsenico-quiniques préconisées dans le traitement d'attaque et d'entretien, j'ajouterai, dans des périodes intercalaires, l'administration d'*iode*, par voie buccale, sous forme de solution de Lugol, par séries de huit à dix jours. Ce médicament mérite une place d'honneur dans l'arsenal thérapeutique antipaludéen, et sous cette forme il nous a toujours donné d'excellents résultats comme complément des cures arsenicoquiniques. Nous donnons plus loin, au *Formulaire pratique*, les indications nécessaires pour son administration.

CHAPITRE IV

INDICATIONS GÉNÉRALES
RÉSULTATS ET GUIDES DU TRAITEMENT (1)

Nous n'insisterons pas sur les indications et les résultats des traitements préventif et abortif ; cette question est assez simple et nous l'avons étudiée précédemment. Le traitement d'attaque est celui que l'on a le plus souvent la nécessité d'appliquer et celui qui répondra le mieux aux différentes indications thérapeutiques. Nous l'avons longuement expérimenté et, après deux cures, l'une de trente jours, l'autre de vingt jours, séparées par un intervalle de dix jours, voici les principaux résultats que nous avons constatés.

A. — INDICATIONS PARTICULIÈRES.

S'il s'agit d'un paludéen récemment contaminé, en pleine période d'accès, sans complications, atteint, comme certains auteurs l'admettent, de paludisme secondaire aigu simple, il est de règle de constater que, dès les premiers jours du traitement, les *accès* disparaissent et, pendant toute la période de quininisation, la température se maintient aux environs de la normale. Cette action me paraît si régulière que, *chez un malade en cours de traitement, la constatation d'un accès ou d'une tempé-*

---

(1) Nous avons signalé, à propos de chacun des médicaments, les signes de son intolérance ; en ce qui concerne les accidents des novarsénobenzènes, se reporter au chapitre sur la syphilis.

rature anormale doit attirer la méfiance du médecin sur la façon dont est absorbée la quinine, ou, si les doses sont suffisantes, l'inciter à rechercher une autre affection superposée au paludisme. Tout récemment j'ai cru voir deux exceptions à cette règle : deux paludéens, malgré le traitement quinique, conservaient des accès ; or, il s'agissait de malades atteints d'abcès urineux qui passèrent inaperçus pendant quelque temps : dès qu'ils furent incisés, les accès disparurent. Également, en milieu militaire, il faut se méfier des faux accès provoqués par des substances toxiques, comme la feuille de laurier-rose, ou simulés, le malade faisant artificiellement monter le thermomètre, surtout lorsqu'approche la date de sortie de l'hôpital.

Chez quelques-uns cependant, la température ne tombe pas immédiatement à 37° et, pendant une ou deux semaines, se maintient le soir aux environs de 38° ; ces fébricules sont exagérées par la fatigue, se voient également dans l'amibiase, la tuberculose, mais cèdent au traitement quinique lorsque l'hématozoaire est en cause. En cas d'échec, il sera nécessaire de rechercher la possibilité d'une autre infection associée ; il faut penser à l'amibiase qui l'accompagne si souvent.

L'*état général* s'améliore très vite : l'appétit augmente, les forces et les couleurs reviennent en même temps.

Le *poids* subit parfois une légère baisse au début du traitement, puis augmente ensuite progressivement.

La *rate* diminue peu à peu de volume, d'autant plus rapidement que la splénomégalie est plus récente. Dans les spléno-mégalies chroniques, la quinine n'a plus aucune action, et les arsenicaux, le fer et surtout l'iode sont plus efficaces.

Les *parasites* disparaissent du sang et ne reparaissent plus pendant la durée du traitement. Seuls les croissants de la tierce maligne résistent parfois très longtemps ; mais, sous l'influence de la quinine, leur vitalité paraît très diminuée. Nous avons fait contre eux de multiples tentatives thérapeutiques : le bleu de méthylène associé au traitement quinique a paru quelquefois aider à leur disparition, mais la quininisation méthodiquement prolongée nous paraît encore l'arme la plus efficace contre ces formes de résistance.

La *formule leucocytaire* revient à la normale et, au fur et à mesure que s'effacent les mononucléaires, l'on voit les neutrophiles les remplacer et reprendre le chiffre normal.

S'il s'agit d'un paludéen atteint de *forme secondaire grave à type pernicieux*, il faut recourir à d'autres adjuvants : dans l'accès algide, la mort survient par collapsus cardiaque ; aussi le traitement d'urgence est l'injection intraveineuse de sérum artificiel adrénaliné : ou 2 milligrammes d'adrénaline dans 500 à 1 000 grammes de sérum. Le traitement quinique passe au second plan, mais doit être commencé aussitôt après la période de collapsus.

Dans l'accès comateux, le danger vient de l'abondance des parasites. Il faut agir au plus vite et faire absorber rapidement la quinine à doses élevées. 2 grammes par vingt-quatre heures sont un minimum ; 3 et 4 grammes sont souvent nécessaires. C'est le triomphe des injections intraveineuses ; il faut leur associer les injections intramusculaires et l'absorption par voie buccale pour atteindre la dose nécessaire.

Souvent les vomissements rendent ce dernier mode d'administration impossible, et, sans hésiter, il faut user largement des voies veineuse et sous-cutanée. En même temps, des injections de sérum physiologique adrénaliné seront pratiquées (500 grammes de sérum auxquels on ajoute 1 à 2 milligrammes d'adrénaline). Le succès thérapeutique dépend de la rapidité du diagnostic et de l'intervention ; il importe de corser le traitement quinique en usant de toutes ces voies d'absorption.

La phase critique passée, le malade sera soumis au traitement ordinaire. Il sera bon de continuer l'adrénaline, car ce médicament, chez certains paludéens asthéniés, pigmentés, peut être très utile.

Dans l'accès hémoglobinurique, l'on sait que la quinine est la cause déchaînante, ainsi que l'ont prouvé de nombreux travaux (Tomaselli, Dumas, etc.). Il semble que dans cette forme il existe une véritable sensibilisation à cet alcaloïde, et cependant il faut en faire usage si l'on veut agir sur l'hématozoaire. Pour obtenir un résultat, il faut donc naviguer entre ces deux écueils : le paludisme d'une part et la sensibilisation à la quinine d'autre part. Dans plusieurs cas, j'ai obtenu de très bons résultats en commençant l'administration de la quinine à doses extrêmement faibles, 1, 2, 3 centigrammes, puis en augmentant progressivement cette dose selon la tolérance du malade. Cette méthode de skeptophylaxie est la seule qui permette de faire tolérer la quinine à ces malades et, d'autre part, de faire cesser la crise hémoglobinurique. L'on pourra ajouter à ce traitement des doses minimes d'arsenic ou d'iode et, en agissant avec prudence et par une progression basée sur les réactions du sujet, l'on verra disparaître peu à peu cette intolérance si spéciale chez ces malades.

En résumé, dans l'accès hémoglobinurique, il ne faut pas, à mon avis, cesser de donner la quinine, mais il faut en proportionner la dose à la tolérance si réduite du malade, puis l'augmenter progressivement dans la suite.

Dans les formes compliquées par une localisation viscérale, ces cures arsenico-quiniques peuvent être en général intégralement appliquées. Bien entendu, le sens clinique du médecin lui indiquera, pour chaque cas particulier, les modifications utiles ou les traitements adjuvants nécessaires, mais il ne doit jamais redouter l'emploi de la quinine. Dans la *néphrite hématurique*, qui nous a paru assez fréquente, ce traitement nous a donné d'excellents résultats ; la phase d'albuminurie qui a suivi l'hématurie a été certainement raccourcie par le traitement quinique, et chez plusieurs malades l'albumine disparut au bout de quelques semaines.

Nous rappellerons, à ce propos, comme nous l'avons signalé plus haut, que, dans les formes hématuriques ou hémorragiques, les injections intraveineuses de novarsénobenzol aux doses de 0^{gr},15 à 0^{gr},30 nous ont rendu de grands services.

Les *congestions hépatiques*, qui ne sont pas en rapport avec l'amibiase, sont favorablement influencées par les purgations fréquentes au calomel ou au sulfate de soude.

S'il s'agit d'un paludéen secondaire latent, chez lequel l'infection est connue, ne se révèle que de temps en temps par l'apparition d'accès irréguliers, ou chez lequel la constatation des parasites est intermittente, nous avons suffisamment insisté sur l'importance des foyers parasitaires latents, faisant du paludisme une affection essentiellement chronique, pour que l'on comprenne la nécessité de ne pas limiter le traitement à une seule cure. C'est pourquoi nous jugeons prudent de les continuer souvent plus longtemps qu'il ne semblerait nécessaire, mais en diminuant leur intensité et leur durée, soit à titre d'entretien ou de prévention contre les rechutes ou les réinfections.

Plus tard, les manifestations du paludisme peuvent être extrêmement variées et, en l'absence d'accès caractéristiques ou de parasites dans le sang, l'erreur de diagnostic peut être facile ; aussi est-il bon de se rappeler que le *traitement d'épreuve* montre souvent la nature de la maladie. Dans ces conditions, un traitement de quelques jours, d'après la formule que nous avons indiquée, suffit à éclaircir la situation.

Je crois avoir assez longuement exposé les motifs qui m'ont amené presque fatalement à cette formule de traitement ; aussi me suis-je efforcé de la rendre d'une application aussi pratique que possible. Elle a fait ses preuves, mais, nous le répétons encore en terminant, ce traitement n'est efficace que s'il est bien discipliné ; dans ces conditions, son action est si régulière qu'en présence d'un échec le médecin doit aussitôt rechercher si le médicament est bien absorbé, si les doses sont suffisantes, ou s'il ne s'agit pas d'une autre affection. En aucun cas il ne doit douter de la quinine, et le paludisme contracté en Macédoine, apparu au cours de cette guerre, en a montré une fois de plus la merveilleuse efficacité, malgré les critiques injustifiées dont elle fut l'objet au début de cette campagne.

B. — INDICATIONS GÉNÉRALES.

A côté de ces indications particulières, celui qui traite un paludéen doit tenir compte de certaines indications générales en rapport avec les différentes localisations de la maladie, les altérations organiques plus ou moins graves qu'a pu déterminer l'hématozoaire, le genre de vie du malade et les associations pathologiques possibles.

Un paludéen convenablement traité, vivant dans un climat sous lequel il ne se réinfecte pas, doit guérir dans l'année qui suit son infection. Bien que nombre de médecins croient pouvoir obtenir, par des traitements comparables, beaucoup plus rapidement la guérison du paludisme, je crois qu'il faut être très prudent ; comme dans toutes les maladies à protozoaires, seule l'épreuve du temps permet d'affirmer la guérison, et ce n'est pas après quelques semaines, ou même quelques mois de silence que l'on peut être autorisé à croire le malade guéri. De multiples incidents peuvent venir compliquer la situation, mais il faut savoir séparer, dans l'examen du malade, ce qui appartient en propre au paludisme et peut être amélioré directement par le traitement, de ce qui dépend au contraire de complications ou de troubles organiques nécessitant une conduite tout à fait différente. C'est ainsi que les altérations du sang, les dégénérescences viscérales diverses, les troubles de la pigmentation, de la tension artérielle, etc., comporteront chacun des indications particulières de traitement, dont le fer, le manganèse, l'adrénaline, l'iode et surtout l'opothérapie seront les principaux agents.

Mais, au-dessus de tout, la question du terrain a une importance capitale. Si les facteurs précédents n'entrent pas en jeu, il faut rechercher avec soin les infections associées comme la syphilis, la tuberculose et très souvent l'amibiase ou des intoxications dont la plus fréquente est l'alcoolisme : les traiter convenablement suffit souvent à faire disparaître le paludisme. Ce rôle du terrain présente une telle importance que, pour certains auteurs, les différentes formes d'évolution du paludisme dépendraient de la résistance individuelle. Aussi rien ne doit être négligé pour l'augmenter, et c'est ainsi qu'agissent si efficacement le changement de climat, la cure d'altitude et surtout le rapatriement.

C. — GUIDES DU TRAITEMENT.

Ce seront les mêmes que pour la syphilis, c'est-à-dire l'observation clinique, les examens de laboratoire et l'épreuve du temps. Il faut cependant tenir compte de la résistance moins grande de l'hématozoaire, du moindre danger de ses complications viscérales et de l'action plus rapide des médicaments.

L'observation clinique fournit des indications de traitement ; chaque fois que l'on constate une manifestation quelconque de l'infection, il faut intervenir aussi activement et aussi rapidement que possible. Nous avons déjà signalé la distinction que le clinicien doit savoir faire entre les manifestations infectieuses proprement dites et les reliquats viscéraux, les cicatrices déterminées par l'infection elle-même. En revanche, l'absence de signes cliniques n'indique pas la cessation ou la suppression du traitement, car nous connaissons les périodes latentes de la maladie, pendant lesquelles, s'il ne manifeste pas sa présence, le parasite n'en reste pas moins vivant dans le sein de certains tissus. Bien qu'il reste silencieux, il faut l'attaquer systématiquement aussi longtemps que l'on soupçonne son existence : c'est le meilleur moyen de prévenir les rechutes et de le détruire peu à peu si le traitement est suffisamment prolongé.

Les examens de laboratoire, — et, dans l'étude du paludisme, ils se réduisent surtout à l'examen du sang, — peuvent être utiles lorsqu'ils sont positifs, puisqu'ils indiquent la présence du parasite ; mais, en revanche, lorsqu'ils sont négatifs, il ne faut pas en déduire qu'il a disparu de l'organisme. On a proposé différents procédés pour provoquer les accès ou faire réapparaître les parasites dans le sang, mais ce ne sont que des moyens de fortune incapables de constituer une méthode. Pour obtenir les meilleurs résultats, il faut savoir rechercher l'hématozoaire au bon moment, recourir aux procédés d'enrichissement, comme les gouttes épaisses, etc.

Les recherches de laboratoire seront utiles pour déterminer la variété du paludisme, les modifications de la formule sanguine sous l'influence du traitement et surtout pour apprécier le degré d'anémie présenté par le malade, ce qui constitue un élément de pronostic très important.

Comme signes hématologiques représentant la persistance de l'infection, certains auteurs attribuent une grande importance à la présence d'une mononucléose persistante et surtout à la constatation de leucocytes mélanifères.

Ni l'examen clinique, ni les recherches de laboratoire ne pouvant servir de guide fidèle dans la direction du traitement ni fournir la preuve de la guérison, *c'est l'épreuve du temps* qui constitue encore le meilleur critérium. Nous savons par l'expérience qu'un paludéen traité dès le début de son infection, pendant au moins un an, par des cures régulières et actives, vivant dans un climat sous lequel la réinfection n'est pas possible, qui pendant cette année ne présente aucune manifestation clinique et dont le sang reste toujours négatif, peut être, après ce temps, considéré comme guéri. Si le paludisme est attaqué plus tardivement, le traitement peut être plus long, mais, même si toutes les manifestations ont disparu, c'est encore par l'épreuve du temps que l'on jugera en dernier ressort. Il n'est guère possible d'être plus précis ni sur la durée des cures, ni sur le temps au bout duquel l'on peut parler de guérison. Le traitement sera mené au moyen de cures d'attaque calquées sur celles que nous avons préconisées ; il appartiendra au médecin d'en proportionner le nombre, la durée, l'intensité, au degré de l'infection et à la résistance du malade ; la thérapeutique appropriée à chaque paludéen comporte des indications spéciales auxquelles le médecin doit se plier, et aucune formule ne saurait remplacer l'expérience, le bon sens clinique et le jugement.

CHAPITRE V

RENSEIGNEMENTS PRATIQUES

1. — Quinine.

Le sel le plus employé est le chlorhydrate.
a. *Voie buccale :*
En comprimés ordinaires ou enrobés.
En cachets.
Il est bon, ainsi que l'a conseillé Boinet, d'ajouter aux cachets du bleu de méthylène, qui mordancerait les parasites et permettrait une meilleure fixation de la quinine. Le bicarbonate de soude facilite souvent la tolérance. On peut ainsi formuler :

Chlorhydrate de quinine .... $0^{gr},25$
Bleu de méthylène .... $0^{gr},01$
Bicarbonate de soude .... $0^{gr},25$

Pour un cachet.

En solution :

Chlorhydrate de quinine................. 33 grammes.
Eau .... 1 000 —

Faire la dissolution à chaud ; 30 centimètres cubes correspondent à un gramme de quinine.
Pour faciliter la tolérance de la quinine, on peut recourir, selon l'état gastrique, soit à des alcalins (bicarbonate de soude),

soit à des limonades citriques ou tartriques ; ces dernières, pour certains auteurs, augmenteraient sûrement l'action de la qninine.

    b. *Voie sous-cutanée :*

α. Ampoules ordinaires :

```
Chlorhydrate de quinine .....................  0gr,40
Uréthane...................................  0gr,20
Eau........................................  1 gramme.
```

A injecter dans les muscles de la fesse.

Si le sel cristallisait dans l'ampoule, il suffirait de la plonger quelques instants dans de l'eau tiède.

(Voir *Technique*, p. 133.)

Les ampoules de formiate de quinine se formulent ainsi :

```
Formiate de quinine. ....................  ⎫
Glucose ...............................  ⎬  āā 1 gramme.
Eau distillée..........................     10 cent. cubes.
```

A répartir en cinq ampoules, une ou deux par jour.

β. Solutions diluées isotoniques.

Formule Abrami :

```
Chlorhydrate de quinine..................  10 grammes.
Uréthane ..............................    3     —
Eau distillée .........................  200     —
```

A injecter dans le tissu cellulaire selon la dose que l'on veut employer.

    c. *Voie intraveineuse :*

Diluer chaque ampoule de quinine-méthane à 0gr,40 dans 20 centimètres cubes de sérum physiologique (Carnot).

2. — Poudre de quinquina.

Dose : de 5 à 10 grammes par jour.

Soit en cachets.

Soit en décoction : 50 grammes de poudre de quinquina, 50 grammes de racine de réglisse et 2 grammes d'acide tartrique sont mis en décoction pendant trois quarts d'heure dans un litre d'eau bouillante ; on ramène à un litre après refroidissement, et on filtre sur un linge (Baufle) ; 100 à 200 grammes par vingt-quatre heures.

3. — Arsenic.

a. *Cacodylate de soude*. — De $0^{gr},10$ à 1 gramme par jour.

Solutions à 10 p. 100 réparties en ampoules stérilisées par tyndallisation.

L'injection doit être faite profondément dans les muscles de la fesse ; la zone est celle que nous avons indiquée pour les injections mercurielles.

La voie intraveineuse peut être également utilisée et paraît plus active.

b. *Novarsénobenzol*. — Injections intraveineuses de novarsénobenzol. (Voir *Technique*, p. 135.)

c. *Comprimés de Narsénol*. — De un à six comprimés par jour; ou Stovarsol : un ou deux comprimés par jour ; ou Tréparsol : un ou deux comprimés par jour ; ou Sanluol : de un à quatre comprimés par jour.

4. — Iode.

Solution de Lugol par voie buccale :

Iode métallique	1 gramme.
Iodure de potassium	2 grammes.
Eau distillée	100 —

De X à C gouttes à chacun des trois repas dans un peu de lait froid ou d'eau. Avec le lait, le goût métallique disparaît presque complètement.

5. — Adrénaline.

Faire usage de la solution classique au millième, soit par voie buccale, soit en injections sous-cutanées : 1 à 4 milligrammes par vingt-quatre heures par doses fractionnées.

6. — Formule de limonade.

Elle facilite la tolérance et l'assimilation du chlorhydrate de quinine administré par voie buccale (Monier) :

```
Acide chlorhydrique .....................    5 grammes.
Sirop d'essence de citron ...............   50     —
Eau .....................................1 000     —
```
Un verre après la prise de quinine.

On peut également utiliser les limonades citrique ou tartrique.

7. — Recherche de la quinine dans les urines.

a. Faire uriner le malade devant le médecin au moment de l'examen.

b. Verser 2 centimètres cubes d'urine dans un tube à essai et ajouter quelques gouttes de réactif de Tanret.

c. Si l'urine contient de la quinine, elle prend immédiatement une teinte opalescente, d'autant plus intense que la quinine y est en plus grande quantité.

Les alcaloïdes et l'albumine donnent la même réaction.

d. Pour différencier l'albumine, il suffit d'ajouter quelques gouttes d'alcool : le précipité se dissout s'il s'agit de quinine ou d'un alcaloïde. Il persiste s'il s'agit d'albumine.

e. Cette réaction, extrêmement sensible, apparaît environ deux heures après la prise de la quinine et persiste au moins vingt-quatre heures, même pour de faibles quantités, et jusqu'à quarante-huit heures pour des doses de 1^{gr},50 à 2 grammes.

CHAPITRE VI

SCHÉMAS THÉRAPEUTIQUES

A. — TRAITEMENT PRÉVENTIF.

A prescrire aux sujets vivant dans des régions où le paludisme est endémique, selon la saison.

Jusqu'à présent seule la quinine s'est montrée efficace. On la prescrira :

a. Soit chaque jour, à la dose de $0^{gr},25$;

b. Soit deux jours par semaine à la dose de 1 gramme ;

c. Soit un jour sur deux à la dose de $0^{gr},50$.

L'on utilisera dans ce but soit des comprimés, soit des cachets préparés ainsi :

Chlorhydrate de quinine .... $0^{gr},25$
Bicarbonate de soude .... $0^{gr},25$
Bleu de méthylène .... $0^{gr},01$
Pour un cachet.

L'avenir nous montrera si les sels arsenicaux donnés par voie buccale peuvent remplir le même but. Ces essais, je crois, n'ont pas encore été tentés.

B. — TRAITEMENT PROPHYLACTIQUE.

Prendre toutes les précautions hygiéniques possibles, et qui ne peuvent être détaillées ici, mais surtout faire disparaître du sang des porteurs de germes les parasites qui s'y trouveraient encore.

Dans ce but, faire prendre à ces sujets, pendant la durée de la saison épidémique, de petites doses de quinine quotidiennes dont on vérifiera l'action par des examens de sang.

C. — TRAITEMENT ABORTIF.

Peut réussir s'il est tenté avant le dixième jour de l'infection.

Il faut employer 3 grammes de quinine par vingt-quatre heures et les continuer pendant toute la durée de la période fébrile. La quinine peut être administrée :

a. Soit en injections sous-cutanées : faire deux injections sous-cutanées de 1^{gr},50 chacune, soit 30 centimètres cubes de cette solution :

Chlorhydrate de quinine....................	10	grammes.
Uréthane	3	—
Eau distillée	200	—

b. Soit par voie buccale en faisant ingérer, le matin, à midi et le soir un de ces cachets :

Chlorhydrate de quinine....................	1	gramme.
Bleu de méthylène	0^{gr},03	

Donner en même temps une limonade citrique ou tartrique, ou bien un peu d'eau bicarbonatée, selon la tolérance gastrique.

D. — TRAITEMENT D'ATTAQUE.

Cette cure peut être ainsi formulée :

1º Pendant deux jours consécutifs, prendre quatre fois dans les vingt-quatre heures, de préférence en dehors des repas, un de ces cachets :

Chlorhydrate de quinine .... $0^{gr},50$
Bleu de méthylène .... $0^{gr},03$

Pour un cachet.

Prendre en même temps soit un peu de limonade, soit un peu de bicarbonate de soude.

2° Les deux jours suivants, prendre de l'arsenic. On pourra faire :

Soit une injection intraveineuse de $0^{gr},15$ ou $0^{gr},30$ de novarsénobenzol ; une seule l'un de ces deux jours ;

Soit chaque jour une injection intramusculaire ou intraveineuse de cacodylate de soude de $0^{gr},50$ à 1 gramme chaque fois (soit 5 à 10 centimètres cubes de la solution à 10 p. 100);

Soit donner par voie buccale chacun de ces deux jours un ou deux comprimés de Narsénol, ou de Sanluol, ou de Stovarsol ou de Tréparsol.

3° Reprendre ensuite la quinine pendant deux jours, puis l'arsenic pendant deux jours et ainsi de suite pendant au moins vingt jours, ou un mois, pour une cure d'attaque sérieusement poursuivie.

Selon les circonstances, cette cure pourra être réduite au temps jugé nécessaire.

4° Après cette cure faire prendre pendant dix jours de l'iode sous forme de solution de Lugol :

Iode métallique .... 1 gramme.
Iodure de potassium....................... 2 grammes.
Eau distillée................................ 100 —

de X à C gouttes à chacun des trois repas dans du lait froid de préférence, ou de l'eau, ou du vin.

5° Surveiller la tolérance des médicaments et ne pas craindre de recourir de temps en temps à de légères purgations au sulfate de soude (15 à 30 grammes), ou à l'hyposulfite de soude (de 10 à 20 grammes), ou au calomel à doses réfractées de 1 centigramme chaque fois, soit 5 à 10 centigrammes dans les vingt-quatre heures.

6º En cas de dépression, d'hypotension, donner :

Soit de l'adrénaline : matin et soir X gouttes de la solution au millième ;

Soit des ferrugineux : protoxalate de fer : 5 à 10 centigrammes en cachets ;

Soit recourir à l'opothérapie.

E. — TRAITEMENT DE SÉCURITÉ.

Il s'inspirera des formules précédentes, mais réduites dans leur intensité et leur durée.

L'on pourra également donner séparément soit la quinine, soit l'arsenic, soit l'iode pendant des périodes variables, selon les formules précédentes.

L'on s'occupera beaucoup de l'état général et l'on dirigera ce traitement selon les résultats fournis par l'examen complet du malade.

AMIBIASE

CHAPITRE PREMIER

NOTIONS GÉNÉRALES SUR LES INDICATIONS ET LA DIRECTION DU TRAITEMENT

Avant la guerre, l'amibiase (1) était considérée comme une maladie exclusivement exotique. Sans doute des cas autochtones avaient été signalés par M. Dopter en 1904, par M. Baudin en 1912, par MM. Lesage et Bobillien, Caussade et Joltrain, Billet, Garin, Gaillard et Brumpt, Chauffard, mais ils représentaient surtout des curiosités cliniques, si bien que, lorsqu'en 1914 MM. Landouzy et Debré en firent le recensement, ils ne purent réunir que quatorze observations. Il fallait toute l'intuition de M. Chauffard pour soupçonner dejà que cette maladie pouvait prendre une extension redoutable.

La guerre vint malheureusement lui donner trop complètement raison. Elle en a certainement augmenté le nombre, mais je suis persuadé qu'avant la guerre cette affection existait déjà, mais était presque toujours méconnue.

(1) Nous avons substitué avec intention, depuis longtemps, le terme d'amibiase à celui de dysenterie amibienne, car souvent, dans les formes contractées ou observées sous nos climats, le symptôme dysentérique fait défaut ; de plus, l'importance de ses multiples localisations et des troubles généraux, comme nous le verrons plus loin, lui donne bien plus l'allure d'une maladie générale que celle d'une dysenterie au sens objectif du terme. L'amibiase sans dysenterie est bien plus fréquente en France que la dysenterie amibienne classique des pays chauds.

Dès les premiers mois de la campagne, et surtout vers la fin de septembre 1914, au début de la guerre de positions, les affections intestinales furent, dans l'armée, aussi nombreuses que variées. En les englobant toutes sous l'appellation vague de « diarrhée des tranchées », l'on crut, en créant un terme nouveau, résoudre les difficultés. Peu après, des recherches entreprises dans divers laboratoires incriminèrent d'abord les germes bacillaires : bacilles dysentériques et paradysentériques multiples, bacilles paratyphiques (surtout le para B), etc. Pendant l'été 1915 apparut, dans la région du Nord et des Flandres, une véritable épidémie de dysenterie, qui fut primitivement attribuée par le laboratoire de l'armée à la dysenterie bacillaire. C'est alors que je constatai, à l'hôpital des contagieux de Steenvoorde (Nord) (1), qu'il s'agissait en réalité, dans un grand nombre de cas, de dysenterie amibienne masquée, « camouflée » par la présence de bacilles dysentériques.

Si la dysenterie amibienne avait été méconnue jusqu'alors, c'était d'abord parce que l'on ne l'avait pas suffisamment recherchée, car, dans certains corps, au front depuis le début des hostilités, elle existait bien avant la guerre, mais surtout parce que l'on avait attribué une valeur beaucoup trop grande à certaines variétés de bacilles dysentériques rencontrés dans les selles et qu'on leur donnait trop rapidement un rôle pathogène qu'ils n'avaient pas ; d'autres fois, cette méconnaissance fut due à une fausse interprétation du séro-diagnostic de la dysenterie bacillaire en donnant à des agglutinations trop faibles une signification qu'elles ne pouvaient pas avoir.

C'est ainsi que l'on considérait comme atteints de dysenterie bacillaire des malades qui agglutinaient le Shiga à 1/20 et le Flexner à 1/30, alors que des sujets normaux ou présentant déjà

(1) Ravaut et Krolunitsky, Épidémie de dysenterie amibienne avec présence dans quelques cas du bacille dysentérique. Rôle tout à fait secondaire de ce bacille. Traitement de la dysenterie amibienne par l'arsénobenzol (*Soc. méd. des hôp.*, 15 octobre 1915). — P. Ravaut et Krolunitsky, Pourquoi avons-nous failli méconnaître la dysenterie amibienne ? (*Presse médicale*, 17 avril 1916).

des agglutinines fortes pour les bacilles typhique ou paratyphique et même d'autres variétés, peuvent agglutiner le Flexner à 1/300, ainsi que je l'ai montré plus tard (1).

Par ces erreurs d'interprétation des résultats révélés par le laboratoire, par la constatation de faits cliniques cadrant mal avec ceux-ci, par l'échec presque constant chez ces malades du sérum antidysentérique, même à très haute dose, nous vîmes qu'il fallait changer la direction de nos recherches. C'est alors que, pratiquant systématiquement, au lit même du malade, l'examen des selles, nous pûmes constater la fréquence de l'amibiase.

Dès l'été 1915, dans plusieurs rapports, j'avais insisté sur l'importance de ces faits, car, s'il se trouvait parmi nos malades quelques coloniaux ou indigènes, la plupart étaient des territoriaux ou des soldats n'ayant jamais quitté la France. Ces constatations, aussi nouvelles qu'inattendues, furent d'abord accueillies par certains avec réserves, mais peu à peu l'évidence s'imposa. Orientées par nos publications, les recherches furent activement poussées, et de nombreux cas furent signalés en d'autres points du front. Depuis, les observations se sont multipliées, à mesure que la guerre, en se prolongeant, favorisait la dispersion des germes, à mesure surtout que les médecins, mieux avertis, apprenaient à découvrir l'amibiase sous ses aspects les plus variés, grâce à un examen clinique et microscopique bien conduits.

Depuis la fin de la guerre, nous avons souvent rencontré l'amibiase, soit chez des soldats qui s'étaient contaminés au front, soit chez des civils qui n'avaient jamais quitté la France. Dans de nombreux mémoires, dont nous avons donné le résumé dans un article publié en 1919 (2), dans les thèses de mes élèves Charpin (3) et Decrocq (4), ont été décrites les formes cliniques

(1) P. Ravaut, A propos du séro-diagnostic de la dysenterie bacillaire (*Soc. méd. des hôp.*, 24 novembre 1916).

(2) P. Ravaut et M. Charpin, L'amibiase en France pendant la guerre (*Journal médical français*, n° 8, août 1919).

(3) Charpin, L'amibiase chronique en France (Thèse de Paris, 1919).

(4) Decrocq, Contribution à l'histoire du traitement de l'amibiase intestinale pendant la guerre (Thèse de Montpellier, 1920).

que nous avions observées, les différents procédés de diagnostic et nos essais thérapeutiques sur le traitement de cette affection.

Actuellement, l'amibiase paraît de plus en plus fréquente, car on pense plus souvent à la rechercher, et l'on sait mieux la dépister ; mais, malgré tout, elle est encore trop souvent méconnue.

En clinique, elle peut se manifester sous des aspects tellement polymorphes qu'on ne la soupçonne pas : tantôt il s'agit d'une forme aiguë vraiment dysentérique, avec signes généraux simulant une septicémie, réalisant même parfois un véritable syndrome cholériforme ; tantôt il s'agit, au contraire, d'une entéro-colite chronique banale avec constipation ; tantôt enfin elle peut simuler la péritonite tuberculeuse, l'appendicite, etc., ou une affection limitée au côlon, au rectum ou dans son voisinage (rectite, hémorroïdes, colite et même prostatite). Souvent elle a été méconnue parce que le symptôme dysentérique était absent, parce que l'évolution en avait été chronique d'emblée, parce que, du premier coup, l'amibe avait atteint le foie et produit un abcès sans avoir été précédé de troubles intestinaux accentués ; aussi me paraît-il plus juste de substituer au terme de dysenterie amibienne celui plus général d'amibiase. Escompter le symptôme dysentérique pour poser un diagnostic et ne pas le trouver, c'est la meilleure façon de méconnaître l'amibiase. Enfin, par ses complications hépatiques, elle peut simuler les hépatites les plus diverses, les cirrhoses et même les tumeurs du foie. Nous avons consacré à ces faits plusieurs mémoires (1) et plus spécialement dans un récent article (2)

---

(1) P. RAVAUT et KROLUNITSKY, Les états dysentériformes et les dysenteries au cours de la guerre (*Revue générale de pathologie de guerre*, Vigot, édit., 2 novembre 1916) ; Sur quelques formes cliniques de dysenterie amibienne autochtone observées au cours de la petite épidémie de la région du Nord (*Soc. méd. des hôp.*, 9 juin 1916). — P. RAVAUT, L'amibiase chronique en France à la fin de l'année 1916 (*Presse médicale*, n° 9, 8 février 1917). — RAVAUT et CHARPIN, Sur quelques cas d'amibiase méconnue (*Gazette des hôpitaux*, 19 juin 1919); Sur quelques faits en apparence paradoxaux susceptibles d'égarer le diagnostic d'hépatite amibienne (*Presse médicale*, 10 février 1919).

(2) P. RAVAUT, Quelques réflexions à propos de l'amibiase sous nos climats (*Journal de médecine et de chirurgie pratiques*, 10 novembre 1924).

j'ai cru bon d'attirer une fois de plus encore l'attention des cliniciens sur les surprises que peut nous réserver chaque jour, sous nos climats, l'évolution de l'amibe.

Enfin des recherches nouvelles nous ont fait connaître des localisations jusqu'alors ignorées de l'amibe et son extension de plus en plus étendue à toutes les régions de l'organisme. Si nous connaissions bien déjà les atteintes hépatiques, cérébrales, spléniques, pulmonaires, appendiculaires, etc., nous avons appris, par les travaux de M. Petzetakis (d'Alexandrie) que les déterminations vésicales, rénales, bronchiques, ne sont pas rares. Parfois même, chez des malades présentant le syndrome entéro-rénal, si justement décrit par Heitz-Boyer, nous avons pu constater qu'une amibiase intestinale méconnue en était le point de départ. Le domaine de ce parasite s'étend donc de jour en jour, et ces constatations ne peuvent que justifier une fois de plus le terme d'amibiase que nous préconisons.

Au laboratoire, il faut savoir rechercher les amibes et surtout les kystes amibiens, sur lesquels, avant la guerre, nous ne possédions aucune notion précise ; seules les recherches de Mathis (1), publiées en 1913 à la Société médicale et chirurgicale d'Indochine, donnaient sur ce sujet des notions précises, mais elles étaient méconnues en France, et nous ne saurions trop remercier le professeur Mesnil, de l'Institut Pasteur, de nous avoir révélé l'existence de ces mémoires capitaux.

Trop souvent encore, en présence d'un cas douteux de pathologie hépato-gastro-intestinale ou même pulmonaire, vésico-rénal, etc., l'on ne pense pas à l'amibiase, l'on néglige la recherche des amibes ou de leurs kystes, ou ces examens se font dans de mauvaises conditions.

(1) MATHIS, *Bulletin de la Société médico-chirurgicale de l'Indo-Chine*, 8 juin 1913, 19 avril 1914.

RAVAUT et KROLUNITSKY, Les kystes amibiens. Importance de leur recherche pour le diagnostic et la pathogénie de la dysenterie amibienne (*Presse médicale*, p. 237, 6 juillet 1916); Quelques notions de technique pratique sur la recherche microscopique des amibes et de leurs kystes (*Presse médicale*, n° 36, 28 juin 1917).

Trop souvent aussi l'on ignore que, même si les recherches cliniques, l'étude des antécédents, les examens des selles ne donnent aucun résultat, il ne faut pas abandonner une piste sur laquelle on a cru pouvoir se lancer. Actuellement, l'amibiase nous paraît assez répandue pour qu'on la suspecte derrière toute entérite, toute hépatite ou tout autre trouble viscéral qui ne fait pas sa preuve, même si le malade n'a pas quitté la France, même s'il n'a pas d'antécédents dysentériques, même si ses selles ne contiennent ni amibes ni kystes. C'est alors qu'il faut penser à l'épreuve thérapeutique, car souvent la nature de l'affection ou de ses complications hépatiques n'a pu être démontrée que par l'effet du traitement. Ce seul fait en souligne l'importance, car, en fournissant la preuve du diagnostic, il donne le plus souvent des résultats inespérés.

En résumé, nous voyons, par cette rapide énumération, combien s'est développé le rôle des amibes sous nos climats. Il ne s'agit pas là de maladie nouvelle, importée par la guerre, mais, ce qu'il y a de nouveau, c'est la façon de l'étudier et de la reconnaître. Si nous pensons à rechercher l'amibe derrière de nombreux troubles intestinaux, hépatiques, etc., mal caractérisés, si nous n'oublions pas que cette affection peut se développer sous nos climats, s'y présenter sous des formes très différentes des types classiques, si nous nous rappelons que, malgré des examens de laboratoire négatifs, il ne faut pas toujours rejeter ce diagnostic, mais recourir à l'épreuve thérapeutique, je suis persuadé que nous verrons s'élargir de plus en plus le domaine de l'amibiase, et que, mettant en pratique les notions précédentes, nous éclaircirons certains problèmes dont la solution nous avait échappé jusqu'alors.

Avant d'en aborder l'étude thérapeutique, il faut bien se pénétrer de quelques faits biologiques importants.

Le parasite est un protozoaire : *Entamœba dysenteriæ* (Councilman et Lafleur). Comme toutes les affections à protozoaires, la maladie a une évolution essentiellement chronique, à éclipses ; elle est sujette à des poussées aiguës survenant sous forme de véritables crises. Par la netteté et l'acuité de leurs symptômes, elles attireront facilement l'attention du médecin, mais, dans la longue évolution de l'amibiase, elles ne représentent que des périodes relativement très courtes. Entre les crises, la maladie persiste néanmoins ; elle ne se révèle ordinairement que par des symptômes cliniques très discrets et difficiles à rapporter à leur véritable cause. En revanche, les examens microscopiques des selles montrent souvent, par la présence des kystes amibiens, que le parasite enkysté dans la paroi de l'intestin y végète sourdement et y demeure assoupi, comme en sommeil. C'est à ce parasitisme latent que le médecin doit toujours songer lorsqu'il est en présence d'un amibien qui lui demande ses soins ; il s'agit d'abord de traiter les accidents présents, mais, surtout, ensuite, de détruire le plus rapidement possible les germes d'une maladie qu'il ne cesse de semer autour de lui sous forme de kystes. Il ne faut donc pas croire, ainsi qu'on le fait trop souvent, qu'une fois la crise dysentérique terminée le malade est guéri ; l'œuvre thérapeutique doit être beaucoup plus étendue et maintenue après la disparition de la crise, alors même que l'on ne constate aucun symptôme de l'affection. Nombreux sont les amibiens chez lesquels deux crises dysentériques ont été séparées par de longues années de santé parfaite, ou d'autres chez lesquels sont tout à coup survenues des complications dues à l'amibiase, sans que l'on puisse, dans les antécédents, relever des troubles intestinaux caractéristiques. Comme dans la syphilis ou le paludisme, il ne faut pas confondre les périodes silencieuses de la maladie avec sa guérison, et cette notion capitale ne doit pas être perdue de vue dans l'étude des indications thérapeutiques de l'amibiase. Comme dans les affections précédentes, le médecin ne doit pas seulement s'efforcer de faire disparaître les symptômes cliniques de la maladie, mais il doit obtenir la disparition des parasites, s'il veut éviter les rechutes et les complications. Ces résultats pourront être obtenus par un traitement aussi actif que possible dès la constatation des premiers symptômes : c'est le but de la cure d'attaque ; puis ensuite des cures d'entretien systématiquement répétées sont nécessaires pour obtenir la guérison, ou tout au moins le silence définitif du parasite. Pour atteindre ce but, j'ai montré combien il était important de savoir déterminer la voie par laquelle doivent être introduits les médicaments : alors que, dans les formes aiguës, les traitements par injections se montrent les plus efficaces, il faut au contraire recourir à la voie buccale dans certaines formes chroniques, et surtout chez les porteurs de kystes, car les injections sous-cutanées ou intraveineuses n'ont pas d'action sur ces formations.

En somme, comme dans la syphilis et dans le paludisme, c'est surtout l'évolution chronique de la maladie que le médecin ne doit jamais perdre de vue et contre laquelle il doit diriger ses efforts ; il doit d'abord en faire disparaître tous les symptômes, puis s'efforcer, ce but atteint, d'en éviter les retours par les traitements systématiques, suffisamment prolongés. Ce n'est pas l'amibe qui doit régler l'intervention thérapeutique, c'est au médecin qu'il appartient de savoir la devancer et de ne pas se laisser surprendre.

CHAPITRE II

LE CHOIX DE LA NATURE ET DE LA FORME D'ADMINISTRATION DES MÉDICAMENTS

De tous les médicaments proposés contre la dysenterie amibienne, l'ipéca est celui qui a été et reste toujours le plus employé ; la constatation faite par Roggers que son alcaloïde, l'émétine, présente une activité encore plus grande lui permit de se substituer aux différentes préparations à base d'ipéca.

En 1915, nous avons recherché systématiquement si le novarsénobenzol, qui est parfois très actif contre les protozoaires, ne pourrait pas être employé dans l'amibiase ; nous avons pu constater son pouvoir amœbicide, nous avons étudié toutes les ressources thérapeutiques que l'on peut en tirer, soit en injections, soit en lavements, soit surtout en ingestion.

Grâce à l'emploi de ces deux médicaments, employés isolément, ou simultanément, comme nous le conseillons, le traitement de l'amibiase et de ses complications peut être bien réglé et donner des résultats très supérieurs à ceux que l'on obtenait auparavant par l'emploi de l'ipéca.

Nous signalerons également l'iodure double d'émétine et de bismuth, dont l'usage est presque abandonné en raison des difficultés de sa tolérance, et nous insisterons sur les services que nous rend chaque jour une pâte à base de charbon, bismuth, glycérine et ipéca, qui est bien supportée et peut réussir dans des cas ayant résisté à divers traitements.

A. — IPÉCA ET ÉMÉTINE.

L'*ipéca* est le vieux médicament de la dysenterie ; jusqu'à l'apparition de l'émétine, c'était le plus employé, mais il ne faut pas oublier qu'il peut encore rendre de grands services.

Il peut être utilisé soit par la voie buccale, soit en lavements.

Par la voie buccale, il peut être administré en décoction, en potion sous cette forme :

<pre>
Ipéca concassé ....   2 grammes.
Eau   150   —
</pre>
Faire bouillir un quart d'heure, passer et ajouter :
<pre>
Sirop d'opium ....   30 grammes.
</pre>
A prendre par cuillerée à soupe, d'heure en heure.

Soit sous forme de pilules, dont les plus connues sont celles de Segond répondant à cette formule :

<pre>
Poudre d'ipéca .... 0^{gr},05
Calomel .... 0^{gr},02
Extrait d'opium .... 0^{gr},01
Miel blanc .... Q. S.
</pre>
Pour une pilule ; 4 à 6 par jour.

Enfin la décoction précédente peut être donnée en lavements, auxquels on ajoutera de l'opium ou du laudanum pour qu'elle soit tolérée et conservée par le gros intestin.

A ces formules nous ajouterons plus loin celle d'une pâte composée de charbon de bismuth et de poudre d'ipéca qui donne souvent d'excellents résultats dans le traitement de l'amibiase par voie buccale. Elle est actuellement d'un usage courant en France et aux Colonies, tant pour le traitement de l'amibiase, des maladies intestinales à protozoaires que de diverses autres entérites.

Ce sont là les trois formes les plus maniables de l'ipéca ; son emploi est tombé en désuétude depuis l'avènement de l'émétine, mais il faut néanmoins savoir l'utiliser et penser à y recourir lorsque l'émétine n'a plus d'action, est mal tolérée, ce qui n'est pas rare, ou lorsque l'on n'a sous la main que l'ipéca. De plus, l'émétine ne représente pas tous les alcaloïdes, ni tout ce qui est actif dans l'ipéca ; aussi l'ipéca total peut-il donner d'autres résultats, parfois plus complets et surtout plus durables que ceux de l'un de ses alcaloïdes, d'autant plus que leur usage ne peut pas être indéfiniment prolongé. Notons enfin que, d'après Grall, l'ipéca total est actif, non seulement contre les amibes mobiles, mais contre les kystes, dont il diminuerait la facilité de reproduction et atténuerait la virulence.

A la suite des publications de Rogers, de Calcutta, en 1912, *l'émétine* ne tarda pas à remplacer en thérapeutique les différentes préparations ayant pour base l'ipéca.

En France, les premières publications de M. Chauffard (1) répandirent aussitôt l'usage de ce médicament ; il sut mettre en valeur son action remarquable, spécifique pourrait-on dire, sur l'amibe, et les accidents aigus qu'elle détermine au niveau de l'intestin et du foie. Il en a réglé la posologie et montré que de hautes doses étaient parfois nécessaires, jusqu'à $0^{gr},12$ par jour en deux fois ; en outre, il insista sur la nécessité de cures répétées, même après la disparition des signes cliniques, pour empêcher les rechutes et obtenir peu à peu la guérison de la maladie.

Le chlorhydrate d'émétine se prescrit chez l'adulte en injections sous-cutanées ou intramusculaires, aux doses de 4 à 12 centigrammes par jour; mais, en raison de l'intolérance de certains malades, de la toxicité de certains échantillons, je crois prudent de ne pas dépasser 8 centigrammes par vingt-quatre heures et la dose totale de 1 gramme pour une série de traitement.

L'émétine peut être injectée par la voie veineuse, ainsi que je l'ai indiqué en 1918. En ne dépassant pas la dose de 2 à 5 centigrammes par injection, je n'ai jamais observé d'accident

(1) CHAUFFARD, Abcès dysentérique du foie ouvert dans les bronches, guérison rapide par l'émétine (*Académie de médecine*, 25 février 1913).

grave. Plus récemment, M. Petzetakis a publié une étude très complète et très intéressante sur cette question (1) et a montré les excellents résultats obtenus dans l'amibiase aiguë et surtout chronique. Il estime que l'émétine agit ainsi beaucoup plus efficacement et donne des résultats chez des malades pour lesquels les injections intramusculaires se sont montrées inefficaces.

Nous n'insisterons pas sur les résultats immédiats et remarquables de ce médicament pendant les phases aiguës de l'amibiase, aussi bien au niveau de l'intestin que du foie ou d'autres organes. Au cours d'une crise dysentérique aiguë, il suffit de quelques injections pour faire disparaître en quelques heures la douleur et l'aspect dysentérique des selles ; de même, au cours d'une poussée d'hépatite aiguë, très rapidement la douleur et le gonflement du foie diminuent. Mais il ne faut pas se laisser séduire par ces résultats si rapides et croire le malade guéri ; M. Chauffard, dans ses premières publications, a bien insisté sur la nécessité de répéter les cures si l'on ne veut pas constater à brève échéance des récidives. Si elle est rapide, l'action de l'émétine n'est pas très durable, car elle agit peut-être plus en surface qu'en profondeur. En effet, des recherches plus longtemps poursuivies firent voir à MM. Rogers, Marchoux, Chauffard, Dopter, que l'émétine, si active contre les formes aiguës, l'était beaucoup moins contre les formes chroniques et surtout n'avait presque aucune action sur les kystes amibiens ; or c'est précisément par eux que se répand la maladie, et nous étudierons tout spécialement cette face de la question.

Enfin les amibes s'accoutument rapidement à l'émétine, et, si les premières injections sont très actives, son efficacité s'atténue rapidement lors d'une nouvelle rechute.

La médication par l'émétine doit être surveillée, car, ainsi que nous l'avons signalé dès 1916 (2), quelquefois ce médicament détermine de la fatigue, de la dépression, des phéno-

---

(1) Petzetakis, Traitement systématique de l'amibiase par les injections intraveineuses d'émétine (*Presse médicale*, 27 août 1924, n° 69).

(2) P. Ravaut et Krolunitsky, Pourquoi avons-nous failli méconnaître la dysenterie amibienne? (*Presse médicale*, n° 22, 17 avril 1916).

mènes cardiaques et des syncopes parfois très graves, augmente l'hypotension si fréquente chez les amibiens et entretient quelquefois la diarrhée. Chez certains malades ayant dû recevoir de 8 à 12 centigrammes du médicament par vingt-quatre heures, vers le sixième ou septième jour nous avons constaté des signes de défaillance cardiaque, de la tachycardie, de la dépression générale et des phénomènes douloureux le long des nerfs des jambes. Outre un état nauséeux spécial, de l'agitation, de l'insomnie, l'appétit diminuait, l'état général était moins bon et très vite les malades demandaient que l'on cessât les piqûres, surtout lorsqu'elles étaient douloureuses. Parmi ces derniers étaient des territoriaux de trente-cinq à quarante ans, et nous avons remarqué qu'ils supportaient beaucoup moins bien le médicament que des individus jeunes. Et cependant il fallait recourir à ces doses élevées et en prolonger l'usage pour obtenir le résultat thérapeutique recherché. La toxicité de l'émétine a été étudiée par MM. Dalimier, Méry ; ils ont constaté que les doses toxiques sont cependant très supérieures aux doses thérapeutiques employées jusqu'alors. Il y aurait lieu de surveiller très attentivement les altérations qui peuvent se produire dans des ampoules mal préparées ou trop anciennes, car quelquefois la solution se modifie, jaunit légèrement et devient très toxique.

Ce médicament est surtout dangereux par sa toxicité accumulative. En effet Mutter et Ribon (1), Guglielmetti (2) ont démontré qu'il s'accumule dans l'organisme et ne s'élimine que lentement ; c'est ainsi que l'on en trouve dans les urines soixante jours après la cure ; de plus, l'élimination peut se faire par à-coups, d'une façon tout à fait irrégulière. Aussi, pour éviter cette accumulation, trouvons-nous avantageux d'associer l'émétine aux sels arsenicaux, ce qui permet d'en diminuer la dose et d'en ralentir l'administration. En tout cas,

(1) Mutter et Ribon, Note sur l'élimination urinaire du chlorhydrate d'émétine chez l'homme (*Société de biologie*, 12 novembre 1917).
(2) Guglielmetti, La toxicité du chlorhydrate d'émétine (*Presse médicale*, 24 janvier 1918).

il sera prudent de ne pas dépasser la dose totale de 1 gramme en un mois. Dans un rapport très complet, M. Mattei (1) a étudié et résumé tous ces faits très impartialement. Souvent, dans les formes d'amibiase localisée aux dernières portions du gros intestin, nous avons obtenu d'excellents résultats en utilisant la *voie rectale* et en donnant le soir, tous les deux ou trois jours, un lavement de 100 grammes d'eau bouillie, auquel on ajoute le contenu d'un de ces paquets :

Sous-nitrate de bismuth	10 grammes.
Poudre de charbon	2 —
Poudre d'ipéca...........................	$0^{gr},10$

et une ampoule de chlorhydrate d'émétine de $0^{gr},04$.

Ce lavement très bien supporté peut être conservé toute la nuit, et, en cas d'intolérance, on pourra ajouter quelques gouttes de laudanum.

A côté de ses avantages remarquables, l'émétine présente donc quelques inconvénients, tels que son manque d'action sur les **kystes**, l'apparition de phénomènes toxiques chez certains malades traités depuis longtemps à doses élevées ; aussi avons-nous recherché si d'autres médicaments actifs dans les maladies à protozoaires ne pourraient pas compléter son action thérapeutique et neutraliser cette action parfois déprimante. C'est dans ce but que nous avons eu recours aux sels arsenicaux dans le traitement de l'amibiase, et en particulier au novarsénobenzol, si actif contre certains protozoaires.

B. — ARSENIC.

Antérieurement aux recherches systématiques que nous avons entreprises, différents auteurs avaient déjà remarqué l'action des arsénobenzols sur les crises dysentériques. M. Mi-

---

(1) CHARLES MATTEI, Les données actuelles sur l'emploi de l'émétine dans l'amibiase (*Congrès de la santé publique et de la prévoyance sociale*, Marseille, septembre 1922).

lian (1) constate que, chez un syphilitique atteint d'amibiase, les amibes disparaissent à la suite d'une injection de néosalvarsan, et il conseille d'essayer ce médicament dans cette maladie. Puis Wadham et Hill (2) rapportent les observations de trois syphilitiques atteints en même temps de dysenterie amibienne et chez lesquels les injections de salvarsan faites pour la syphilis déterminent une grande amélioration des crises dysentériques. En revanche, Van den Branden et Dubois (3) ont traité au Congo belge sans grand bénéfice, par le néosalvarsan, un certain nombre d'indigènes atteints de dysenterie amibienne.

En 1915, étant aux armées, médecin chef de l'hôpital de contagieux de Steenworde, ignorant ces travaux antérieurs, j'eus l'idée de traiter les nombreux amibiens hospitalisés dans mon service par le novarsénobenzol, en raison de son activité contre les protozoaires. Je l'employai en injections intraveineuses d'abord dans les formes aiguës, aussi bien dans les manifestations intestinales qu'hépatiques ; puis, ayant reconnu la nécessité de lutter contre la formation des kystes par d'autres procédés que les injections, nous avons essayé les effets de ce médicament administré par la voie buccale. Ces premiers essais pratiqués en 1915 (4) nous montrèrent l'importance capitale des voies d'absorption des médicaments dans le traitement de l'amibiase, car, dès cette époque, nous constations la disparition des kystes chez des malades traités par l'absorption de capsules de novarsénobenzol, alors que les injections intraveineuses de ce médicament ou d'émétine n'avaient donné aucun résultat. Cette constatation extrêmement importante, comme nous le verrons plus loin, a été le point de départ des recherches sur

(1) Millian, *Presse médicale d'Égypte*, 1ᵉʳ juillet 1911 ; *Société médicale des hôpitaux*, 4 décembre 1913.

(2) Wadham et Hill, Trois cas de dysenterie amibienne traités par le salvarsan (*The Journal of the American medical Association*, 9 août 1913).

(3) Van den Branden et Dubois, *Archiv. für Sch. und Trop. Hyg.*, 1914, p. 375.

(4) P. Ravaut et Krolunitsky, *loc. cit.*, 15 octobre 1915 et 12 juillet 1916. — Le traitement mixte de la dysenterie amibienne par les cures émétino-arsenicales (*Paris médical*, nᵒ 1, 6 janvier 1917).

le traitement de l'amibiase par voie buccale au moyen de sels
arsenicaux et actuellement sa diffusion, pourtant déjà grande,
ne peut qu'augmenter grâce à la découverte de corps arsenicaux de plus en plus actifs.

Étudions d'abord l'action des arsénobenzènes dans l'amibiase, selon qu'ils sont administrés par la voie veineuse ou la
voie buccale.

I. — Voie veineuse.

L'injection intraveineuse de novarsénobenzol, pratiquée
à la dose de $0^{gr},30$ ou $0^{gr},45$, en pleine crise dysentérique,
manifeste presque aussitôt son action par une diminution
des phénomènes douloureux et du nombre des selles. En général,
quelques heures après l'injection, les douleurs parfois très vives
ressenties le long du gros intestin s'atténuent ou même disparaissent ; les épreintes et le ténesme sont moins vifs. Les malades
en éprouvent une sensation de bien-être qu'ils accusent aussitôt. Certains qui, depuis plusieurs jours, souffraient constamment
et ne dormaient pas, sommeillèrent la nuit même qui suivit
l'administration du médicament et, dès le lendemain matin,
demandèrent qu'on répétât l'injection. Notre attention fut
surtout attirée sur ce fait par des témoins qui ne sont pas suspects de parti pris. Il s'agissait de Marocains, que nous soi-
gnions pour dysenterie amibienne, en 1915 : dès la première
injection, la détente fut telle que, le lendemain matin à la
visite, faute de pouvoir se faire comprendre, ils nous tendaient
le bras et montraient avec insistance le pli du coude pour que
l'on répétât l'injection.

En même temps, la sensibilité du ventre, l'anorexie et les
autres accidents en rapport avec la crise diminuent dans les
jours suivants ; en règle générale, une seconde injection pratiquée quelques jours après accentue la rapidité de cette détente.
Lorsqu'il existe un peu de fièvre, elle tombe assez rapidement.
D'autre part, le nombre et le caractère des selles se modifient
parallèlement, mais moins vite. Il faut noter cependant que,

parfois, quelques heures après l'injection, le malade a des coliques et des évacuations abondantes, mais, dès le lendemain, la détente devient évidente. Peut-être s'agit-il, dans ces cas spéciaux, d'une réaction locale, déterminée par l'action violente du médicament, comparable à la réaction de Herxheimer chez les syphilitiques. Dans les formes graves, les selles restent encore glairo-sanguinolentes pendant plusieurs jours ; puis, au milieu des glaires, apparaissent des matières fécales et, généralement au bout de huit jours, tout glaire sanglant a disparu : le malade émet, une ou deux fois par jour, des matières molles, pâteuses, abondantes, qui se moulent quelques jours après. D'autres fois le résultat est beaucoup plus rapide : glaires et sang disparaissent dès la première injection ; de dix à quinze, les selles tombent à deux ou trois en vingt-quatre heures ; quelques jours après, elles sont moulées.

Enfin, dans certains cas, l'action est plus lente : il s'agit de malades souffrant depuis longtemps et présentant dans leurs selles de véritables crachats purulents, qui ne disparaissent qu'au bout de dix à quinze jours de traitement. En même temps, l'on constate de la fièvre, des douleurs violentes au niveau d'une région limitée du gros intestin, et tout nous porte à croire qu'il s'agit, dans ces cas, d'infections secondaires tenaces ou de suppurations profondes de la muqueuse intestinale. L'action bienfaisante du médicament se fait d'abord sentir sur les douleurs et la fièvre, mais les modifications des selles sont plus lentes.

L'examen microscopique montre que, le plus souvent, dans les formes jeunes, les amibes disparaissent rapidement, et l'on peut suivre toutes les transformations de leur nombre et de leur aspect ; parfois, les jours suivant la crise, on les retrouve sous leur forme kystique, ce qui prouve que, malgré son action évidente, le médicament n'a pas débarrassé le malade de ses parasites.

La médication arsenicale nous a permis d'alimenter nos amibiens ; elle excite leur appétit et leur permet de tolérer rapidement une alimentation reconstituante. Dans les pre-

miers jours, nous les mettons au régime du bouillon de légumes
et des pâtes ; puis, quelques jours après, nous leur donnons
de la viande. Aussi ils engraissent, prennent des couleurs, et
les forces reviennent vite.

En même temps, le caractère se modifie et, de moroses et
sombres qu'ils étaient, certains malades deviennent beaucoup
plus gais. Cette action sur la nutrition est tellement nette que
nous nous sommes souvent demandé si ce n'était pas là le vrai
mode d'action de l'arsenic dans la dysenterie amibienne, mais
il suffit de considérer, d'autre part, son action si nette sur l'évolution de la crise dysentérique, sur l'aspect des selles, sur la
transformation des amibes pour être convaincu qu'il agit directement sur l'amibe elle-même.

Dans les formes chroniques, sur les kystes, sur leur élimination, l'action des injections intraveineuses est beaucoup moins
nette, et c'est alors que l'administration par voie buccale paraît
plus active dans un grand nombre de cas.

Dans les complications récentes comme l'hépatite, le novarsénobenzol agit parfois très efficacement : c'est ainsi que, chez
plusieurs malades, nous avons constaté la rétrocession très rapide
du volume du foie sous l'influence de quelques injections intraveineuses. Même lorsque la suppuration est établie et revêt
quelques-uns des caractères que nous décrirons plus loin, il est
quelquefois possible d'en arrêter l'évolution et de faire rétrocéder l'abcès sans intervention chirurgicale.

Signalons enfin, dans ce chapitre consacré au traitement arsenical de l'amibiase, les résultats remarquables obtenus par
M. Garin (1) au moyen de l'Acétylarsan. Par des injections
intramusculaires ou sous-cutanées de ce produit, il a vu disparaître très rapidement des selles, quelquefois même dès la première injection, des amibes, des kystes, des flagellés, des
lamblias, etc... Je n'ai pas expérimenté ce médicament, mais
les résultats publiés sont des plus encourageants.

____

(1) GARIN, Le traitement médical de l'amibiase (*Maroc médical*, n° 37,
15 janvier 1925).

II. — Voie buccale.

En présence des nombreux insuccès thérapeutiques de l'émétine et du novarsénobenzol, même employés simultanément en injections intraveineuses ou intramusculaires, dans le traitement des formes chroniques de l'amibiase, en constatant surtout que ces médicaments employés sous cette forme n'ont aucune action sur la production des kystes et n'en débarrassent pas les « semeurs de kystes », comme nous les avons appelés, j'ai recherché s'il ne serait pas possible de tourner la difficulté en changeant leur mode d'administration et si, en recourant à leur action locale, leurs effets ne se modifieraient pas. J'ai pensé que l'on pourrait atteindre directement les parasites en introduisant ces corps soit par voie buccale, soit par voie rectale.

Nous avons commencé par l'émétine et nous avons dû y renoncer, en raison de phénomènes d'intolérance. Au contraire, avec le novarsénobenzol, nous avons obtenu d'emblée des résultats tout à fait encourageants par leur netteté. Dès la première observation, nous obtenions la démonstration évidente de l'importance de ce nouveau procédé thérapeutique. Il s'agissait d'un ancien dysentérique colonial, sur lequel le traitement mixte par les injections d'émétine et d'arsenic était devenu inactif : ses selles demeuraient riches en amibes et surtout en kystes, son état général était très défectueux, il était pâle, anémique, hypotendu, et nous ne savions comment modifier cet état. Nous lui fîmes prendre alors du novarsénobenzol en solution dans de l'eau, à la dose de 10 à 20 centigrammes par vingt-quatre heures. Dès les premiers jours, nous étions heureux de constater une amélioration dans l'état de notre malade, puis une diminution progressive des kystes, et enfin leur disparition complète. Nous avons ensuite traité par cette méthode de nombreux amibiens, qui, malgré des injections antérieures d'émétine et d'arsenic, présentaient encore des kystes dans les selles et avons obtenu, chez presque tous, d'excellents résultats. Depuis, nous avons, dans une série de travaux (1), complété cette étude, et *nous pouvons prétendre aujourd'hui que de cette observation princeps, faite en 1915, date le mode de traitement, actuellement si répandu, de l'amibiase au moyen des arsenicaux administrés par voie buccale.*

Depuis cette observation, poursuivant nos recherches dans vette voie, nous avons substitué aux solutions de novarsénobenzol, qui s'altèrent rapidement au contact de l'air, des comprimés de ce même corps dosés à $0^{gr},10$ chacun. J'ai prié M. Billon de les fabriquer ; il les a enrobés dans du gluten, pour éviter leur oxydation au contact de l'air ; aussi est-il plus prudent, pour être bien sûr que le corps actif se libérera dans le tube digestif, de les briser en plusieurs morceaux avant de les avaler : c'est ce produit que la maison Poulenc a commercialisé sous le nom de Narsénol.

Au fait précédemment signalé nous ajouterons quelques observations faites dès le début de nos recherches, nous ayant démontré. dès ce moment, la nécessité de recourir à cette voie thérapeutique.

Tout d'abord, citons ce premier cas : à un individu bien portant dont les selles examinées chaque jour pendant un mois et demi montraient à chaque examen des kystes d'*Entamœba coli*, nous avons administré deux capsules de $0^{gr},05$ de novarsénobenzol par jour pendant dix jours, et, dès le deuxième jour, les kystes disparurent ; plusieurs examens furent pratiqués dans le mois suivant, et l'on ne retrouva pas de kystes. Quelques mois plus tard, cependant, ils reparurent. Il est vrai qu'il s'agit d'*E. coli*, mais le fait est intéressant, car l'on sait qu'il est presque impossible de les faire disparaître, même passagèrement.

Un autre sujet faisant partie du personnel hospitalier avait

<hr>

(1) PAUL RAVAUT et KROLUNITSKY, L'emploi du novarsénobenzol dans le traitement de la dysenterie amibienne (*Société de pathologie exotique*, 12 juillet 1916). — PAUL RAVAUT et CHARPIN, Recherches sur le traitement mixte de l'amibiase par la voie buccale (*Paris médical*, 6 avril 1919). — PAUL RAVAUT, Les arsenicaux, par voie buccale, dans le traitement, la prophylaxie et la prévention de l'amibiase et de diverses infections intestinales. Efficacité de l'arsénobenzol (*Presse médicale*, n° 32, 21 avril 1926).

dans ses selles des kystes d'*E. coli* et d'*E. dysenteriæ*, des *Trichomonas* vivants et enkystés, des spirilles. Il présentait, en outre, des selles molles, pâteuses, quelquefois sanguinolentes ; il se plaignait de douleurs épigastriques au moment des digestions, de besoins impérieux d'aller à la selle et de fatigue générale. Pendant vingt et un jours consécutifs, les selles furent examinées chaque jour et présentèrent la même flore intestinale. Il fut soumis à une cure de dix jours, pendant lesquels il prit deux capsules de $0^{gr},05$ de novarsénobenzol par jour, et, dès le troisième jour, les kystes amibiens d'*E. coli* et d'*E. dysenteriæ* disparurent des selles. Depuis cette cure, soitante examens ont été pratiqués, et l'on n'a pu retrouver que des kystes de *Trichomonas*. Les symptômes cliniques, en même temps, s'améliorèrent considérablement.

Chez un autre malade, nous avons pu comparer la valeur relative de l'émétine et des capsules de novarsénobenzol. Les selles étaient riches en kystes d'*E. coli* et d'*E. dysenteriæ*, en kystes de *Lamblia* et de flagellés. Il a reçu pendant dix jours $0^{gr},04$ d'émétine par jour ; les kystes d'*E. dysenteriæ* disparurent au quatrième jour, mais reparurent au dixième jour : aucune des autres variétés de kystes ne disparut. Huit jours après, nous avons fait prendre à ce malade $0^{gr},10$ de novarsénobenzol en capsules par jour pendant dix jours, et très rapidement tous les kystes disparurent, pendant plusieurs semaines d'observation, sauf ceux de *Lamblia*, qui cependant diminuèrent considérablement de nombre.

Chez de nombreux autres malades, nous avons fait des constatations analogues, mais malheureusement nous avons pu voir que, chez plusieurs d'entre eux, les kystes étaient réapparus quelque temps après la suspension du traitement ; l'un d'eux a même présenté, à la fin d'une deuxième série de capsules, une légère crise dysentérique.

Depuis ces premières recherches, nous avons amélioré notre technique en associant aux capsules de novarsénobenzol de l'ipéca et du bismuth administré également par voie buccale, sous forme de pâte, dont nous étudierons plus loin les effets.

L'emploi de ces capsules est utile pour prolonger, par un traitement ambulant, les effets d'une cure de piqûres ; pour en maintenir les bons résultats, il est pratique de faire prendre aux malades systématiquement, pendant quelques jours par mois, plusieurs de ces capsules.

Nous avions même, en 1916, proposé cette médication à titre préventif, en faisant prendre aux porteurs de germes sains, ou aux individus susceptibles de se contaminer, des capsules de novarsénobenzol ; ce traitement préventif serait comparable à celui du paludisme par la quinine. Cette idée a été reprise depuis par M. Noc, qui a proposé les comprimés kératinisés de poudre d'ipéca ; dans ce but également, Dall avait proposé, peu après nous, l'emploi de l'iodure d'émétine.

Chez quelques malades, nous avons constaté la disparition de vers intestinaux comme les oxyures, sous l'influence du novarsénobenzol en ingestion; mais ces faits demanderaient une étude plus spéciale et plus complète.

Dans le même ordre d'idées, nous avons remarqué que les capsules de novarsénobenzol peuvent faire disparaître rapidement les spirilles parfois très abondants au cours de la dysenterie amibienne. Le Dantec et, à sa suite, divers auteurs ont même décrit une forme spéciale de dysenterie spirillaire ; pendant longtemps, nous avons cru à cette entité morbide, mais de nombreux exemples et surtout des examens patiemment répétés nous ont montré presque toujours la présence d'autres parasites qui, bien qu'intermittents, sont à la base de la dysenterie ; les spirilles ne joueraient, à notre avis, qu'un rôle d'infection secondaire. Quoi qu'il en soit, leur présence peut entretenir des troubles intestinaux très prolongés, et il n'est pas inutile de savoir que les capsules de novarsénobenzol les combattent efficacement. C'est peut-être à l'action sur les spirilles, si fréquemment rencontrés dans diverses affections intestinales, que peut être due l'action efficace de ces capsules sur des troubles intestinaux mal caractérisés, ainsi que l'ont signalé plusieurs observations.

En même temps, nous constations l'action remarquable de

ce traitement sur d'autres parasites intestinaux comme les lamblias et d'autres protozoaires que l'on ne combattait jusqu'alors que très imparfaitement. En outre, nombre de troubles intestinaux, pour lesquels le parasitisme n'est pas toujours nettement fixé, sont justiciables de cette thérapeutique ; dans le doute, elle peut être mise en œuvre à titre de traitement d'épreuve, d'autant plus volontiers qu'elle ne présente aucun danger.

Déjà, en 1915, et dès le début de nos recherches sur cette question, j'avais essayé d'utiliser divers sels arsenicaux ; plus particulièrement je m'étais adressé à l'atoxyl, également bien toléré par le tube digestif, d'un prix de revient moins élevé que le novarsénobenzol; mais il s'est montré beaucoup moins actif. Aussi, pendant longtemps, le novarsénobenzol resta le seul arsenical employé par voie buccale, dans le traitement de certaines formes d'amibiase ou de divers troubles intestinaux déterminés par d'autres parasites. La voie était ouverte, et il était donc tout naturel que tout nouveau sel arsenical, susceptible d'être administré par voie buccale, fût essayé dans ces circonstances. C'est ce qu'a fait M. Marchoux avec le Stovarsol et M. Flandin avec le Tréparsol ; dans cette direction, les essais sont illimités, et l'action de nombreux autres corps arsenicaux pourra être recherchée.

C'est ainsi que, depuis deux ans (1), j'utilise le corps le plus actif de toute cette série, mais que l'on a eu le tort d'oublier, en raison des difficultés de son emploi en injections : c'est l'arsénobenzol ou ancien 606. Par la voie buccale, il n'a plus les mêmes inconvénients, et tout au contraire il présente de nombreux avantages : il est très bien toléré par les voies digestives, il n'a pas besoin d'être protégé par un enrobage, car il ne s'altère pas à l'air, il se conserve très bien, et surtout il m'a paru très actif contre l'amibiase et différentes formes d'entérites en rapport avec des protozoaires et même d'autres parasites. J'ai

---

(1) P. RAVAUT, Le traitement préventif et curatif de l'amibiase par les composés arsenicaux administrés par la voie buccale (*Journées médicales marocaines*, décembre 1924).

prié M. Billon de me fournir des comprimés et des cachets contenant $0^{gr},10$ d'arsénobenzol, et ils ont pu être administrés, sans aucun inconvénient, à des doses de $0^{gr},20$ à 1 gramme par vingt-quatre heures, pendant plusieurs jours consécutifs. Les établissements Ponlenc l'ont commercialisé sous le nom de San- luol. L'action du vieux 606 sur l'amibiase est remarquable, car, en dehors des améliorations cliniques très rapidement obtenues, j'ai vu disparaître des kystes d'amibes en quarante-huit heures et des kystes de lamblias en cinq jours : ce dernier fait, à lui seul, montre la grande activité de ce produit. Dans nombre de cas, il m'a paru supérieur aux autres arsenicaux, mais il faudrait l'expérimenter sur une plus grande échelle que je n'ai pu le faire. En dehors de son action parasitaire, l'arsé- nobenzol est celui qui paraît modifier le plus heureusement l'état général, et plusieurs malades, tant en raison de son action locale sur l'intestin que de son action sur l'état général, l'ont nettement préféré aux autres sels arsenicaux.

J'ai publié récemment la longue observation (1) d'un malade suivi jour par jour pendant sept mois, montrant les effets des divers traitements par voie buccale au moyen de plusieurs sels arsenicaux essayés successivement ; de tous le plus actif, a été l'ancien 606 ou Sanluol. Il ne s'agit pas là d'un cas isolé, car j'ai observé d'autres malades absolument comparables. L'arséno- benzol mérite donc d'être l'objet de recherches plus étendues ; il soutient avec avantage la comparaison avec les autres sels arsenicaux employés jusqu'alors, si même il ne leur est pas supérieur. Il doit compter dorénavant parmi les meilleurs agents antiamibiens et antiparasitaires dont nous puissions disposer dans le traitement des entérites.

Telle est la genèse des faits qui m'ont amené à conseiller, dès 1915, dans la thérapeutique de l'amibiase, l'adminis- tration des sels arsenicaux par voie buccale ; j'ai insisté avec intention sur ce point, car, actuellement, ces recherches ont été confirmées de toutes parts et chaque jour montre

(1) P. RAVAUT, *loc. cit.* (*Presse médicale*, n° 32, 21 avril 1926).

l'importance sans cesse croissante de cette voie thérapeutique.

En résumé, nous disposons, à l'heure actuelle, pour le traitement de l'amibiase par la voie buccale au moyen de sels arsenicaux de divers corps très actifs. Ce sont :

1º LE NARSÉNOL. — Il est présenté sous forme de comprimés enrobés dans du gluten contenant du novarsénobenzol, à la dose de 0^{gr},10. L'enrobage destiné à éviter son oxydation a l'inconvénient de ne pas se dissoudre chez tous les individus; aussi faut-il avoir bien soin de briser les comprimés avant de les avaler. Il peut être donné à des doses variant de deux à dix comprimés par vingt-quatre heures pendant plusieurs jours de suite. Il est bien toléré par l'estomac, et j'estime que, s'il a paru moins actif que d'autres corps, c'est surtout parce que les doses n'ont pas été suffisamment élevées.

2º LE STOVARSOL. — C'est l'acide acétylaminooxyphénylarsénique préparé par M. Fourneau et préconisé dans le traitement préventif et curatif de la syphilis par la voie buccale. Ce sel stable, facilement maniable, très soluble, relativement peu toxique, bien toléré par le tube digestif, est présenté sous forme de comprimés de 0^{gr},25 chacun.

Il a été proposé par M. Marchoux (1) en 1923 dans le traitement de l'amibiase ; il le donne par séries de dix jours à la dose de deux comprimés par jour. Les bons résultats obtenus par cet auteur ont été confirmés de toutes parts, mais il a aussi ses défaillances ; des échecs et des accidents d'intolérance, en particulier du côté du foie, ont été signalés.

3º LE TRÉPARSOL. — C'est le dérivé formylé de l'acide métaaminoparaoxyphénylarsénique. Il a été utilisé avec succès par M. Flandin (2) dans le traitement de l'amibiase par la voie

(1) MARCHOUX, Le stovarsol guérit rapidement la dysenterie amibienne (*Société de pathologie exotique*, 14 février 1923).
(2) FLANDIN, Le dérivé formylé de lacide métaaminoparaoxyphénylarsénique dans le traitement de l'amibiase (*Société médicale des hôpitaux de Paris*, 21 novembre 1924).

buccale. Il est présenté sous forme de comprimés de 0^{gr},25 chacun et donné à la dose de trois à quatre comprimés par jour pendant des temps variables. Il donne aussi de très bons résultats, mais peut quelquefois se montrer insuffisant. Il peut donner lieu à du prurit et à des érythèmes fugaces, le plus souvent.

4° LE SANLUOL. — C'est l'arsénobenzol, l'ancien 606. Je l'utilise (1) depuis deux ans dans le traitement de l'amibiase par la voie buccale. Il est présenté sous forme de comprimés dosés à 0^{gr},10 chacun ; l'on peut en prendre de deux à dix par jour pendant plusieurs jours de suite. Ce sel, sous cette forme, se conserve bien, ne s'altère pas au contact de l'air et est parfaitement supporté par les voies digestives. Je l'emploie avec toute satisfaction dans les diverses formes d'amibiase, et, dans de nombreux cas, il m'a paru plus actif et d'une action plus durable que les corps précédents.

Comme on le voit, l'idée de traiter l'amibiase par la voie buccale au moyen des sels arsenicaux a fait son chemin, et cette question est en plein développement. Les divers corps proposés dans ce but ne manquent pas, et l'avenir nous désignera celui qui paraît le plus pratique. Pour ma part, j'estime que le plus ancien de tous, le 606, mais le dernier venu dans cette thérapeutique, est aussi le plus actif non seulement contre l'amibiase, mais aussi contre diverses autres infections intestinales déterminées par des protozoaires ou d'autres germes pathogènes encore indéterminés.

III. — Voie rectale.

Nous avons également préconisé, dès 1916, et constaté les bons effets du novarsénobenzol en lavements. Son action

(1) P. RAVAUT, Le traitement préventif et curatif de l'amibiase par les composés arsenicaux administrés par la voie buccale (*Maroc médical*, n° 37, 15 janvier 1925) ; Les arsenicaux, par voie buccale, dans le traitement, la prophylaxie, la prévention de l'amibiase et de diverses infections intestinales. Efficacité de l'arsénobenzol (606) (*Presse médicale*, n° 3, 21 avril 1926).

locale peut être très efficace dans certaines formes ulcéreuses et surtout hémorragiques ; dans les rectites douloureuses, les lavements font parfois disparaitre très rapidement le ténesme et modifient les sécrétions.

L'emploi des suppositoires serait plus facile, mais le médicament ne se répand pas sur toute l'étendue de la muqueuse du gros intestin, et souvent il est irritant; aussi préférons-nous le lavement.

D'habitude nous faisons dissoudre $0^{gr},15$ ou $0^{gr},30$ de novarsénobenzol dans 60 centimètres cubes d'eau bouillie et, si le malade le tolère mal, nous ajoutons quelques gouttes de laudanum. Ce lavement, administré le soir au moyen d'une poire en caoutchouc, après évacuation préalable de l'intestin, est en général très bien toléré et peut être conservé toute la nuit.

En le répétant tous les trois ou quatre jours, nous l'associons presque toujours aux traitements par piqûres ou par voie buccale.

Différents mucilages ont été proposés pour incorporer le novarsénobenzol en lavements ; mais il nous parait inutile d'y recourir, car, si l'on a soin de ne pas employer une trop grande quantité de liquide (60 à 100 grammes au maximum d'eau ou de sérum physiologique), le lavement est toujours bien toléré et conservé pendant toute la nuit.

Ainsi donnés, les arsenicaux peuvent être associés, en traitement alternatif, avec les lavements à base de bismuth et d'ipéca dont nous avons donné précédemment la formule. L'on réalise ainsi, dans les formes d'amibiase localisées au côlon descendant, un traitement local comparable à celui que nous donnons par la voie buccale.

Telles sont les principales voies d'administration de la médication arsenicale que nous avons proposées et étudiées depuis 1915 dans le traitement de l'amibiase. Comme il s'agit de faits nouveaux, nous avons cru bon de les développer assez longuement et de fournir quelques documents ; nous verrons plus loin comment ce médicament doit être employé et associé aux autres, selon les périodes et les formes de la maladie.

C. — IODURE DOUBLE D'ÉMÉTINE ET DE BISMUTH.

Un chimiste anglais, M. du Mey (1). a essayé, par la voie buccale, l'emploi de deux composés nouveaux devant, selon lui, mettre en liberté dans l'intestin de l'émétine à l'état naissant : l'iodure double d'émétine et de bismuth et l'iodure double d'émétine et de mercure. Le premier de ces produits a été expérimenté en Angleterre par Dale, Low et Dobell et en France par Lebœuf (2). Pour être toléré par l'estomac, il est nécessaire de l'enrober, sous forme de comprimés, dans du gluten ou de la gélatine formolée. Les doses qu'ils ont fixées sont de 18 centigrammes par jour en trois fois et pendant douze jours consécutifs. Souvent ce médicament est mal toléré, surtout au début du traitement, et les doses doivent être réduites à $0^{gr},05$ par jour.

Des observations publiées par ces auteurs, et en particulier de celles de Lebœuf, il résulte que « tous les amibiens, quelle que fût la forme clinique de leur infection (épisodes aigus ou séquelles chroniques), qui ont pris régulièrement 18 centigrammes d'iodure double pendant douze jours, ont vu disparaître leurs amibes ou leurs kystes ». Il n'a constaté qu'une rechute, et, sur deux malades qu'il a pu observer cinquante-deux et soixante jours après ce traitement, les amibes ou les kystes n'avaient pas reparu.

Après avoir longuement étudié ce produit, je suis beaucoup moins enthousiaste que Lebœuf : il est souvent mal toléré, surtout si l'enrobage est insuffisant ; mais, même avec des capsules qui ne s'ouvrent que dans l'intestin, les nausées, les éructations et même les vomissements ne sont pas rares ; aussi est-il exceptionnel de pouvoir atteindre la dose nécessaire de

---

(1) A. DU MEY, Deux composés de l'émétine pouvant rendre service dans le traitement de l'amibiase (*Philippine Journal of tropical Medicine*, vol. II, janvier 1925).

(2) LEBŒUF, Le traitement de l'amibiase intestinale par l'iodure double d'émétine et de bismuth (*Presse médicale*, n° 28, 9 juillet 1917).

0^{gr},18 par jour. De plus, ce médicament donne souvent de la diarrhée avec coliques, épreintes, ce qui déprime les malades et les fait maigrir. Enfin il ne paraît pas exempt de toute toxicité ; chez l'un de nos amibiens, l'on dut arrêter aussitôt son administration à la suite d'accidents rappelant ceux provoqués par l'émétine (tachycardie, palpitations, oligurie, etc.). Il nous paraît donc contre-indiqué, ou du moins très délicat à employer chez des sujets peu résistants, ce qui est souvent le cas pour les amibiens ; même chez des sujets robustes, c'est un médicament très désagréable que les malades refusent d'ailleurs rapidement.

Son efficacité est-elle infaillible et compense-t-elle ces ennuis ? Nous ne l'avons pas constaté. Sans doute on nous objectera que nous avons employé des doses trop faibles (0^{gr},15 par jour au maximum, et non 0^{gr},18 comme le conseille Lebœuf) ; mais il nous a été impossible de les dépasser ; nous avons cherché à compenser cette infériorité en multipliant les séries, et nos malades ont absorbé des doses totales oscillant entre 2^{gr},80 et 3^{gr},60 en plusieurs séries, sans obtenir les résultats que nous escomptions. Lorsque le sujet n'est pas trop déprimé, l'on arrive quelquefois, avec de la patience, à lui faire prendre les doses nécessaires ; mais, les résultats ne compensant pas ces inconvénients, et les malades se refusant rapidement à en continuer l'usage, nous avons dû renoncer à l'emploi de l'iodure double d'émétine et de bismuth.

D — PATE CHARBON-IPÉCA-BISMUTH.

Ayant reconnu, depuis le début de nos travaux, la nécessité de recourir, chez certains malades, ou plutôt à certaines phases de la maladie, au traitement par la voie buccale, ayant constaté l'impossibilité d'administrer dans ce but l'émétine ou l'iodure d'émétine et de bismuth, nous avons pensé que l'association du bismuth et de l'ipéca, dont les bons effets pris isolément sont bien connus, pourrait être utile. Dans ce but. nous avons étudié une formule de pâte dont nous nous servons depuis plus de dix ans et qui, dans le traitement de l'amibiase chronique, nous a donné d'excellents résultats.

. Son usage s'est d'ailleurs répandu en France et aux colonies, ce qui semble en confirmer l'efficacité.

<pre>
Poudre de charbon végétal..............)
   —   sous-nitrate de bismuth........) āā 100 grammes.
Sirop simple ....   )
Glycérine ....   )
Poudre d'ipéca   4   —
</pre>

Bien mélanger. Deux à dix cuillerées à café par vingt-quatre heures, soit environ 5 centigrammes de poudre d'ipéca et 1^{gr},25 de bismuth par cuillerée à café.

Elle est plus active que l'ipéca donné isolément aux mêmes doses, et la raison en paraît être dans l'association du bismuth et de l'ipéca ; peut-être se fait-il entre ces deux corps une combinaison utile, car j'ai remarqué que cette pâte agissait d'autant mieux qu'elle était plus vieille.

Si le malade est atteint de troubles diarrhéiques violents et douloureux, on peut ajouter un peu d'opium : 0^{gr},80 de poudre d'opium pour toute la masse précédente, soit 1 centigramme par cuillerée à café, soit, mieux encore, ajouter quelques gouttes de laudanum ou d'élixir parégorique à la pâte au moment de l'avaler.

Souvent nous remplaçons une partie du charbon végétal par du charbon animal et du sous-nitrate de bismuth par du carbonate de bismuth, surtout lorsque le malade présente, en outre de ses protozoaires, des vers intestinaux.

Sous cette formule, elle est excessivement bien tolérée ; il suffit d'en varier les doses selon les circonstances, et nous verrons plus loin comment, en l'associant aux comprimés de sels arsenicaux, l'on arrive à instituer, uniquement par la voie buccale, une thérapeutique vraiment efficace de l'amibiase chronique.

E. — AUTRES MÉDICAMENTS.

A côté de ces médicaments, dont nous nous servons constamment dans le traitement de l'amibiase, parce qu'une longue expérience nous en a montré l'efficacité et la bonne tolérance, il en est d'autres, dont le rôle antiparasitaire est moins prouvé et qui, de temps en temps, donnent des succès. Nous ne ferons que les citer, car il faut les connaître, mais nous les jugeons très inférieurs aux précédents ; il est bon de les utiliser lorsqu'on est obligé de changer de thérapeutique, ce qui arrive fréquemment au cours du traitement de l'amibiase. Nous citerons surtout le simarouba et le kho-sam ; ce dernier se trouve dans le commerce sous forme de comprimés qui arrêtent parfois, à la dose de deux à trois par jour, assez rapidement des poussées de colite hémorragique.

Enfin nous ajouterons que la thérapeutique accessoire de l'amibiase, selon qu'elle se complique d'infections intestinales, d'insuffisance des glandes annexées au tube digestif, d'insuffisance surrénale, d'anurie, etc., est extrêmement variée et ne doit jamais être négligée. Nous y reviendrons plus loin.

CHAPITRE III

L'EMPLOI DE CES MÉDICAMENTS AUX DIFFÉRENTES PÉRIODES DE L'AMIBIASE.
LES DEUX GRANDS MODES DE TRAITEMENT : 1º PAR INJECTIONS ; 2º PAR VOIE BUCCALE

Alors que, dans la syphilis et dans le paludisme, il est possible de reconnaître le moment de la contamination et même, dans la plupart des cas, de le déterminer avec précision, il est au contraire très difficile, dans l'amibiase, même si le malade en présente des symptômes, de déterminer exactement depuis combien de temps il s'est infecté. Si un syphilitique ou un paludéen peuvent renseigner leur médecin et lui donner exactement la date d'apparition du chancre ou du premier accès fébrile, il est rare qu'un amibien puisse fournir ce point de repère précis : il reconnaîtra qu'à telle époque il a eu de la diarrhée même sanglante, des troubles gastro-intestinaux, mais il est difficile d'en déduire la date de l'infection. En effet, l'amibiase peut rester longtemps latente, et lorsqu'apparaît le premier symptôme suffisamment net, il y a souvent longtemps que l'infection est faite ; je n'en prendrai pour preuve que la fréquence des malades présentant des kystes amibiens dans les selles, dont l'intestin par conséquent renferme des amibes et chez lesquels le symptôme dysentérique n'apparaît souvent que longtemps après cette constatation. Ordinairement, l'amibiase débute par une série de troubles gastro-intestinaux mal définis, et ce n'est qu'au bout d'un temps plus ou moins long que le diagnostic se pose par la constatation des amibes : c'est du moins le cas le plus fréquent sous nos climats ; quelquefois elle peut commencer par une crise aiguë, mais rien ne prouve qu'elle coïncide avec le début de l'infection. Il résulte de tous ces faits que les traitements préventif et surtout abortif sont moins précis que pour la syphilis ou le paludisme. Néanmoins, ils méritent d'être pris en considération, car, dans certains cas, ils sont applicables et peuvent rendre de très grands services.

A. — TRAITEMENTS PROPHYLACTIQUE ET PRÉVENTIF.

I. — Prophylaxie.

Si l'on veut bien se rappeler que l'amibiase, la lambliase et nombre d'autres infections intestinales se propagent par les parasites émis avec les selles, que les formes kystiques de ces protozoaires représentent la forme de résistance sous laquelle leur vitalité se maintient aussi bien dans l'intestin qu'à l'extérieur, l'on comprendra tout l'intérêt de cette notion pour la prophylaxie de ces affections. Si, de plus, l'on se rappelle que les injections d'émétine ou d'arsenic n'ont qu'une action très faible sur les formes kystiques et qu'en revanche les sels arsenicaux administrés par la voie buccale agissent beaucoup plus efficacement, l'on conçoit qu'il devienne maintenant possible de réaliser utilement une prophylaxie de l'amibiase.

Dans ce but, l'on devra poursuivre la stérilisation de l'intestin des anciens malades et des porteurs de germes ; certains de ces derniers ne présentent aucun trouble intestinal, paraissent absolument sains et, pour cette raison, ne sont pas les moins dangereux : seul l'examen systématique des selles permet de les dépister. Chez tous ces sujets, il suffira de donner pendant deux ou trois jours par semaine, pendant assez longtemps, de petites doses de l'un des corps arsenicaux précédemment signalés pour voir finalement disparaître ces formes kystiques.

Dans des essais comparatifs, j'ai pu constater l'effet remarquable de l'ancien arsénobenzol (Sanluol).

En agissant ainsi, en poursuivant ce but avec persévérance, se fera peu à peu la prophylaxie de ces affections intestinales à protozoaires ou à d'autres parasites sensibles aux arsenicaux, et il est légitime d'espérer voir disparaître un jour cette grande cause de morbidité.

II. — Prévention.

Ces faits n'ont pas seulement un intérêt thérapeutique, mais ils permettent de soulever un autre problème, dont j'ai également et en même temps, dès 1916, montré pour la première fois toute l'importance : c'est celui du traitement préventif de l'amibiase.

Si, jusqu'à cette époque, cette question n'avait pas été posée, c'est que nous manquions de moyens pratiques pour en tenter la solution. En effet, les injections d'émétine ou d'arsenic ne sauraient être un moyen efficace, car, je ne crains pas de le répéter, elles n'ont aucune action sur les kystes amibiens, qui représentent la forme la plus commune sous laquelle se propage la maladie et sous laquelle elle pénètre dans les voies digestives. Aussi, lorsque j'eus remarqué l'action du novarsénobenzol donné par voie buccale sur les « semeurs de kystes », j'en conclus immédiatement qu'il serait possible, d'une façon simple, pratique et absolument inoffensive, de tenter la prévention de l'amibiase.

La réalisation de cette idée me tentait d'autant plus que j'avais eu à constater et à déplorer la contamination de mon collaborateur Krolunitsky, au laboratoire même. Pour éviter de nouvelles contaminations dans mon entourage, je fis prendre systématiquement à deux infirmiers manipulant chaque jour des selles dysentériques et je pris moi-même, pendant longtemps, deux fois par semaine, des doses de $0^{gr},10$ à $0^{gr},30$ de novarsénobenzol par voie buccale. Aucun de nous trois ne contracta la dysenterie et ne présenta de kystes soit d'*Amibes*, soit de *lamblias* dans ses selles. Je sais bien que cette constatation n'a pas une valeur absolument démonstrative, mais elle prouve au moins que l'on peut suivre impunément ce traitement à titre préventif.

Ces essais m'encouragèrent à persévérer dans cette voie, car, en dehors des précautions hygiéniques que l'on fait prendre aux sujets vivant dans des milieux où l'infection amibienne est possible, je ne crois pas que l'on ait jamais proposé de traitement préventif au moyen de médicaments. Les faits précédemment rapportés, en réalisant un progrès thérapeutique certain, permirent, du même coup, de tenter la prophylaxie et la prévention de l'amibiase. Aussi me suis-je cru autorisé à écrire en 1916 (1) : « Peut-être pourrait-on, par ce procédé, instituer un véritable traitement préventif de l'amibiase, en faisant prendre aux porteurs de germes sains, ou à ceux qui sont susceptibles de se contaminer, des doses préventives de ce médicament, et obtenir des résultats comparables à ceux que donnent les doses préventives de quinine dans le traitement du paludisme.»

Cette idée a été reprise par Noc, qui a proposé les comprimés kératinisés d'ipéca. Dans ce but également, Dall avait conseillé, peu après nous, l'emploi de l'iodure double d'émétine et de bismuth ; ce corps est très mal supporté par le tube digestif et, jusqu'à présent, les sels arsenicaux me paraissent bien préférables.

Tout récemment (2), confiant dans cette méthode, M. Petzetakis (d'Alexandrie) n'a pas hésité à faire l'expérience suivante; il la rapporte d'ailleurs en ces termes : « Un Berbérin, Mouhamed, âgé de vingt-cinq ans, servant comme infirmier dans ma clinique, s'est offert à s'infecter par la bouche avec des selles dysentériques contenant des kystes et des amibes.

« Voici comment nous avons procédé. Pendant trois jours, le

---

(1) P. RAVAUT et KROLUNITSKY, L'emploi du novarsénobenzol dans le traitement de la dysenterie amibienne (*Société de pathologie exotique*, 12 juillet 1916, p. 571).

(2) PETZETAKIS, Le Stovarsol dans la crise aiguë de la dysenterie amibienne, son action préventive probable contre l'infection amibienne (*Presse médicale*, n° 19, 7 mars 1925).

sujet reçoit deux comprimés par jour de Stovarsol ; le quatrième jour, il avale dans la matinée deux capsules contenant 1 centimètre cube de glaires dysentériques contenant de nombreux kystes et amibes. Il reçoit ensuite, dans la journée, huit comprimés de Stovarsol, à la dose de deux comprimés toutes les deux heures et demie. Pendant trois jours consécutifs, il reçoit quatre comprimés de Stovarsol par jour. Ce sujet, depuis cinq mois, n'a pas présenté le moindre trouble intestinal, et ses selles n'ont pas montré de parasites. »

Tous ces faits montrent l'intérêt capital de cette question et la nécessité d'en poursuivre l'étude dans le but de bien régler le traitement préventif de l'amibiase.

Il serait facile, en faisant des lots d'individus soumis aux mêmes dangers de contamination, de rechercher d'abord l'efficacité comparée des divers arsenicaux donnés par voie buccale (Narsénol, Stovarsol, Tréparsol, Sanluol) et à des doses équivalentes. Il y a là l'ébauche d'un plan de recherches faciles à tracer et à exécuter dans des milieux contaminés comme certaines de nos colonies et surtout le Maroc. J'ajouterai en passant que, pendant la guerre, ayant examiné les selles de divers contingents de soldats ou de travailleurs provenant de nos colonies d'Asie et d'Afrique, les plus forts pourcentages de porteurs de germes m'ont été fournis par les Marocains. Cette œuvre utile et intéressante devrait tenter un travailleur bien rompu à la recherche des parasites intestinaux. En tout cas, même si elle aboutit à des résultats négatifs, l'introduction par voie buccale de ces corps arsenicaux ne saurait être dangereuse et ne peut, au contraire, par son arsenic qu'agir efficacement sur l'état général des sujets.

Pratiquement, de ces faits découle cette notion qu'il est très utile et en tout cas sans danger de traiter préventivement les sujets qui vivent au milieu d'amibiens ou dans des régions infestées, surtout pendant certaines saisons. Dans ce but, nous pensons actuellement qu'il suffira de leur faire prendre tous les deux jours ou deux fois par semaine, par voie buccale, de $0^{gr},20$ à $0^{gr},50$ des sels arsenicaux précédents.

En tout cas, au moindre trouble intestinal, ce traitement s'impose, et l'on doit s'efforcer de réaliser aussi rapidement que possible le traitement abortif.

B. — TRAITEMENT ABORTIF.

Pour les raisons précédentes, on ne peut jamais affirmer si le traitement que l'on vient d'instituer chez un amibien récemment contaminé mérite le nom de traitement abortif. Chez certains malades, l'on a pu juguler très rapidement la maladie dès ses premières manifestations par un traitement énergique ; dans la suite, aucun autre symptôme ne s'étant manifesté, l'examen des selles n'ayant plus montré d'amibes, peut-on, dans ces conditions, qualifier d'abortif un tel traitement? C'est bien difficile lorsqu'on ne peut pas être fixé sur la date exacte de la contamination. Sans vouloir discuter plus longtemps sur la valeur d'un terme, il en résulte ce fait pratique : c'est que l'amibiase, attaquée vigoureusement dès ses premières manifestations, peut rétrocéder très rapidement, ne plus reparaître, ce qui permet d'admettre comme possible sa guérison ; plus l'intervention est précoce, plus ce résultat semble possible, comme pour la syphilis, comme pour le paludisme. C'est le traitement d'attaque ordinaire, que l'on opposera à toute manifestation aiguë de l'amibiase, comme nous allons le voir.

C. — TRAITEMENT D'ATTAQUE.

Il résulte des différentes considérations exposées plus haut que, selon la période à laquelle est attaquée l'amibiase, selon la nature des accidents pour lesquels le médecin intervient, le mode d'attaque sera très différent. De quelque façon que l'amibe manifeste sa présence et même si on ne peut que la soupçonner, il faut aller au devant d'elle sans tarder et savoir choisir le mode de traitement qui sera le plus efficace.

Il y a des amibiases qu'il faut attaquer d'emblée par les injections intraveineuses et sous-cutanées ; il y en a d'autres pour lesquelles cette méthode ne donne rien, et il faut recourir d'emblée au traitement par la voie buccale ; il y a des amibiens chez lesquels, après une cure au moyen de piqûres, il faut continuer le traitement par la voie buccale, et inversement. Ce qu'il faut bien comprendre, à mon avis, et je n'ai pas cessé d'insister sur ces faits depuis le début de mes recherches en 1915, c'est que ces deux voies d'administration des médicaments donnent des résultats très différents et que leurs indications varient beaucoup. Nous allons essayer de les indiquer rapidement.

S'agit-il, au début de la maladie, d'une crise aiguë nettement caractérisée avec émission de glaires sanglantes, de matières purulentes contenant de nombreuses amibes vivantes? C'est sans aucun doute par le traitement émétino-arsenical en piqûres qu'il faut commencer ; de même, si le malade présente des localisations au niveau du foie ou sur d'autres organes, qu'il s'agisse d'abcès nettement constitué, de simple hépatite, ou sur d'autres organes, il faudra agir de même et tenter de faire disparaître tous ces symptômes par une première série d'injections. Puis, plus tard, si l'on s'aperçoit que, même en répétant les séries de ce traitement, les effets sont moins nets, que l'examen des selles ne révèle pas la présence d'amibes, mais la persistance constante des kystes, c'est alors qu'il faut s'adresser au traitement par la voie buccale ; à ce moment, les injections d'émétine ou de novarsénobenzol ne pouvant parvenir à l'intestin que par la voie sanguine n'ont plus d'action: il faut attaquer directement la maladie par un traitement local, à la fois par la voie buccale et par la voie rectale.

S'agit-il de vieux dysentériques chroniques, anémiés, fatigués, chez lesquels l'émétine non seulement n'a plus d'action, mais produirait souvent de la dépression, il faut sans hésiter recourir d'emblée au traitement par la voie buccale. C'est la seule façon d'agir sur certains troubles entéritiques chroniques d'origine amibienne, et surtout sur les kystes. Enfin, dans les multiples infections intestinales surajoutées à l'amibiase, le traitement n'a d'action que par la voie gastrique ou rectale. Il faut savoir jouer, dans le traitement de l'amibiase, de ces deux voies d'administration des médicaments, car elles se suppléent, se complètent : l'une peut réussir au moment où l'autre vient d'échouer.

Bien que cette règle n'ait rien d'absolu, car c'est une question de malades et de tolérance, l'on pourrait dire schématiquement que, dans les formes aiguës à amibes, les injections émétino-arsenicales représentent le traitement de choix et que, dans les formes chroniques à kystes, le traitement par la voie buccale est préférable ; c'est une indication très générale qu'il ne faudrait pas prendre à la lettre, car souvent il faut tâtonner et choisir le mode de traitement dont le malade s'accommode le mieux.

I. — Cure d'attaque par les injections émétino-arsenicales.

Nous avons vu, au chapitre précédent, que le chlorhydrate d'émétine et le novarsénobenzol représentaient les médicaments les plus actifs que nous possédions dans la lutte contre l'amibiase. Nous avons vu que le premier peut parfois déprimer les malades, fatiguer le cœur et le système nerveux ; aussi est-il bon d'en espacer les injections et de ne pas dépasser certaines doses, car, en raison de la lenteur de son élimination, une accumulation peut se produire. Pour pallier à ces inconvénients, nous lui associons le novarsénobenzol, dont nous avons longuement étudié l'action sur les amibes et qui, au contraire, relève l'état général et corrige les effets dépressifs de l'émétine. De plus, ainsi que nous l'avons préconisé dans le traitement de la syphilis et du paludisme, il nous paraît préférable, dans le traitement des maladies à protozoaires, de s'adresser simultanément à deux médicaments actifs et de rompre ainsi à chaque instant l'accoutumance que le parasite pourrait présenter à l'un d'eux. Aussi avons-nous combiné une cure mixte émétino-arsenicale, qui, bien maniée, nous a donné d'excellents résultats : elle est d'une efficacité remarquable sur les formes aiguës ou subaiguës, sur les complications hépatiques récentes, mais

RAVAUT. 16

elle doit être bien réglée et suffisamment prolongée si.l'on veut obtenir un résultat durable. Trop souvent le traitement de l'amibiase est commencé par quelques injections d'émétine, faites sans règle déterminée et interrompues dès que les symptômes cliniques ont disparu ; c'est là le plus souvent la cause des rechutes successives et de la persistance parfois indéfinie de la maladie. Comme dans la syphilis, un traitement initial insuffisant peut être parfois plus nuisible qu'utile. Il faut au contraire profiter de la période d'acuité pour traiter aussi complètement que possible le malade : parfois même, il est bon de provoquer artificiellement une crise dysentérique, soit par un purgatif, soit par un lavement iodé, soit même par une injection intraveineuse de 1 ou 2 centigrammes de cyanure de mercure, soit enfin par l'administration de sels biliaires, comme l'ont proposé Lenoir et Mathieu de Fossey (1), tout en continuant le traitement, car, à ce moment, les médicaments ont une prise beaucoup plus grande.

La cure que nous préconisons consiste en dix injections intraveineuses de novarsénobenzol aux doses de 0ᵍʳ,30 faites à quatre jours d'intervalle ; après les injections 1, 2, 3, nous injectons, chacun des trois jours intermédiaires, l'émétine aux doses de 4, 6, 8 centigrammes ; après les injections 4, 5, 6, nous suspendons l'émétine et nous la reprenons aux doses précédentes après les injections 7, 8 et 9.

Le malade a reçu ainsi, en quarante jours, dix injections intraveineuses de novarsénobenzol et dix-huit injections d'émétine, dont la dose totale ne dépasse pas 1ᵍʳ,08 et n'expose ainsi à aucun inconvénient.

Nous ne dépassons pas la dose de 0ᵍʳ,30 de novarsénobenzol, car nous avons remarqué que les dysentériques, en raison de leur fatigue et surtout des altérations du tube digestif, du foie, supportent moins bien ce médicament que d'autres malades, surtout s'il s'agit de formes chroniques. De même, pour

---

(1) Lenoir et Mathieu de Fossey, L'épreuve biliaire dans la dysenterie amibienne (*Archives des maladies de l'appareil digestif et de la nutrition*, n° 2, 1923).

éviter tout trouble cardiaque, nous ne dépassons pas la dose quotidienne de 0^{gr},08 d'émétine ; cependant, en surveillant attentivement le cœur, cette dose peut être dépassée, mais exceptionnellement, pensons-nous, et atteindre 12 centigrammes, comme l'a préconisé M. Chauffard. La qualité de l'émétine doit être rigoureusement surveillée.

Cette cure est très bien supportée par un adulte, ne présentant pas d'altération viscérale grave ; il appartiendra au médecin d'en augmenter ou d'en diminuer l'intensité et la durée selon l'état de son malade ou le but qu'il poursuit.

Dans la crise dysentérique aiguë, les effets de l'émétine sont bien connus ; nous avons signalé ceux que donne le novarsénobenzol ; l'association des deux est encore plus remarquable sur la cessation des douleurs, la disparition du sang et de la diarrhée. Dès les premières injections de cette cure, tous les phénomènes morbides disparaissent, et l'appétit reparaît ; il y a intérêt à alimenter aussi rapidement que possible un dysentérique et à augmenter sa résistance à l'amibe. Ces effets sont d'autant plus nets que la maladie est plus récente ; dans certains cas anciens, les amibes sont devenus résistantes à tout médicament, et nous envisagerons plus loin ce fait. La rapidité de l'action thérapeutique ne doit pas faire cesser le traitement ; il doit être continué, alors même que les symptômes morbides ont disparu : l'examen des selles montre, par la présence des kystes, que les parasites existent toujours ; la prolongation systématique du traitement est la seule façon de les atteindre. Même si l'examen des selles est négatif, nous savons par l'expérience que, pour maintenir ces résultats, il faut avoir recours à des cures répétées systématiquement, à intervalles réguliers, pendant les premiers stades de l'affection. Si le retour des accidents ne les impose pas, elles doivent être reprises tous les deux ou trois mois en s'inspirant de la formule précédente, mais réduite dans ses proportions ; on pourrait pratiquer trois injections de novarsénobenzol et neuf piqûres d'émétine intercalées entre chacune d'elles.

Dans les complications hépatiques de l'amibiase, la cure

émétino-arsenicale peut rendre des services très différents, selon la période à laquelle le diagnostic est posé.

S'il s'agit d'un gros abcès du foie, la guérison n'est généralement obtenue que par l'intervention chirurgicale, mais, auparavant, si l'on n'a pas la main forcée, l'on peut tenter de le faire résorber par le traitement médical. Si l'on a recours à l'opération, ces cures font cesser plus rapidement la suppuration, et leur rôle thérapeutique est nettement établi. C'est à propos d'un abcès du foie ouvert dans les bronches, suivi de fistule bronchique avec suppuration abondante, que M. Chauffard (1) montra pour la première fois en France les effets remarquables de l'émétine.

Quelquefois, l'opération a été évitée par l'évacuation par ponction et l'emploi de l'émétine injectée simultanément dans la cavité de l'abcès et sous la peau. Plusieurs observations ont été publiées par MM. Rouget, Dopter, Baur et Plisson, Carnot, etc. Les récidives sont assez fréquentes, car chez deux malades traités par cette méthode, considérés comme guéris, nous avons dû recourir quelques mois après à une intervention chirurgicale.

Cependant, dans certaines conditions, il est possible, si le diagnostic est précoce, d'obtenir, par le seul traitement médical, la rétrocession de petits foyers locaux de suppuration hépatique. Il est assez délicat de fixer le moment où un abcès, reconnu par la ponction exploratrice, doit être traité chirurgicalement ou médicalement ; en dehors des signes cliniques permettant d'apprécier le mode d'intervention, l'état du pus peut donner des indications utiles. Déjà M. Chauffard (2) avait insisté sur l'aspect du pus et montré que la présence des globules de graisse était l'indice d'un abcès mort, alors que l'état hémorragique est le signe typique de la présence d'amibes. Récemment, chez de nombreux malades, nous avons également déter-

---

(1) CHAUFFARD, *loc. cit.*

(2) CHAUFFARD, Abcès dysentérique du foie avec vomiques successives. Traitement par ponctions évacuatrices et émétine (*Société médicale des hôpitaux*, 16 mai 1913).

miné par l'analyse du pus le stade évolutif de l'abcès. En effet, tant que le pus est d'un rouge vif, de consistance pulpeuse, se coagulant rapidement en une masse caoutchoutée, tant qu'il contient des leucocytes bien conservés sans trace de dégénérescence graisseuse, il est possible d'obtenir la résorption de l'abcès par le traitement médical. Au contraire, la présence d'éléments altérés, de globules graisseux, de cristaux d'acides gras, l'absence d'amibes, montrent qu'il ne faut pas différer l'intervention chirurgicale. En suivant cette règle, nous avons saisi sur trois malades la phase médicale de trois petits abcès et obtenu leur rétrocession par le traitement purement médical ; chez l'un d'eux, l'abcès faisait saillie au creux épigastrique, et nous avons assisté jour par jour à sa résorption (1).

Mais l'amibiase hépatique n'aboutit pas toujours à la suppuration. Les congestions aiguës du foie au cours de la dysenterie amibienne sont bien connues ; leur rétrocession est parfois extrêmement rapide sous l'influence du traitement. D'autres fois, ces poussées hépatiques sont localisées et aboutissent à des déformations très limitées, formant des bosselures ; aussi peut-on dire que le foie amibien se présente souvent sous l'aspect d'un véritable « foie bosselé » (2). Nous venons d'en observer de nombreux cas et nous avons spécialement attiré l'attention (3) sur ces faits, que nous voyons de plus en plus fréquemment en France et auxquels François a consacré une excellente thèse (4). Chez ces malades, nous avons souvent constaté, dès que s'est produite la métastase hépatique, que la diarrhée s'atténue, puis les amibes et les kystes disparaissent des selles, absolument

(1) P. RAVAUT et FARAUT, Abcès amibien du foie faisant saillie au creux épigastrique ; retrocession rapide de la tumeur et des signes de suppuration sous l'influence du traitement médical (*Société médico-chirurgicale*, XV⁰ région, 21 février 1918).

(2) P. RAVAUT, L'amibiase en France depuis le début de la guerre (*Réunion de la Croix-Rouge américaine*, séance du 19 avril 1918).

(3) P. RAVAUT et CHARPIN, Sur quelques faits en apparence paradoxaux susceptibles d'égarer le diagnostic d'hépatite amibienne (*Presse médicale*, n⁰ 8, 10 février 1919).

(4) FRANÇON, Les hépatites amibiennes aiguës abortives (Thèse de Paris, 1919).

comme, dans la blennorragie, les gonocoques cessent de se montrer dans le pus urétral dès que se forme l'orchite. De plus, la ponction exploratrice étant négative, le diagnostic étiologique serait impossible si le traitement, par la rapidité de son action, ne venait fournir la preuve de la nature amibienne de ces bosselures. Ces faits nous semblent assez fréquents pour qu'un traitement d'épreuve soit systématiquement institué chez tout malade présentant un point de côté net dans la région hépatique, de la déformation du foie, une fièvre légère, même si la ponction exploratrice est négative, même si le malade n'a jamais présenté de symptôme dysentérique et même si les selles ne renferment ni kystes ni amibes. D'ailleurs, en présence d'une hépatite, c'est la règle de conduite suivie par certains médecins dans les pays où l'amibiase est endémique, et elle nous paraît aussi devoir s'imposer en France.

Si nous insistons sur ces complications hépatiques de l'amibiase, c'est pour montrer tout l'intérêt du traitement médical chez des malades qui pourraient être destinés trop rapidement au chirurgien, alors que le résultat du traitement d'épreuve représente, dans quelques cas, l'élément le plus important du diagnostic. Dans ces conditions, la cure mixte émétino-arsenicale, telle que nous l'avons indiquée plus haut, nous a donné des résultats extrêmement rapides et précis : aussitôt le point de côté disparaît, la bosselure s'efface, ainsi que le montrent l'examen clinique et la radioscopie, la température tombe à la normale, l'appétit revient rapidement, le malade est transformé ; chez quelques-uns, c'est une véritable résurrection.

Il faut enfin se rappeler qu'au niveau du foie l'amibe peut produire des hépatites chroniques, bien étudiées par MM. Paisseau et Hutinel (1) et même de véritables cirrhoses (Achard).

Nous ne saurions trop insister sur l'importance de ce traitement d'épreuve en pathologie hépatique, car il permet de rétablir en quelques jours l'état de malades dont l'affection a été

---

(1) Paisseau et Hutinel, Hépatite amibienne chronique (*Annales de médecine*, mai 1919).

méconnue et considérés souvent comme des cachectiques, des tuberculeux et même des cancéreux.

C'est par ce même mode de traitement que seront attaquées toutes les autres localisations de l'amibe dans l'organisme et dont des recherches récentes ont montré la multiplicité.

De même, enfin, *dans les formes subaiguës de l'amibiase intestinale*, ce traitement peut être tenté si la maladie n'est pas trop ancienne, s'il n'y a pas d'infection secondaire, si les dégénérescences de l'intestin ou des glandes annexes du tube digestif ne sont pas trop accentuées. Souvent, il n'est pas possible, par l'examen des selles, de prouver la nature amibienne du trouble intestinal, et *l'épreuve thérapeutique* permet seule cette détermination. Si, dans ce but, l'on a recours au traitement émétino-arsenical, le résultat ne se fait pas attendre longtemps : il suffit de trois injections de novarsénobenzol et de neuf piqûres d'émétine intercalées pour constater l'amélioration ou l'insuccès. Enfin, dans certaines formes subaiguës d'amibiase, surtout chez des malades traités depuis longtemps, ces cures émétino-arsenicales par injections peuvent être inefficaces ; c'est alors qu'il faut changer le mode d'administration des médicaments et recourir à la voie buccale.

II. — Cure d'attaque au moyen du traitement par la voie buccale.

Je n'insisterai pas à nouveau sur les indications bien précises du traitement par voie buccale ; il doit être mis en œuvre chez de très nombreux malades pour lesquels les injections sont devenues inefficaces. Il n'est pas nouveau, c'était le seul qu'avant l'émétine l'on opposait à l'amibiase, mais, depuis qu'en 1915 j'ai montré les effets remarquables des arsenicaux administrés par la voie digestive, il a pris actuellement un essor considérable. Cette constatation n'a pas eu seulement un intérêt thérapeutique, mais elle m'a permis d'ouvrir le chapitre de la prophylaxie et surtout de la prévention efficace de l'amibiase. Enfin elle a permis de traiter, sans recourir aux injections, de très nombreux malades, ce qui n'est.pas sans importance pour une affection très répandue dans certaines régions souvent isolées des centres médicaux.

Je ne reviendrai pas sur l'historique de cette médication arsenicale par voie buccale et sur la série des corps qui ont été successivement proposés ; nous avons actuellement à notre disposition des sels de plus en plus actifs.

Dans ce traitement par voie buccale, je suis resté fidèle à la conception du traitement mixte, c'est-à-dire que je donne successivement les deux médicaments qui me paraissent les plus actifs : l'ipéca et l'arsenic.

Dans ce but, je fais usage de la pâte à base de charbon, bismuth et ipéca, dont j'ai donné la formule au chapitre précédent, et de comprimés de Sanluol.

Pendant vingt jours, nous faisons prendre un jour sur deux la pâte aux doses de trois à douze cuillerées à café par jour au moment du repas et, le jour intermédiaire, de un à six comprimés de Sanluol espacés dans la journée ou au moment des repas.

Selon les malades, l'on peut ajouter certaines médications adju vantes, comme nous le verrons plus loin. Enfin le régime est aussi substantiel que possible ; il faut à tout prix qu'un amibien mange et engraisse, et il ne doit pas être limité dans son appétit par la proscription d'aliments qu'il aime et digère bien. Seuls nous paraissent nuisibles, à certains moments, les œufs, le lait et les crudités.

En pratiquant ainsi des séries de cures qui ne gênent en rien la vie du malade, en espaçant de plus en plus les périodes de repos intercalaire, on obtient dans les dysenteries subaiguës et chroniques des résultats que le traitement par les injections est incapable de donner. Nous avons publié (1) avec M. Charpin une série d'observations des plus probantes ; nous ne citerons que l'une d'elles, car elle nous paraît absolument démonstrative. Il s'agit d'un malade qui, de novembre 1914 à juin 1918, reçoit

(1) P. RAVAUT et CHARPIN, Recherches sur le traitement mixte de l'amibiase intestinale chronique par la voie buccale (*Paris médical*, n° 33, 16 août 1919).

sous la peau trois cents injections d'émétine environ et dans les veines douze injections de novarsénobenzol : pas de résultat appréciable et dans ses selles se voient toujours des amibes. Au contraire, dès que le traitement par la voie buccale est commencé, l'amélioration se manifeste aussitôt ; de juin 1918 à janvier 1919, il fait des cures de pâte et de comprimés arsenicaux, et très rapidement le nombre des selles diminue, la présence du sang n'est notée qu'un jour sur vingt, des amibes ne sont trouvées que trois fois sur vingt-six examens, alors qu'auparavant leur présence était constante ; le poids augmente de 9 kilogrammes ; le malade, qui était confiné au lit, peut se lever, marcher et même faire un peu de travail. Les autres observations rapportées dans ce mémoire sont comparables, et nous conservons celles de nombreux malades qui, soignés jusqu'alors par les injections d'émétine, même dans des hôpitaux ou des services spécialisés, déclinaient chaque jour et ne se sont remis qu'avec le traitement par la voie buccale.

Nous n'insistons pas davantage sur les avantages de ce traitement chez les amibiens chroniques ; on en juge rapidement par la reprise de l'appétit, l'augmentation du poids, la diminution du nombre des selles, leur meilleur aspect et surtout la disparition des kystes ; souvent ces modifications ne se font que lentement, et il est nécessaire de multiplier les cures.

Nous ajouterons enfin que le traitement par la voie buccale est aussi le seul qui puisse, chez certains malades, faire disparaître les kystes non seulement de l'amibe, mais de la plupart des autres protozoaires qui lui sont si souvent associés. De même, chez les porteurs sains, c'est-à-dire chez les nombreux sujets dont les selles renferment des kystes amibiens sans que l'on constate de symptômes dysentériques, il est possible, par l'administration de ce traitement, de faire disparaître ces formations ; quelquefois les comprimés arsenicaux sont suffisants à eux seuls, mais il faut en prolonger l'emploi par séries répétées.

De ces faits dépend, je le répète une fois de plus, toute la prophylaxie et presque certainement la prévention de l'amibiase.

Enfin ce traitement par voie buccale peut être utilisé dans une foule d'autres affections intestinales, dans lesquelles d'autres protozoaires, des spirilles, etc., peuvent jouer un rôle qui souvent ne paraît pas s'imposer d'emblée. En tout cas, il ne comporte aucun risque et peut être institué, à titre de *traitement d'épreuve*, dans de multiples affections intestinales.

En résumé, qu'on utilise les injections ou la voie buccale, la thérapeutique doit être longtemps poursuivie par séries de cures de moins en moins longues et de plus en plus espacées. Il ne suffit pas que les symptômes inquiétants de la maladie aient disparu pour croire le malade guéri, mais il faut surtout que, dans la suite, médecin et malades comprennent la nécessité de continuer le traitement pendant longtemps encore. De même que, chez un syphilitique, il ne viendra maintenant à l'idée de personne de le cesser aussitôt après la disparition des accidents, de même, dans le paludisme et surtout dans l'amibiase, il faut persévérer et, alors même que rien n'en indique la nécessité, continuer les cures thérapeutiques soit par les injections, soit par la voie buccale. Tout ce que nous savons sur la biologie de ces parasites nous oblige, pour obtenir leur destruction, à des traitements systématiquement prolongés ; avant d'avoir obtenu leur destruction complète, nous devons sans cesse prévenir leur action et ne jamais être devancés par eux.

III. — Voie rectale.

L'introduction des médicaments par la voie rectale est un autre mode de traitement local de l'amibiase. Il sera utile dans les formes localisées aux dernières portions du gros intestin et surtout dans les rectites si fréquentes au cours de cette affection. Nous en avons observé de nombreux cas qui déroutèrent souvent pendant longtemps le médecin : c'est ainsi que nous avons publié des observations de malades atteints de rectite méconnue et traités pour de l'hypertrophie de la prostate, des hémorroïdes, des polypes et même pour un cancer du rectum. Dans certaines formes hémorragiques, ne cédant ni à l'émétine ni à d'autres médicaments, l'emploi de lavements à base de bismuth, d'ipéca, d'émétine ou de sels arsenicaux nous a rendu de grands services.

Nous ajoutons ces lavements au traitement général, ou bien, entre les périodes de cure, nous les faisons prendre deux ou trois fois par semaine en alternant.

Nous ne répéterons pas ici les formules que nous avons signalées précédemment pour les lavements soit de bismuth-ipéca-émétine, soit de sels arsenicaux (Voir également les *Schémas thérapeutiques*).

D. — TRAITEMENT DE SÉCURITÉ.

Après ce que nous venons d'écrire, il est évident que, si le traitement d'attaque doit être continué aussi longtemps que persistent les signes cliniques ou biologiques de la maladie, il faut bien, en revanche, savoir distinguer, comme nous le verrons plus loin, ce qui appartient en propre à l'amibiase de ce qui peut être attribué à des complications, des associations ou des séquelles si fréquentes après la dysenterie. Aussi ne peut-on pas fixer de limites à la durée du traitement ; il faut se rappeler néanmoins qu'il doit être longtemps prolongé, même alors que tout symptôme a disparu, si l'on veut éviter les rechutes ou, les retours. Devant cette impossibilité de fixer un terme à la guérison, nous croyons prudent de continuer les médicaments par des séries de cures d'entretien qui seront d'autant mieux suivies qu'elles ne fatigueront pas et ne gêneront pas le malade. Le mode le plus pratique nous paraît être le traitement par la voie buccale au moyen de la pâte charbon-bismuth-ipéca et les comprimés de sels arsenicaux.

La voie buccale est d'autant plus indiquée que ce traitement de sécurité s'adressera à des formes chroniques au cours desquelles l'amibe se rencontre surtout sous sa forme kystique. Il sera facile de conseiller, pendant un temps assez long, des séries de cures de vingt, seize, dix jours, de plus en plus espacées ; beaucoup de nos malades, en apparence guéris depuis longtemps, recourent de temps en temps à ces séries de cures de prudence et s'en accommodent fort bien.

Chez un de nos sujets atteints d'ulcus colique d'origine amibienne, nous avons dû prolonger pendant plus de deux ans ce traitement d'entretien ; la longue observation (1) nous paraît des plus démonstrative et montre les bons effets d'un traitement méthodiquement et patiemment prolongé.

(1) P. Ravaut, L'ulcus colique d'origine amibienne (*Revue médicale française*, mai 1921).

CHAPITRE IV

LES DYSENTERIES RÉSISTANTES AU TRAITE-MENT. — LES GUIDES DU TRAITEMENT ET L'ÉPREUVE THÉRAPEUTIQUE

Nous voudrions insister, en terminant, sur quelques faits importants à connaître et auxquels il faut penser au cours du traitement de l'amibiase.

A. — LES DYSENTERIES RÉSISTANTES AU TRAITEMENT ORDINAIRE.

Il est de règle que le traitement antiamibien institué dans de bonnes conditions détermine très rapidement une amélioration considérable dans l'état du malade. Cependant quelquefois la thérapeutique est tenue en échec, et les symptômes persistent : il ne faut pas se décourager, mais s'efforcer d'en rechercher les causes. Elles peuvent être multiples, et nous indiquerons les principales.

I. — Le rôle de l'amibo-résistance.

Quelquefois il s'agit de parasites qui sont devenus résistants aux médicaments, et nous en avons observé quelques cas : l'émétine aussi bien que l'arsenic étaient devenus inefficaces. Presque toujours, il s'agit de malades qui ont été insuffisamment traités au début de leur maladie, qui, sans méthode, ont essayé tous les médicaments et chez lesquels même l'emploi de corps nouveaux devient rapidement inefficace. Il ne faut donc pas croire qu'il y ait intérêt, chez ces malades, à n'user que d'une thérapeutique et à se réserver la seconde en cas d'insuccès de la première. Une amibe qui résiste à l'émétine deviendra très rapidement résistante à l'arsenic, et inversement. Nous pensons, au contraire, dans ces conditions, qu'il faut faire au malade des séries de cures mixtes émétino-arsenicales, aussi vigoureuses qu'il pourra les supporter, les alterner avec des cures par la voie buccale et les répéter autant qu'il sera nécessaire, sans que ni le malade ni le médecin ne perdent patience. Avec un dosage méthodique des médicaments, les accidents d'intolérance ne sont pas à craindre. Sans se laisser hypnotiser par l'état des selles et même par la persistance des amibes, il faut à tout prix que le malade reprenne l'appétit et augmente de poids ; il doit être suivi et traité sans aucune défaillance. Parfois même, il y a intérêt à provoquer, par des purgations légères au sulfate de soude ou au calomel, par l'administration de sels biliaires, de petites poussées d'entérite, au cours du traitement ; il semble que, dans ces conditions, les amibes deviennent plus facilement vulnérables.

Dans quelques cas, ayant observé, au moment des métastases hépatiques, une diminution des troubles intestinaux, nous avons mis en pratique cette constatation en provoquant, chez un dysentérique dont les amibes étaient rebelles au traitement, un abcès de fixation ; or, pendant tout le temps qu'évolua l'abcès, le sang et les amibes disparurent des selles.

Ces faits nous prouvent, une fois de plus, la nécessité d'attaquer la maladie précocement, aussi activement que possible, sans laisser à l'amibe le temps de s'installer dans l'intestin et d'y organiser sa résistance ; par la persistance dans la thérapeutique, par des alternances fréquentes dans la voie d'administration des médicaments, par des variations médicamenteuses, il est presque toujours possible d'en avoir raison.

II. — Le rôle des associations secondaires.

A l'amibe s'ajoutent souvent d'autres parasites, et les infections secondaires ne sont pas rares. Il faut y penser et savoir les reconnaître, sous peine de risquer de prolonger inutilement un traitement uniquement antiamibien.

Déjà, en 1915, dès le début de nos recherches, nous avions observé l'association de l'amibe et des *bacilles dysentériques* ; l'un risque de masquer l'autre, et nous avons déjà désigné ces formes relativement fréquentes sous le terme de « dysenteries camouflées » (1). L'évolution clinique, les examens bactériologiques des selles et le séro-diagnostic bien interprété mettront sur la voie de ce diagnostic complexe. Si, par toutes ces recherches, il était prouvé que les bacilles dysentériques ont un rôle pathogène, il faudrait d'abord traiter la poussée éphémère de dysenterie bacillaire par le sérum antidysentérique et s'occuper ensuite des amibes. Dans des cas incertains, quelques injections de sérum pourraient servir de traitement d'épreuve.

D'autres fois, ce sont des *bacilles typhiques ou paratyphiques* qui masquent l'amibiase, mais leur influence reste passagère, et tôt ou tard l'amibe sait se révéler.

De même, *l'association spirillaire* est extrêmement fréquente et camoufle si bien l'amibiase que, dans plusieurs cas, nous crûmes primitivement au rôle uniquement pathogène de ces spirilles. Ils sont d'habitude extrêmement nombreux, et, dans l'examen des selles, l'on ne trouve que des spirilles formant sur lames un véritable feutrage ininterrompu ; chez ces malades, les sels arsenicaux administrés en injections ou par voie buccale donnent d'excellents résultats.

Enfin, les parasites communs de l'intestin, comme les *trichocéphales*, les *ascaris* et la plupart des *vers intestinaux*, trouvent souvent, par la présence de l'amibe, de bonnes conditions

---

(1) P. RAVAUT et KROLUNITSKY, Les états dysentériformes et les dysenteries au cours de la guerre (*Revue de pathologie de guerre*, n° 2, novembre 1916, Vigot, édit.).

de vitalité et engendrent des troubles divers qui entretiennent l'évolution de l'amibiase ; c'est alors qu'il faut user de thymol, de soufre, de santonine, etc., pour les faire disparaître. Souvent aussi les *trichomonas*, les *lamblias* surtout, peuvent, par leur présence, entretenir des symptômes dysentériques ; comme les spirilles, il semble que les *lamblias* peuvent, dans certains cas, par leur abondance, créer à eux seuls une dysenterie spéciale, mais j'ai constamment vu, derrière le *lamblias*, apparaître, plus ou moins longtemps après, l'amibe, et je crois que la dysenterie à *lamblias* purs est tout à fait rare. Il ne faut pas toutefois nier leur influence pathogène, mais s'efforcer de les faire disparaître par le soufre, la térébenthine et les sels arsenicaux, ce qui n'est pas toujours facile.

Chez un de nos malades atteint de dysenterie amibo-lamblienne dont nous avons publié (1) la longue observation, nous avons fait disparaître rapidement les amibes par les sels arsenicaux, mais les lamblias résistèrent longtemps au Narsénol, au Stovarsol, au Tréparsol, et ne cédèrent qu'au Sanluol. Enfin, il n'est pas jusqu'à la *flore intestinale* qu'il faille ne savoir modifier par le régime amylo-végétarien, par les ferments lactiques, etc., dans le but de faciliter l'action des médicaments spécifiques.

Très fréquemment aussi se voient dans les selles dysentériques des *levures* ou des *champignons* parfois très abondants, se teignant en violet par le réactif iodo-ioduré ; dans ces cas, nous avons obtenu de bons résultats en faisant ingérer deux fois par jour, au moment des repas, du liquide de Lugol aux doses de 10 à 60 grammes par jour, ou en donnant à chacun des deux repas des cachets d'acide benzoïque et salicylique (Voir *Schémas thérapeutiques*).

D'autres fois, les infections secondaires sont le fait de maladies intercurrentes, et les plus fréquentes sont le paludisme et la syphilis. Chez plusieurs syphilitiques atteints d'amibiase traitée cependant par des sels arsenicaux, nous avons vu l'ad-

---

(1) P. Ravaut, *loc. cit.* (*Presse médicale*, n° 32, 21 avril 1926).

ministration du mercure modifier rapidement l'évolution, traînante jusque-là, de l'amibiase.

Les faits de ce genre, en ce qui concerne le paludisme, sont bien connus.

III. — Le rôle des thérapeutiques insuffisantes ou défectueuses.

Nous avons suffisamment insisté sur les divers modes d'administration des différents médicaments efficaces dans le traitement de l'amibiase pour n'y plus revenir ; nous avons montré la nécessité d'en varier l'emploi, la voie d'introduction et d'en prolonger l'usage pendant un temps suffisant. Nous insistons encore une fois sur l'importance du choix dans les moyens d'attaquer la maladie, soit par injections, soit par voie buccale. Les indications sont totalement différentes. Cependant, avant de proclamer quelquefois l'inefficacité d'un traitement, il faut s'assurer que les malades prennent bien les médicaments et surtout qu'ils sont de bonne qualité. Parfois l'émétine est trop vieille et a perdu ses propriétés ; souvent, dans la fabrication de la pâte, l'on substitue au bismuth des poudres inertes qui coûtent beaucoup moins cher. Souvent aussi l'enrobage du gluten entourant les comprimés de Narsénol n'est pas digéré par des sucs gastriques insuffisants, ce qui enlève toute action à ce médicament ; aussi faut-il avoir soin de faire briser ces comprimés avant de les avaler.

Ces observations peuvent paraître banales, mais ont souvent une grosse importance, et rien ne doit être livré au hasard. Enfin, dans l'appréciation des résultats thérapeutiques, il faut savoir bien distinguer les cas qui sont encore accessibles au traitement de ceux pour lesquels il ne reste plus que des séquelles sur lesquelles les médicaments spécifiques ne sauraient avoir d'action et ne pourraient que fatiguer inutilement le malade.

Enfin il est un mode de traitement sur lequel nous n'avons que peu insisté : c'est le traitement local sous contrôle de la rectoscopie. Son principal inconvénient est de n'agir que sur des lésions limitées à la dernière portion du gros intestin, ce qui porte souvent à négliger celles qui siègent plus haut. En tout cas, il ne peut être qu'utile de traiter par des applications locales variées celles qui peuvent être atteintes, et Friedel en a, dès 1913, montré les bons résultats. Au contraire, par les lavements, tout le gros intestin peut être irrigué par des substances diverses ; pour être utile, il faut qu'il soit conservé long-temps ; aussi ne doit-on pas dépasser 200 grammes d'excipient, l'administrer lentement et y adjoindre, au besoin, un peu d'opium. On a déjà préconisé la liqueur de Labarraque, le pro-targol, le nitrate d'argent ; nous avons montré les bons effets des sels arsenicaux ; tout récemment, se basant sur les expé-riences du professeur Delbet, M. Aine (1) a obtenu de très bons résultats par des lavements contenant, pour 200 grammes d'eau, $0^{gr},30$ de bicarbonate de soude et $0^{gr},30$ de chlorure de magnésium. Les grands lavages, au contraire, sont à décon-seiller ; d'ailleurs, les malades s'en plaignent rapidement et finissent par les refuser.

IV. — Le rôle des insuffisances viscérales et des séquelles.

Dans certaines formes résistantes au traitement, la déchéance physique du malade entrave toute action thérapeutique. Elle est entretenue par l'anémie, des insuffisances glandulaires, des troubles de sécrétion qu'il faut savoir dépister pour y remédier.

Je crois avoir signalé le premier le rôle de l'insuffisance sur-rénale dans l'amibiase (2) et montré l'importance de ce syn-drome. Depuis, de nombreux auteurs l'ont constaté et je le retrouve presque constamment chez mes malades. Chez quel-ques-uns, j'ai même noté une baisse de la tension artérielle au

(1) AINE, Traitement des séquelles intestinales de l'amibiase (*Journal médical français*, n° 5, mai 1921).

(2) P. RAVAUT et KROLUNITSKY, Sur quelques formes cliniques de dysen-terie amibienne autochtone observées au cours de la petite épidémie de la région du Nord (*Société médicale des hôpitaux*, 9 juin 1916).

moment des rechutes. Elle se traduit chez eux par de l'asthénie des douleurs lombaires, la constatation de la raie blanche, dè l'hypotension, et l'effet de l'adrénaline, ou mieux encore des capsules surrénales en nature, est presque toujours immédiat.

Chez ces malades, il ne faut administrer l'émétine qu'avec une grande prudence.

De même, la constatation de l'anémie chez les amibiens est d'une grande importance au point de vue thérapeutique, mais surtout comme élément de pronostic ; presque tous ceux chez lesquels le traitement agit mal sont de grands anémiques, alors qu'au contraire le maintien ou le retour des globules rouges et de l'hémoglobine à un chiffre normal est un excellent élément de pronostic. En outre du traitement spécifique par les arsenicaux, il faut donner du fer, de la viande crue, des sucs de viande et surtout prescrire le retour à la métropole ou le séjour à la campagne, à la montagne à une faible altitude. Souvent les cures hydrominérales rendront de grands services ; ces eaux n'agissent pas directement sur l'amibe mais exercent une action des plus utiles sur le tube digestif ou ses annexes: c'est ainsi que les stations de Chatel-Guyon, de Vichy, de La Bourboule, de Plombières, etc., peuvent être recommandées tant par leur action sur l'état digestif que sur l'état général.

D'autres fois, la persistance de troubles gastro-intestinaux est en rapport soit avec des altérations des glandes du tube digestif, soit avec l'insuffisance des glandes annexes comme le foie et le pancréas. En sachant regarder plus loin que le gros intestin, il faut trouver le trouble glandulaire qui est en cause, y remédier par un traitement approprié, soit par la diététique, soit par l'opothérapie, soit même par la bactériothérapie. Signalons, en passant, les bons effets de la pancréatine, qui, à elle seule, pour certains, suffirait à faire disparaître les parasites. Souvent, à la suite d'une intervention heureuse, non spécifique, l'on voit tout à coup le traitement antiamibien agir avec beaucoup plus d'efficacité.

Enfin, dans certains cas rebelles, on a proposé de pratiquer un anus cæcal pour isoler le gros intestin et agir plus efficacement par des lavages introduits par cette bouche artificielle. Certains chirurgiens ont même utilisé l'appendice et l'ont abouché à la paroi abdominale. Chez deux malades que j'ai suivis, cette intervention a été des plus utiles.

Après sa guérison, l'amibiase laisse souvent des séquelles gastro-intestinales presque indélébiles sur lesquelles Carles (1) a longuement insisté ; il ne faut donc pas s'en étonner, lorsque l'on constate aux autopsies les transformations profondes et étendues que l'amibe fait subir aux côlons : elles suffisent à rendre compte des troubles si fréquents et si persistants dans la sécrétion et l'absorption du gros intestin ; ses moyens de défense étant en partie supprimés, il devient un excellent terrain facilitant la prolongation de la maladie et la pullulation des infections secondaires. Devenant ainsi plus nuisible qu'utile, il est rationnel d'intervenir chirurgicalement plus souvent qu'on ne le fait.

B. — LES GUIDES DU TRAITEMENT.

Il n'existe pas de guide fidèle et certain permettant de diriger le traitement d'un amibien.

Nous avons vu que les *signes cliniques* peuvent être souvent caractéristiques, surtout s'ils sont d'accord avec les antécédents et la présence de parasites dans les selles, mais ces constatations peuvent être négatives et, à elle seule, l'étude clinique est souvent insuffisante pour trancher même le diagnostic et, à plus forte raison, pour permettre de diriger avec sûreté le traitement. Il existe de nombreux entéritiques, surtout sous nos climats, qui, atteints d'amibiase, ne présentent aucun des symptômes caractéristiques de la dysenterie ; en revanche, l'on rencontre souvent des entéritiques, des diarrhéiques chroniques, présentant un syndrome pseudo-dysentérique comparable à celui des amibiens et pour lequel l'amibe ne joue aucun rôle. Enfin les séquelles, les infections secondaires persistantes

(1) Carles, La dysenterie amibienne et les entérites chroniques de guerre, 1 vol., Vigot, édit., Paris, 1918.

peuvent prolonger et même maintenir le syndrome dysentérique, alors que l'amibe a disparu. Pour toutes ces raisons, il
semble bien difficile de donner aux signes cliniques seuls une
valeur absolue dans la direction du traitement ; il faut savoir
les interpréter en s'aidant d'autres renseignements, et le plus
important de tous est, à notre avis, l'épreuve thérapeutique.
Il suffit souvent de quelques jours de traitement antiamibien
pour constater la modification de signes cliniques chez un
malade suspect d'amibiase ou chez un amibien dont on veut
tâter le degré d'infection. La diminution des douleurs, la disparition de la fièvre, l'amélioration de l'état général et des selles,
l'euphorie, l'augmentation du poids et de l'appétit, etc., sont
souvent les meilleurs signes cliniques permettant d'apprécier
si le traitement est efficace et doit être continué ; mais il ne
faut pas se décourager si l'amélioration ne se manifeste que lentement ; il faut avoir la patience de prolonger le temps suffisant
cette épreuve thérapeutique.

L'examen microscopique des selles n'a de valeur pour le diagnostic et la direction du traitement que s'il est positif. Lorsque
les amibes ou leurs kystes sont absents chez un malade atteint
d'amibiase ou chez lequel on veut essayer d'en provoquer l'apparition, il suffit d'une purgation au sulfate de soude, de l'administration de sels biliaires, de quelques injections intraveineuses de cyanure de mercure, ou de lavements iodés pour
provoquer une irritation de l'intestin et déterminer l'issue des
parasites. Les procédés si pratiques d'enrichissement des selles
proposés par Carles (*loc. cit.*) ne peuvent qu'augmenter la
facilité de ces constatations. Cependant, malgré tous ces efforts,
les recherches, même répétées, peuvent être négatives sans que
pour cela on soit en droit d'affirmer qu'il ne s'agit pas d'amibiase ou que, chez un amibien, le traitement a été suffisant :
les exemples ne manquent pas de malades chez lesquels les
signes intestinaux ou hépatiques font penser à l'amibiase,
chez lesquels les examens des selles sont négatifs, alors que seul
le traitement d'épreuve détermine une telle amélioration qu'il
autorise ce diagnostic. En revanche, il en est d'autres qui pré-

sentent indéfiniment des amibes ou des kystes dans leurs matières et chez lesquels, nous l'avons vu, il faut agir tout
autrement que par la thérapeutique antiamibienne.

On voit donc que ni les signes cliniques, ni l'examen des
selles ne peuvent servir de guide fidèle tant pour le diagnostic
que pour la direction du traitement de l'amibiase. Il est certes
préférable que, sous l'influence des cures, tous deux deviennent
négatifs ; mais ces constatations ne suffisent pas pour faire cesser
le traitement. Comme pour les affections précédentes, il est
nécessaire de faire sanctionner par l'*épreuve du temps* les bons
résultats obtenus ; aussi doit-il être continué longtemps après
que tous ces signes ont disparu : c'est dans ce but que les cures
d'entretien par la voie buccale peuvent rendre de grands services en évitant le retour d'une affection dont on ne peut affirmer la guérison définitive.

C. — L'ÉPREUVE THÉRAPEUTIQUE.

A plusieurs reprises nous avons insisté sur l'importance de
cette épreuve : elle permet souvent d'améliorer et de guérir des
malades suspects d'amibiase et de porter ainsi un diagnostic
rétrospectif. Nous savons, par de multiples observations, que,
sous nos climats, l'amibiase se déforme considérablement et
que, pour y penser et la retrouver, il faut faire table rase d'un
certain nombre d'idées préconçues que l'on a considérées jusqu'alors comme de véritables principes (1). C'est ainsi qu'elle
peut se contracter sous nos climats et qu'un amibien n'est pas
forcément un colonial ; elle peut évoluer au niveau de l'intestin
et du foie sans que le malade se soit aperçu de sa contamination,
sans avoir présenté d'accidents dysentériques : aussi avons-nous
pu dire qu'escompter le symptôme dysentérique pour un diagnostic et ne pas le trouver, c'est la meilleure façon de méconnaître l'amibiase. Nous avons vu l'incertitude de son diagnostic, le polymorphisme de ses formes cliniques, la fréquence

(1) P. RAVAUT, Quelques réflexions à propos de l'amibiase sous nos climats (*Journal de médecine et de chirurgie pratiques*, 10 novembre 1924).

des métastases hépatiques larvées sans signes intestinaux, l'extension sans cesse croissante du domaine de l'amibe, sans compter les localisations que nous ne connaissons pas encore, l'irrégularité des résultats fournis par l'examen des selles, etc., autant de faits qui, si l'on n'en tient pas compte, ne peuvent qu'égarer et éloigner le diagnostic d'amibiase.

Si P. Manson a pu dire, à propos des abcès du foie, que « le grand succès d'un diagnostic heureux d'un abcès hépatique est de le soupçonner », nous pouvons ajouter qu'il en est de même pour l'amibiase et que l'épreuve thérapeutique transforme souvent ce soupçon en certitude. Pour lui donner toute son efficacité, nous avons vu qu'il était préférable de commencer par quelques injections alternées d'émétine et de novarsénobenzol (trois injections de novarsénobenzol à $0^{gr},15$ et $0^{gr},30$ à quatre jours d'intervalle et entre chacune d'elles trois injections d'émétine à 4, 6, 8 centigrammes), puis de continuer le traitement par la voie buccale ; en procédant ainsi, le malade bénéficie des deux modes de traitement, et le médecin peut choisir et continuer dans la suite celui qui paraît le mieux convenir. D'autres fois, c'est au traitement par voie buccale qu'il faut recourir d'emblée et, pour juger de la nature de certaines entérites chroniques de nature indéterminée, il suffit quelquefois de prolonger pendant quelques jours cette thérapeutique pour obtenir des améliorations d'une netteté indiscutable.

En terminant, nous ne saurions trop insister sur l'importance capitale de cette épreuve thérapeutique dans la pathologie du tube digestif, du foie, et maintenant de nombreux autres organes. Si, avant la guerre, nous ne constations qu'exceptionnellement l'amibiase en France, nous devons maintenant la soupçonner derrière tout trouble intestinal ou hépatique dont la nature n'est pas d'emblée définie. Dans tous ces cas incertains, à défaut de preuves fournies par la clinique ou le laboratoire, le médecin qui exerce en France ne doit pas se laisser surprendre par l'amibiase et penser à l'épreuve thérapeutique qui, utilisée à bon escient, lui permettra de confirmer son diagnostic et, souvent contre tout espoir, de guérir son malade.

CHAPITRE V

RENSEIGNEMENTS PRATIQUES

I. — IPÉCA:

Pilules de Segond :

Poudre d'ipéca	0^{gr},05
Calomel	0^{gr},02
Extrait d'opium	0^{gr},01
Miel blanc	Q. S.

Pour une pilule ; 4 à 6 par jour.

Ipéca à la brésilienne. —- Sur 4 à 8 grammes de poudre de racines d'ipéca, on verse 250 grammes d'eau bouillante ; on laisse reposer douze heures et on décante ; on fait, de la même manière, une seconde, puis une troisième infusion suivie de macération. Chacune d'elles est prise en un jour, par cuillerée, d'heure en heure.

Décoction d'ipéca :

Ipéca concassé	2 grammes.
Eau	150 —

Faire bouillir un quart d'heure ; passer et ajouter :

Sirop d'opium	30 grammes.

A prendre par cuillerée à soupe, d'heure en heure.

Pâte de charbon-ipéca-bismuth (P. Ravaut).

    Poudre de charbon végétal..............)
    —   sous-nitrate de bismuth...... } āā 100 grammes.
    Sirop simple .... }
    Glycérine ....)
    Poudre d'ipéca   4   —

De 3 à 10 cuillerées à café par vingt-quatre heures.

Lavements ipéca-bismuth-émétine. — A un lavement de
100 grammes d'eau bouillie ajouter :

a. Le contenu d'un de ces paquets :

    Sous-nitrate de bismuth .... 10 grammes.
    Poudre de charbon 2   —
    Poudre d'ipéca .... 0^{gr},10

b. Le contenu d'une de ces ampoules :

    Chlorhydrate d'émétine .... 0^{gr},04

Bien mélanger ; introduire au moyen d'une poire en caoutchouc ; conserver toute la nuit.

On pourra ajouter quelques gouttes de laudanum pour faciliter la tolérance.

II. — ÉMÉTINE.

Chlorhydrate d'émétine en ampoules de 2 à 4 centigrammes.

Doses : de 0^{gr},04 à 0^{gr},12 par vingt-quatre heures.

Ne pas dépasser la dose totale de 1 gramme, en une série
ou en un mois, pour éviter l'accumulation.

Ne pas injecter les ampoules dont le contenu est devenu
jaune.

Lorsque les injections sous-cutanées sont douloureuses,
l'émétine peut être injectée directement dans les veines sans
danger, sans toutefois dépasser 0^{gr},06 par injection intraveineuse.

III. — ARSENIC.

1º Voie intraveineuse sous forme de novarsénobenzol (Voir *Syphilis*).

2º Voie buccale :

a. Narsénol : deux à huit comprimés dans les vingt-quatre heures ; ne pas oublier de briser les comprimés avant de les avaler ;

b. Stovarsol : un à quatre comprimés par vingt-quatre heures ;

c. Tréparsol : un à quatre comprimés par vingt-quatre heures ;

d. Sanluol : deux à six comprimés par vingt-quatre heures.

3º Voie rectale :

$0^{gr},15$ à $0^{gr},30$ pour un lavement.

Faire dissoudre dans 50 grammes d'eau, puis introduire le soir au moyen d'une poire en caoutchouc. A conserver toute la nuit ; on pourra ajouter chez les malades sensibles quelques gouttes de laudanum ou de teinture d'opium.

IV. — IODURE DOUBLE D'ÉMÉTINE ET DE BISMUTH.

En comprimés enrobés dans du gluten ou toute autre substance, ne se dissolvant pas dans l'estomac.

Dose : $0^{gr},05$ pour un comprimé : de un à quatre par jour.

CHAPITRE VI

SCHÉMAS THÉRAPEUTIQUES

A. — TRAITEMENT PROPHYLACTIQUE.

Il a pour but d'éviter la transmission de la maladie. Pour le
réaliser, il faut :

1º Éviter de s'infecter, en faisant bouillir ou cuire les aliments,
en évitant le contact des mains suspectes, en prenant toutes
les précautions hygiéniques conseillées aux sujets vivant au-
près d'amibiens.

2º Éviter les auto-réinfections chez les malades déjà contaminés, en prenant bien soin de se laver fréquemment les mains.
à la brosse, au savon, à l'alcool, surtout avant les repas.

3º Stériliser l'intestin des porteurs de germes aussi bien des
sujets malades que des sujets sains.

Dans ce but, les injections sont presque toujours inefficaces,
car il faut atteindre surtout les formes kystiques ; il faut donc
recourir aux traitements par la voie buccale. Aussi doit-on
prolonger les traitements dits de sécurité aussi longtemps qu'il
est nécessaire et, par prudence, les continuer par intermittence, même après la disparition des parasites.

B. — TRAITEMENT PRÉVENTIF.

Depuis la découverte de l'efficacité des sels arsenicaux donnés
par la voie buccale, ce traitement peut être envisagé et pratiquement réalisé.

Dans ce but, je conseillerais aux sujets vivant au milieu d'amibiens, ou dans des régions infestées, surtout à certaines saisons, de prendre systématiquement des arsenicaux par la bouche : soit deux fois par semaine, soit tous les deux jours, une ou deux doses par jour d'un corps arsenical actif. Je pense que ce traitement, sans aucun risque, permettrait d'éviter des contaminations ou tout au moins suffirait à arrêter l'évolution de l'amibe, dès son introduction dans le tube digestif.

Dans ce but l'ancien 606 (Sanluol) me paraît devoir être le plus actif de tous.

C. — TRAITEMENT ABORTIF.

Dès la constatation du moindre signe clinique, ou dès l'apparition d'amibes dans les selles, commencer aussitôt un traitement actif.

Ce traitement ne pourra être qualifié d'abortif que si la contamination est très récente, ce qu'il est très difficile de prouver en matière d'amibiase.

En tout cas, si les circonstances le permettent, recourir de préférence au traitement par injections et même simultanément par la voie buccale ; si le malade est isolé, faire d'emblée un traitement par voie buccale (Voir *Traitement d'attaque*).

D. — TRAITEMENT D'ATTAQUE.

Selon les formes de la maladie, selon les aspects sous lesquels se présente le parasite, ce traitement d'attaque sera institué sous forme de cures d'attaque, dont nous avons donné précédemment les principales indications. Ces cures se feront soit par injections, soit par voie buccale ; la voie rectale peut être utilisée comme adjuvant et ajoutée à l'un de ces deux modes de traitement.

I. — Cure d'attaque par injections émétino-arsenicales.

La cure complète peut ainsi se formuler :

a. Faire tous les quatre jours une injection intraveineuse de

0^{gr},15 à 0^{gr},30 chacune de novarsénobenzol. Faire dix injections.

b. Après les injections 1, 2, 3, injecter, chacun des trois jours intercalaires, du chlorhydrate d'émétine aux doses progressives de 4, 6 et 8 centigrammes chacun de ces trois jours.

Après les injections 4, 5, 6, suspendre l'émétine.

Après les injections 7, 8, 9, reprendre l'émétine aux doses de 4, 6 et 8 centigrammes chacun de ces trois jours.

Le malade reçoit ainsi en quarante jours 10 injections de novarsénobenzol et 18 injections d'émétine, dont la dose totale ne dépasse pas 1^{gr},08 pour quarante jours.

La cure incomplète peut ainsi se formuler :

a. Faire tous les quatre jours une injection intraveineuse de 0^{gr},15 à 0^{gr},30 de novarsénobenzol. Faire trois injections.

b. Entre chacune de ces injections, injecter chaque jour de l'émétine aux doses progressives de 4, 6, 8 centigrammes chacun des jours séparant lès injections arsenicales.

Entre ces deux types de cures, l'on peut choisir tous les intermédiaires et les modifier selon la gravité de la maladie et la résistance du malade.

Enfin, si les injections intraveineuses ne sont pas possibles, l'on pourra les remplacer par des injections intramusculaires de Sulfarsénol ou d'Acétylarsan.

II. — Cure d'attaque par la voie buccale.

Pendant vingt jours suivre le traitement suivant :

a. Un jour sur deux prendre à chacun des trois repas une deux ou trois cuillerées à café chaque fois de cette pâte :

```
Poudre de charbon végétal...............  )
    —     sous-nitrate de bismuth.......  |  āā 100 grammes.
Sirop simple...........................   |
Glycérine .............................   )
Poudre d'ipéca .................................  4    —
```
Bien mélanger.

Si le malade ne peut pas absorber cette pâte à la cuillère, on pourra la diluer dans un demi-verre d'eau.

b. Le jour intermédiaire, prendre à chacun des deux ou trois repas ces comprimés :

Soit de 2 à 8 comprimés de Narsénol (avoir bien soin de les briser avant de les avaler).
Soit de 1 à 4 comprimés de Stovarsol.
Soit de 1 à 3 comprimés de Tréparsol.
Soit de 1 à 6 comprimés de Sanluol.

Selon les circonstances, cette cure peut être réduite dans sa durée et son intensité.

III. — Voie rectale.

L'on pourra ajouter aux cures précédentes des lavements répondant à l'une de ces deux formules :

a. Deux ou trois fois par semaine, prendre le soir en se couchant un lavement de 100 grammes d'eau bouillie dans laquelle on fera dissoudre le contenu d'une de ces ampoules :

Novarsénobenzol .... $0^{gr},15$

Se servir d'une poire en caoutchouc. Conserver toute la nuit et, en cas d'intolérance, ajouter quelques gouttes de laudanum.

b. Deux ou trois fois par semaine, prendre le soir en se couchant un lavement de 100 grammes d'eau bouillie, à laquelle on ajoutera le contenu d'un de ces paquets :

Sous-nitrate de bismuth .... 10 grammes.
Poudre de charbon .... 2 —
Poudre d'ipéca........................... $0^{gr},10$

et le contenu d'une de ces ampoules :

Chlorhydrate d'émétine .... $0^{gr},04$
Pour une ampoule.

Conserver toute la nuit, et en cas d'intolérance ajouter quelques gouttes de laudanum.

On pourra alterner successivement l'un ou l'autre de ces lavements.

E. — TRAITEMENT DE SÉCURITÉ.

C'est surtout par la voie buccale qu'il faudra donner les médicaments, puisqu'il s'adressera à des malades présentant des formes chroniques traînantes ou des kystes amibiens dans les selles.

On donnera par séries de plus en plus courtes et de plus en plus espacées un jour la pâte. un jour des composés arsenicaux.

F. — TRAITEMENT D'ÉPREUVE.

A défaut de preuve clinique ou microscopique, il est souvent utile de rechercher par l'épreuve thérapeutique si une infection intestinale, ou toute autre localisation viscérale possible (hépatite, cystite, bronchite, etc.), n'est pas d'origine amibienne.

Dans ces conditions, pour que l'épreuve ait une valeur décisive, il faut recourir à un traitement aussi actif que possible :

a. S'il s'agit d'une forme aiguë, le traitement par injections est indiqué :

Trois injections intraveineuses de novarsénobenzol à $0^{gr},15$ et $0^{gr},30$ chacune à quatre jours les unes des autres.

Entre chacune de ces injections, trois injections d'émétine à 4,6 et 8 centigrammes.

b. S'il s'agit d'une forme chronique, recourir au traitement par voie buccale : un jour la pâte, un jour des corps arsenicaux à doses suffisamment élevées.

Ajouter des lavements s'il s'agit d'accidents siégeant sur la portion terminale du gros intestin.

G. — TRAITEMENT DE RÉACTIVATION.

L'on peut y recourir pour s'assurer qu'un malade traité ne présente plus d'amibes ou de kystes dans ses selles ou si, en cas d'examens négatifs, l'on veut tenter de provoquer l'excrétion des parasites.

De plus, la réactivation peut être utile dans des cas d'amibiase résistant aux traitements, car il semble qu'à la suite de ces épreuves les amibes sont plus accessibles aux médicaments.

Pour le réaliser, on provoque une entérite artificielle :

Soit par une purgation au sulfate de soude ;

Soit par un lavement au sulfate de soude (15 grammes) ;

Soit par un lavement purgatif du *Codex* ;

Soit par une injection intraveineuse de 1 ou 2 centigrammes de cyanure de mercure ;

Soit par l'administration de sels biliaires.

H. — TRAITEMENTS COMPLÉMENTAIRES.

a. Régime. — Doit avoir pour but de remonter avant tout l'état général et de faire engraisser le malade : un amibien qui engraisse est à peu près sûr de guérir.

Le régime doit comporter presque tous les aliments que tolère bien le malade, sauf, dans certains cas, les œufs, le lait et les crudités.

En outre, l'on pourra ajouter de la viande crue, des injections de sérum physiologique, d'eau de mer, de sérum glucosé, etc.

b. Contre l'amibo-résistance, il sera bon :

De varier souvent l'attaque thérapeutique ;

De provoquer de temps en temps de légères poussées d'entérite, de provoquer également des réactions générales : protéinothérapie (lait, vaccins, autohémothérapie, etc.), et même on pourra recourir à un abcès de fixation ;

D'augmenter par tous les moyens possibles la résistance du malade.

c. Contre les infections associées :

A protozoaires, à spirilles, etc., même traitement que dans l'amibiase;

A bacilles dysentériques : injections de sérum antidysentérique ;

A levures, à parasites végétaux, on donnera :

Soit de la solution de Lugol (iode 1 gramme, iodure de K 2 grammes, eau 100 grammes) par voie buccale : de XX à C gouttes par vingt-quatre heures.

Soit des ferments lactiques ;

Soit des cachets d'acide benzoïque et d'acide salicylique (0^{gr},10 par cachet) : trois à cinq dans les vingt-quatre heures

d. Contre les insuffisances glandulaires :

Opothérapie portant sur les glandes du tube digestif : suc gastrique, peptone avant les repas, extrait entéritique, extrait pancréatique surtout, extrait hépatique.

En cas d'insuffisance surrénale très fréquente :

Adrénaline : XX à XXX gouttes de la solution au 1/1 000 par voie buccale ou en injections intramusculaires ; cachets de glande surrénale

Cures hydrominétales : Chatel-Guyon, Vichy, La Bourboule, Plombières, etc.

I. — TRAITEMENT DE L'AMIBIASE CHEZ L'ENFANT.

L'amibiase existe chez l'enfant ; elle est peut-être encore plus souvent méconnue que chez l'adulte et prête aux mêmes considérations cliniques et thérapeutiques.

Les doses d'émétine seront abaissées à 1 centigramme par année d'âge sans dépasser 6 centigrammes par vingt-quatre heures. Ne pas injecter plus de 40 à 50 centigrammes en totalité au cours d'une cure.

Les injections intraveineuses de novarsénobenzol seront remplacées par des injections sous-cutanées de Sulfarsénol ou d'Acétylarsan.

Les arsenicaux par voie buccale seront ramenés à des doses cinq à dix fois moins fortes que chez l'adulte.

DU MÊME AUTEUR

SYPHILIS

1901. Cytologie du liquide céphalo-rachidien au cours de quelques processus méningés chroniques (en collaboration avec MM. Widal et Sicard). *Société médicale des hôpitaux*, 18 janvier 1901.

1902. Paralysie faciale à la période secondaire de la syphilis ; lymphocytose très abondante du liquide céphalo-rachidien (en collaboration avec M. Thibierge). *Société des hôpitaux de Paris*, 21 novembre 1902.

— Syphilis datant de dix-huit mois. Syphilide pigmentaire rappelant le vitiligo. Céphalalgie à type neurasthénique. Lymphocytose du liquide céphalo-rachidien (en collaboration avec M. Thibierge). *Société médicale des hôpitaux*, 26 déc. 1902.

1903. Étude cytologique du liquide céphalo-rachidien chez les syphilitiques. *Annales de dermatologie et de syphiligraphie*, n° 1, janvier 1903.

— A propos du cyto-diagnostic du tabes (en collaboration avec MM. Widal et Sicard). *Société de neurologie*, 5 mars 1903.

— Les albumines du liquide céphalo-rachidien au cours de certains processus méningés chroniques (en collaboration avec MM. Widal et Sicard). *Société de neurologie*, 2 avril 1903.

— Le liquide céphalo-rachidien des syphilitiques en période secondaire (84 cas). *Annales de dermatologie et de syphiligraphie*, n° 7, juillet 1903.

— Le liquide céphalo-rachidien des syphilitiques en période secondaire (118 cas). *Société médicale des hôpitaux*, 9 oct. 1903.

1904. Le liquide céphalo-rachidien des syphilitiques en période tertiaire. *Annales de dermatologie et de syphiligraphie*, n° 12, décembre 1904.

1905. La réaction palpébrale des singes macaques à l'inoculation de produits syphilitiques (en collaboration avec M. Thibierge). *Société médicale des hôpitaux*, 2 juin 1905.

— Inoculation de produits syphilitiques au bord libre de la paupière chez les singes macaques (en collaboration avec M. Thibierge). *Annales de dermatologie et de syphiligraphie*, juillet 1905.

1906. Contribution à l'étude clinique et bactériologique des lésions encéphalo-méningées chez les nouveau-nés syphilitiques (en collaboration avec M. Ponselle). *Société médicale des hôpitaux*, 12 janvier 1906.

— Spirochète de Schaudinn et syphilis expérimentale (en collaboration avec MM. Thibierge et Burnet). *Société de biologie*, 10 février 1906.

— Le *Spirochæta pallida* de Schaudinn et le diagnostic de la syphilis. Étude de bactériologie clinique et recherches expérimentales (en collaboration avec MM. Thibierge et Louis Le Sourd). *Société médicale des hôpitaux*, 6 avril 1906.

— Recherches sur la présence du *Spirochæta pallida* dans le sang des syphilitiques (en collaboration avec M. Ponselle). *Gazette des hôpitaux*, 31 juillet 1906.

1907. Étude des réactions méningées dans un cas de syphilis héréditaire (en collaboration avec M. Darré). *Gazette des hôpitaux*, 12 février 1907.

— Le liquide céphalo-rachidien des hérédo-syphilitiques. *Annales de dermatologie et de syphiligraphie*, nº 2, février 1907.

— Recherches sur la présence du *Spirochæta pallida* dans le système nerveux de l'homme au cours de la syphilis acquise et héréditaire (en collaboration avec M. Ponselle). *Société médicale des hôpitaux*. 13 décembre 1907.

1908. Localisation nerveuse de la syphilis et propriétés du liquide céphalo-rachidien (en collaboration avec MM. Levaditi et Yamanouchil, *Société de biologie*, 9 mai 1908.

— Imprégnation du *Spirochæta pallida* dans les frottis sur lames au moyen de la largine (albuminate d'argent) (en collaboration avec M. Ponselle). *Société de biologie*, 14 novembre 1908.

1909. Le liquide céphalo-rachidien au cours de la syphilis acquise et héréditaire. *Revue mensuelle de médecine interne et de thérapeutique*. 15 juin 1909.

1910. La rachicentèse. Un volume de la collection Critzmann (en collaboration avec MM. Gastinel et Velter), mai 1910.

— Phlébites syphilitiques secondaires multiples des membres. Démonstration de la présence du spirochète dans la paroi veineuse par l'examen microscopique et par l'inoculation expérimentale au singe (en collaboration avec M. Thibierge). *Société médicale des hôpitaux*, 8 avril 1910.

— Les difficultés du diagnostic bactériologique de certaines lésions spirillaires. A propos d'un cas de lésion chancriforme de la langue (en collaboration avec M. Verdun). *Gazette des hôpitaux*, 26 mai 1910.

— Hémiplégie de la période secondaire de la syphilis terminée par la mort malgré un essai de traitement par le salvarsan (en collaboration avec M. Guillain). *Société médicale des hôpitaux*, 4 novembre 1910.

— L'arséno-résistance au cours du traitement par l'hectine et le 606 (en collaboration avec M. Weissenbach). *Société médicale des hôpitaux*, 16 décembre 1910.

— Technique des injections intramusculaires et intraveineuses de 606. *Presse médicale*, 28 décembre 1910.

1911. Phénomènes d'intolérance rappelant le choc anaphylactique chez un malade ayant reçu quatre injections de 606 (en collaboration avec M. Weissenbach). *Gazette des hôpitaux*, nº 18, 14 février 1911.

1911. A propos de trois cas de mort ayant été attribués au 606. *Société de dermatologie*, 1er juin 1911.

— Étude biopsique de la méningo-vascularite syphilitique. *Presse médicale*, 27 septembre 1911.

Les indications cliniques et thérapeutiques fournies par la ponction lombaire au cours de la syphilis acquise et héréditaire. *Le monde médical*, 5 octobre 1911.

— Les indications et les contre-indications du 606 (en collaboration avec M. Cain). *Journal médical français*, 15 octobre 1911.

— 606 et mercure. *Tribune médicale*, n° 10, octobre 1911.

— Sur un type spécial d'accidents nerveux et cutanés survenant brusquement de trois à cinq jours après la seconde injection de 606. Leur rapport avec l'anaphylaxie. *Société médicale des hôpitaux*, 17 novembre 1911.

1912. Syphilide ulcéreuse chancriforme du gland et du prépuce pouvant être prise pour une réinfection chez un syphilitique traité antérieurement par le 606. *Société médicale des hôpitaux*, 1er mars 1912.

— Les réactions nerveuses tardives observées chez certains syphilitiques traités par le 606 et la méningo-vascularite syphilitique. *Presse médicale*, 2 mars 1912.

— Récidive *in situ* d'un chancre syphilitique sous forme de syphilide chancriforme vingt jours après la fin d'un traitement par le salvarsan et le mercure. Confusion possible avec une réinfection. *Annales de dermatologie et de syphiligraphie*, n° 12, décembre 1912.

1913. Nouveau procédé d'injection intraveineuse du néosalvarsan. *Société de dermatologie*, 6 février 1913 ; *Presse médicale*, 1er mars 1913.

— Accident nerveux à type de névralgie intercostale chez un syphilitique traité par le salvarsan. Son origine méningée démontrée par la ponction lombaire. *Annales de dermatologie et de syphiligraphie*, n° 3, mars 1913.

— La pratique des injections intraveineuses concentrées de néosalvarsan. *Presse médicale*, 2 avril 1913.

— Étude sur les injections intraveineuses concentrées de néosalvarsan. Technique et réactions (en collaboration avec M. Scheikevitch). *Annales de dermatologie et de syphiligraphie*, n° 4, avril 1913.

— Deux cas de syphilis nerveuse traitée par les injections intrarachidiennes de mercure et néosalvarsan. *Gazette des hôpitaux*, 10 juin 1913.

— Récidives et réinfections après traitement de la syphilis récente par le salvarsan. *Presse médicale*, n° 75, 13 septembre 1913.

— La suppression du rôle nocif de l'eau par l'emploi de solutions concentrées. *Presse médicale*, 25 octobre 1913.

1914. Comment dépister la syphilis nerveuse. Essai de traitement par les injections intrarachidiennes de néosalvarsan. *Annales de médecine*, n° 1, janvier 1914.

— Les erreurs d'interprétation de la réaction de Wassermann. *Annales de dermatologie et de syphiligraphie*, n° 5, mai 1914.

1915. Nouvelle simplification de la technique des injections concentrées de néosalvarsan. *Presse médicale*, 11 octobre 1915.

1918. Syphilis, paludisme, amibiase. Traitement initial et cures de blanchiment. 1 vol. « Collection Horizon ». Masson, édit., Paris, 1re édition.

1919. Que peut-on demander à la réaction de Wassermann ? *Journal médical français*, janvier 1919.

— Quand doit-on analyser le liquide céphalo-rachidien d'un syphilitique? *Presse médicale*, n° 37, 8 octobre 1919.

1920. Nouveau procédé de dosage rapide de l'albumine dans le liquide céphalo-rachidien (en collaboration avec M. Boyer). *Presse médicale*, n° 8 28 janvier 1920.

— La période préclinique de la syphilis nerveuse. Séance annuelle de la *Société de neurologie*, 9-10 juillet 1920.

— Les injections intrarachidiennes de novarsénobenzol dans le traitement de la syphilis nerveuse (en collaboration avec MM. Arbeit et Rabeau). *Paris médical*, 13 novembre 1920.

1921. Ictère survenu deux mois après un traitement arsenico-mercuriel chez un syphilitique secondaire. Reprise du traitement arsenico-mercuriel. Ictère grave. Mort. *Société de dermatologie*, 27 janvier 1921.

— Un cas de syphilis secondaire traitée par les injections intraveineuses d'urotropine (en collaboration avec M. Rabeau). *Annales de dermatologie et de syphiligraphie*, n° 7, juillet 1921.

— Les accidents produits par les novarsénobenzènes. *Annales de dermatologie et de syphiligraphie*, n° 12, décembre 1921.

1922. Réaction de Bordet-Wassermann passagèrement positive au cours de l'affection dite « lympho-granulomatose inguinale subaiguë » (en collaboration avec Rabeau). *Annales de dermatologie et de syphiligraphie*, n° 2, février 1922.

— L'action des traitements antisyphilitiques sur l'eczéma et diverses affections cutanées en rapport avec des troubles de sensibilisation. *Société médicale des hôpitaux*, 19 octobre 1922.

— Syphilis, paludisme, amibiase, 2e édition, 1922.

1923. Syphilis héréditaire et phénomènes de sensibilisation. *Presse médicale*, n° 48, 26 mai 1923.

1924. Le terrain syphilitique. Son intervention fréquente dans la genèse de certaines affections dites diathésiques (prurigo, asthme, eczéma, etc.). *Le Monde médical*, n° 641, 15 mars 1924.

1925. De l'action combinée de la photothérapie et de la chimiothérapie dans la syphilis (en collaboration avec Basch et Lambling). *Annales de dermatologie et de syphiligraphie*, n° 8, août 1925.

PALUDISME

1917. Essai sur le traitement mixte du paludisme par les cures arsenico-quiniques (en collaboration avec M. de Kerdrel). *Société médicale des hôpitaux*, 22 mars 1917.

— Le paludisme d'Orient vu à Marseille (en collaboration avec MM. Réniac de Kerdrel et Krolunitsky). *Presse médicale*, n° 46, 16 août 1917.

1918. La suppression des troubles gastriques déterminés par la quinine. *Presse médicale*, n° 16, 18 mars 1918.

1918 Comment peut se développer en France un foyer de paludisme autochtone. *Paris médical*, n° 12, 23 mars 1918.

— La cure de blanchiment du paludisme secondaire. *Le Monde médical*, mars 1918.

— Syphilis, paludisme, amibiase. 1 vol. « Collection Horizon », Masson, édit., 1ʳᵉ édit., 1918.

1919. Les dangers de l'extension du paludisme en France. Rapport présenté en 1918 à la Commission du paludisme. *Le Monde médical*, janvier 1919.

1922. Syphilis, paludisme, amibiase, 2ᵉ édit., 1922.

1923. Traitement du paludisme. *Revue pratique des maladies des pays chauds*, février 1923.

AMIBIASE

1915. Épidémie de dysenterie amibienne avec présence dans quelques cas du bacille dysentérique. Rôle tout à fait secondaire de ce bacille. Traitement de la dysenterie amibienne par l'arsénobenzol (en collaboration avec M. Krolunitsky). *Société médicale des hôpitaux*, 15 octobre 1915.

1916. Pourquoi avons-nous failli méconnaître la dysenterie amibienne (en collaboration avec M. Krolunitsky). *Presse médicale*, 17 avril 1916.

— Sur quelques formes cliniques de dysenterie amibienne autochtone observées au cours de la petite épidémie de la région du Nord (en collaboration avec M. Krolunitsky). *Société médicale des hôpitaux*, 9 juin 1916.

— Les kystes amibiens. Importance de leur recherche pour le diagnosti et la pathogénie de la dysenterie amibienne (en collaboration avec avec M. Krolunitsky). *Presse médicale*, p. 237, 3 juillet 1916.

— L'emploi du novarsénobenzol dans le traitement de la dysenterie amibienne (en collaboration avec M. Krolunitsky). *Société de pathologie exotique*, 12 juillet 1916.

— A propos du séro-diagnostic de la dysenterie bacillaire. *Société médicale des hôpitaux*, 24 novembre 1916.

— Les états dysentériformes et les dysenteries au cours de la guerre (en collaboration avec M. Krolunitsky). *Revue générale de pathologie de guerre*, Vigot, édit., 2 novembre 1916.

1917. Le traitement mixte de la dysenterie amibienne par les cures émétino-arsenicales (en collaboration avec M. Krolunitsky). *Paris médical*, n° 1, 6 janvier 1917.

— L'amibiase chronique en France à la fin de l'année 1916. *Presse médicale*, 8 février 1917.

— Notions de technique pratique sur la recherche microscopique des amibes et de leurs kystes (en collaboration avec M. Krolunitsky). *Presse médicale*, n° 36, 28 juin 1917.

1918. Abcès amibien du foie faisant saillie au creux épigastrique, rétrocession rapide de la tumeur et des signes de suppuration sous l'influence du traitement médical (en collaboration avec M. Faraut). *Société médico-chirurgicale*, XVᵉ région, févr. 1918.

1918 L'amibiase en France depuis la guerre. Réunion de la Croix-Rouge américaine, 19 avril 1918.

— Syphilis, paludisme, amibiase. Traitement et cures de blanchiment. 1 vol. « Collection Horizon », Masson, édit., 1re édit., 1918.

1919 Sur quelques faits en apparence paradoxaux susceptibles d'égarer le diagnostic d'hépatite amibienne (en collaboration avec M. Charpin). *Presse médicale*, 10 février 1919.

— Sur quelques cas d'amibiase méconnue (en collaboration avec M. Charpin). *Gazette des hôpitaux*, 19 juin 1919.

— Recherches sur le traitement mixte de l'amibiase intestinale chronique par la voie buccale. Les pâtes de charbon, bismuth, ipéca, et les comprimés de novarsénobenzol (en collaboration avec M. Charpin). *Paris médical*, 16 août 1919.

— L'amibiase en France pendant la guerre (en collaboration avec M. Charpin). *Journal médical français*, n° 8, août 1919.

1921. L'ulcus colique d'origine amibienne. *Revue médicale française*, mai 1921.

1922. Les deux modes d'attaque dans le traitement de l'amibiase. *Revue pratique des maladies des pays chauds*, n° 1, octobre 1922.

— Syphilis, paludisme, amibiase, 2e édition, 1922.

1924. Quelques réflexions à propos de l'amibiase sous nos climats. *Journal de médecine et chirurgie pratiques*, 10 novembre 1924.

1925. Les traitements préventifs et curatifs de l'amibiase au moyen des sels arsenicaux administrés par voie buccale. *Maroc médical*, 15 janvier 1925.

1926. Les arsenicaux par voie buccale dans le traitement, la prophylaxie, la prévention de l'amibiase et de diverses infections intestinales ; efficacité de l'arsénobenzol (606). *Presse médicale*, n° 32, 21 avril 1926

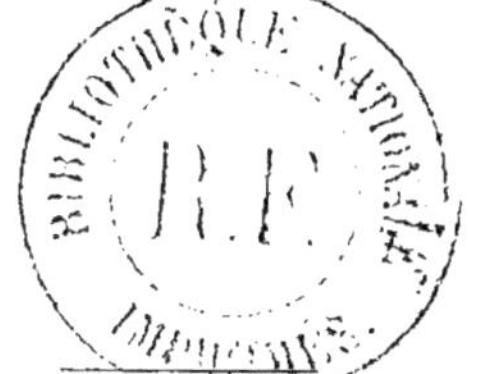

TABLE DES MATIÈRES

AMIBIASE

TABLE DES MATIÈRES

1113-11-26. — CORBEIL. Imprimerie CRÉTÉ.

Henri HARTMANN
Professeur de Clinique médicale, Chirurgien de l'Hôtel-Dieu.

Chirurgie de l'Estomac

PREMIÈRE PARTIE

Avec la collaboration de NICOLAE BARBILIAN — R. BENSAUDE — CHABRUT-ASTAIX — A. METZGER — de POLIAKOFF — ROBERT TARJAN.

Un volume de 336 pages avec 115 figures (*Travaux de Chirurgie*), 6ᵉ Série :

Prix de base pour la France : 40 fr. *En plus : hausse variable* (40 °/₀ juill. 1926).

Prix fixe pour l'Étranger : 1 doll. 60 — 6 sh. 8 d. — frs suisses 8 — pes. 11,42 — fl. holl. 4.

R. LERICHE
Professeur de Clinique chirurgicale à la Faculté de Strasbourg.

POLICARD
Professeur d'histologie à la Faculté de Lyon.

Les Problèmes de la Physiologie Normale et Pathologique de l'Os

Un volume de 230 pages, avec 31 figures :

Prix de base pour la France : 28 fr. *En plus : hausse variable* (40 °/₀ juill. 1926).

Prix fixe pour l'Étranger : 1 doll. 12 — 4 sh. 8 d. — frs suisses 5,60 — pes. 8 — fl. holl. 2,80.

WERTHEIMER

A. BONNIOT

Chirurgie du Sympathique
Chirurgie du Tonus Musculaire

Un volume de 136 pages, avec 31 figures :

Prix de base pour la France : 22 fr. *En plus : hausse variable* (40 °/₀ juill. 1926).

Prix fixe pour l'Étranger : 0 doll. 88 — 3 sh. 8 d. — frs suisses 4,40 — pes. 6,28 — fl. holl. 2,20.

Pour l'Étranger demander le Catalogue à prix fixes exprimés en devises étrangères.

Les prix pour la France sont variables selon les cours et n'engagent pas les Éditeurs.

A. GOSSET
Professeur de Clinique chirurgicale à la Faculté de Médecine de Paris.

Travaux
de la Clinique chirurgicale
de la Salpêtrière

PUBLIÉS EN COLLABORATION
PREMIÈRE SÉRIE

Un volume de 244 pages, avec 118 figures :

Prix de base pour la France : 5o fr. *En plus : hausse variable* (40 °/. juill. 1926).

Prix fixe pour l'Étranger : 2 doll. — 8 sh. 4 d. — frs suisses 10 — pes. 14,28 —
fl. holl. 5.

Pierre **BROCQ**
Chirurgien des Hôpitaux.

Les pancréatites aiguës
chirurgicales

Un volume de 188 pages, avec 18 figures et 1 planche hors
texte en couleurs :

Prix de base pour la France : 25 fr. *En plus : hausse variable* (40 °/. juill. 1926).

Prix fixe pour l'Étranger : 1 doll. — 4 sh. 2 d. — frs suisses 5 — pes. 7,14 —
fl. holl. 2,5o.

WELLS P. EAGLETON

Thrombo-Phlébite infectieuse
du sinus caverneux

Un volume de 16o pages, avec 16 figures dans le texte :

Prix de base pour la France : 25 fr. *En plus : hausse variable* (40 °/. juill. 1926).

Prix fixe pour l'Étranger : 1 doll. — 4 sh. 2 d. — frs suisses 5 — pes. 7,14 —
fl. holl. 2,5o.

**Pour l'Étranger demander le Catalogue à *prix fixes*
exprimés en devises étrangères.**

**Les prix pour la France sont *variables* selon les cours
et n'engagent pas les Éditeurs.**

R. BENSAUDE
Médecin de l'Hôpital Saint-Antoine.

TRAITÉ D'ENDOSCOPIE RECTO-COLIQUE
Rectoscopie — Sigmoïdoscopie

2ᵉ Édition. Un volume de 180 pages, avec 115 figures dans le texte, 90 figures en noir et en couleurs :

Prix de base pour la France : 100 fr. *En plus : hausse variable* (40 °/₀ juill. 1926).
Prix fixe pour l'Étranger : 4 doll. — 16 sh. 8 d. — frs suisses 20 — pes. 28,57
fl. holl. 10.

H. BLANC M. NÉGRO
du service Civiale (Hôpital Lariboisière).

La Cystographie

Étude radiologique de la vessie normale et pathologique.

Un volume de 192 pages, avec 108 figures radiographique :

Prix de base pour la France : 40 fr. *En plus : hausse variable* (40 °/₀ juill. 1926).
Prix fixe pour l'Étranger : 1 doll. 60 — 6 sh. 8 d. — frs suisses 8 — pes. 11,42
— fl. holl. 4.

Robert DUPONT Roger LEROUX
Ancien interne des Hôpitaux de Paris. Chef des travaux d'anatomie pathologique
Ex-chef de clinique à la Faculté. à la Faculté de Paris.

Jean DALSACE
Chef de Laboratoire à l'hôpital Saint-Antoine

Technique des prélèvements
et des biopsies
dans la pratique clinique

Un volume de 144 pages avec 50 figures (*Collection Médecine et Chirurgie pratiques*) :

Prix de base pour la France : 12 fr. *En plus : hausse variable* (40 °/₀ juill. 1926).
Prix fixe pour l'Étranger : 0 doll. 48 — 2 sh. — frs suisses 2,40 — pes. 3,42 —
fl. holl. 1.20

Pour l'Étranger demander le Catalogue à prix fixes exprimés en devises étrangères.

Les prix pour la France sont variables selon les cours et n'engagent pas les Éditeurs.

DUVERGER
Professeur à la Faculté de Médecine
de Strasbourg.

VELTER
Professeur agrégé à la Faculté de Paris.
Ophtalmologiste des Hôpitaux.

Thérapeutique
Chirurgicale
Ophtalmologique

Un volume de 464 pages avec 47 figures et 40 planches; hors-texte en noir et en couleurs :

Prix de base pour la France : broché 100 fr. ; relié toile fers spéciaux : 110 fr. *En plus : hausse variable* (40 °/. juill. 1926).

Prix fixe pour l'Étranger : Broché : 4 dollars — 16 sh. 8 d. — frs suisses 20 — pes. 28,57 — fl. holl. 10. — Relié toile : 4 doll. 40 — 18 sh. 4 d. — frs suisses 22 — pes. 31,42 — fl. holl. 11.

H. TRUC
Professeur de Clinique Ophtalmologique à l'Université de Montpellier,
Correspondant de l'Académie de Médecine.

Hygiène oculaire
et inspection du travail

appliquées à toutes les professions :
Commerce, Industrie, Agriculture, Administrations

Un volume de 184 pages avec 19 figures :

Prix de base pour la France : 12 fr. *En plus : hausse variable* (40 °/. juill. 1926).

Prix fixe pour l'Étranger : 0 doll. 48 — 2 sh. — frs suisses 2,40 — pes. 3,12 — fl. holl. 1,20.

Pour l'Étranger demander le Catalogue à **prix fixes** *exprimés en devises étrangères.*

Les prix pour la France sont **variables** *selon les cours et n'engagent pas les Éditeurs.*

André LÉRI
Professeur agrégé à la Faculté de Médecine de Paris.
Médecin de l'Hôpital de la Charité.

Études sur les affections de la colonne vertébrale

Un volume de 526 pages, avec 115 figures :

Prix de base pour la France : 45 fr. *En plus : hausse variable* (40 %. juill. 1926).

Prix fixe pour l'Étranger : 1 doll. 80 — 7 sh 6 d. — frs suisses 9 — pes. 12,85 — fl. holl. 4,50.

Mme le Dr SORREL-DEJERINE
Ancien interne des Hôpitaux de Paris.

Contribution a l'étude des Paraplégies pottiques

Essai sur l'évolution et le pronostic basé sur 40 observations personnelles

Un volume de 402 pages avec 97 figures :

Prix de base pour la France : 40 fr. *En plus : hausse variable* (40 %. juill. 1926).

Prix fixe pour l'Étranger : 1 doll. 60 — 6 sh. 8 d. — frs suisses 8 — pes. 11,42 — fl. holl. 4.

C. PASCAL   **J. DAVESNE**
Médecin en chef des asiles d'aliénés
de la Seine.

Traitement des maladies mentales par les chocs

Un vol. de 184 p. (*Collection Médecine et Chirurgie Pratiques*) :

Prix de base pour la France : 15 fr. *En plus : hausse variable* (40 %. juill. 1926).

Prix fixe pour l'Étranger : 6 doll. 60 — 2 sh. 6 d. — fr. suisses 3 — pes. 4,28 — fl. holl. 1,50.

Pour l'Étranger demander le Catalogue à prix fixes exprimés en devises étrangères.

Les prix pour la France sont variables selon les cours et n'engagent pas les Éditeurs.

A.-B. MARFAN
Professeur à la Faculté de Médecine de Paris.
Médecin de l'hospice des Enfants Assistés.

Clinique des maladies
de la première enfance

Un volume de 608 pages :

Prix de base pour la France : 45 fr. En plus : hausse variable (40 %, juill. 1926).

Prix fixe pour l'Étranger : 1 doll. 80 — 7 sh. 6 d. — frs suisses 9 — pes. 12,85 — fl. holl. 4,50.

A.-B MARFAN

Les vomissements périodiques
avec acétonémie

2ᵉ Édition revue. Un volume de 88 pages :

Prix de base pour la France : 7 fr. En plus : hausse variable (40 %, juill. 1926).

Prix fixe pour l'Étranger : 0 doll. 28 — 1 sh. 2 d. — fr. suisses 1,40 — pes. 2 — fl. holl. 0,70.

P. NOBÉCOURT
Professeur à la Faculté de Médecine de Paris.
Médecin de l'hôpital des Enfants malades.

CLINIQUE MÉDICALE DES ENFANTS

Troubles de la nutrition
et de la croissance

Un volume de 404 pages avec 104 figures :

Prix de base pour la France : 36 fr. En plus : hausse variable (40 %, juill. 1926).

Prix fixe pour l'Étranger : 1 doll. 44 — 6 sh. — frs. suisses 7,20 — pes. 10,28 — fl. holl. 3,60.

Les deux premiers volumes sont en vente : voir page 41

Pour l'Étranger demander le Catalogue à prix fixes exprimés en devises étrangères.

Les prix pour la France sont variables selon les cours et n'engagent pas les Éditeurs.

Ch. ACHARD

Professeur à la Faculté de Médecine de Paris
Membre de l'Académie de Médecine.

Troubles
des Échanges Nutritifs

PHYSIOLOGIE

PATHOLOGIE — THÉRAPEUTIQUE

Deux volumes, ensemble 1200 pages, 167 figures :

Prix de base pour la France : 110 fr. *En plus : hausse variable* (40 °/₀ juill. 1926).

Prix fixe pour l'Étranger : 4 doll. 40 — 18 sh. 4 d. — frs suisses 20 — pes. 31.12
— fl. holl. 11.

Marcel LABBÉ

Professeur de Pathologie générale à la Faculté de Paris.

Le Traitement du Diabète

2ᵉ Édition. Un volume de 158 pages (*Collection médecine et chirurgie pratiques*) :

Prix de base pour la France : 8 fr. *En plus : hausse variable* (40 °/₀ juill. 1926).

Prix fixe pour l'Étranger : 0 doll. 32 — 1 sh. 4 d. — frs. suisses 1,60 —
pes. 2,28 — fl. holl. 0,80.

**Pour l'Étranger demander le Catalogue à *prix fixes*
exprimés en devises étrangères.
Les prix pour la France sont variables selon les cours
et n'engagent pas les Éditeurs.**

NOUVEAU TRAITÉ DE MÉDECINE

PUBLIÉ SOUS LA DIRECTION DE MM. LES PROFESSEURS

G.-H. ROGER   F. WIDAL   P.-J. TEISSIER

Secrétaire de la Rédaction : *Marcel GARNIER*

22 FASCICULES grand in-8°, avec nombreuses figures dans le texte, en noir et en couleurs, et planches hors texte en couleurs, sous une élégante 1 2 reliure toile dos plat.

FASCICULE I. *Maladies infectieuses*. 2° édition. (1925). 585 pages, 66 figures, 3 planches en couleurs :

Prix de base pour la France : 45 fr. En plus : hausse variable (40 °/. juill. 1926).

Prix fixe pour l'Étranger : 1 doll. 8 — 7 sh. 6 d. — frs suisses 9 — pes. 12,85 — fl. holl. 4,50.

Notions générales sur les infections. - Les Septicémies. Les Streptococcies. - Pneumococcie. - Pneumonie. - Staphylococcie. Entérococcie. Psittacose. Infections à Tétragènes, à Cocco-bacilles, à Diplobacilles, à Protéus. — Infections putrides et gangreneuses. Méningococcie. Gonococcie.

FASCICULE II. *Maladies infectieuses* (suite). 2° édition. 776 pages, 80 figures, 8 planches en couleurs. *En préparation.*

FASCICULE III *Maladies infectieuses* (suite). 3° édition. 608 pages, 62 figures, 4 planches en couleurs. *En préparation.*

Pour l'Étranger demander le Catalogue à prix fixes exprimés en devises étrangères.

Les prix pour la France sont variables selon les cours et n'engagent pas les Éditeurs.

FASCICULE IV. *Maladies infectieuses et parasitaires.*
2ᵉ édition. (1925). 820 pages, 134 figures et 5 planches en coul.:

Prix de base pour la France : 55 fr. En plus : hausse variable (40 °/. juill. 1926).
Prix fixe pour l'Étranger : 2 doll. 20 — 9 sh. 2 d. — frs suisses 11 — pes. 15,70
— fl. holl. 5,5o.

*Maladie de Heine-Medin. — Encéphalite léthargique. — Rage.
— Tuberculose en général. — Septicémies tuberculeuses. —
Pseudo-tuberculoses bacillaires. — Morve. — Lèpre. - Verruga.
— Actinomycose. Aspergillose. — Oosporoses. Mycétomes. Spo-
rotrichoses. Blastomycoses. — Spirochétoses, en général. —
Syphilis.*

FASCICULE V. Tome I *Maladies infectieuses et parasitaires (fin).* — **2ᵉ édition** (1924). 452 pages, 196 figures, 3 planches en couleurs :

Prix de base pour la France : 45 fr. En plus : hausse variable (40 °/. juill. 1926).
Prix fixe pour l'Étranger · 1 doll. 80 — 7 sh. 6 d. — frs suisses 9 —
pes. 12,85 — fl. holl. 4,5o.

*Chancre simple. granulome des organes génitaux. — Goun-
dou, Pian et Bouba. — Fièvres récurrentes. — Sodoku. — Le
paludisme, La fièvre bilieuse hémoglobinurique. — Kala-Azar.
Bouton d'Orient. — Trichinose. — Filariose, Strongylose, Dis-
tomatose, Coccidiose, Sarcosporidiose. — Echinococcose, Cysti-
cercose. — Les Trypanosomoses humaines, les Bilharzioses.*

Tome II. Le Cancer. 2ᵉ édition (1926). Un volume avec figures et planches en couleurs. . . . . *Sous presse*

FASCICULE VI. *Intoxications.* **2ᵉ édition** (1925). 520 pages, 27 figures, 4 planches en couleurs :

Prix de base pour la France : 5o fr. En plus : hausse variable (40 °/. juill. 1926).
Prix fixe pour l'Étranger : 2 doll. — 8 sh. 4 d. — frs suisses 10 — pes. 14,28
— fl. holl. 5.

*Intoxications en général. — Saturnisme, intoxications par le
cuivre, l'étain, le zinc. — Phosphorisme. Arsenicisme. Hydrar-
gyrisme. Intoxications par l'oxyde de carbone, le gaz d'éclai-
rage, l'hydrogène sulfuré, le sulfure de carbone, les hydrocar-
bures. — Intoxications par les gaz de guerre. — Alcoolisme. —
Caféisme et Théisme. — Intoxications par l'opium et ses dérivés, la cocaïne, le chanvre indien, l'éther. — Tabagisme. — Intoxications diverses. — Intoxications alimentaires. — Intoxications par les champignons. — Intoxications par le Kawa. —
Intoxications par l'acide picrique.*

**Pour l'Étranger demander le Catalogue à prix fixes
exprimés en devises étrangères.
Les prix pour la France sont variables selon les cours
et n'engagent pas les Éditeurs.**

FASCICULE VII. *Avitaminoses. Maladies par agents physiques Tronoles de la nutrition.* **2ᵉ édition** (1924). 584 pages 36 figures :

Prix de base pour la France : 59 fr. *En plus : hausse variable* (40 °/. juill. 1926).
Prix fixe pour l'Étranger : 2 doll. — 8 sh. 4 d. — frs suisses 10 — Pes. 14.28 — fl. holl. 5.

Vitamines et Avitaminoses. — Scorbut. — Scorbut infantile. — La Pellagre. — Béribéri. — L'Intoxication par les venins; la sérothérapie. — Maladies déterminées par l'Anaphylaxie. — Maladie Sérique. — Maladies par agents physiques. — Troubles et maladies de la nutrition.

FASCICULE VIII. *Affections des glandes endocrines. Troubles du développement.* **2ᵉ édition** (1925) 462 pages, 107 figures, 1 planche en couleurs :

Prix de base pour la France : 45 fr. *En plus : hausse variable* (40 °/. juill. 1926).
Prix fixe pour l'Étranger : 1 doll. 80 — 7 sh. 6 d. — frs suisses 9 — pes. 12,85 — fl. holl. 4,50.

Troubles du développement général. — Pathologie de l'hypophyse. — Acromégalie. — Pathologie de la glande pinéale. — Pathologie de la glande thyroïde. — Myxœdème et goitre exophtalmique. — Pathologie des parathyroïdes. — Pathologie du thymus. — Pathologie des capsules surrénales. — Insuffisance testiculaire et ovarienne. — Syndromes pluriglandulaires.

FASCICULE IX. *Pathologie des Organes hématopoïétiques, du Système lymphatique et du Sang.*
Paraîtra en 1926.

FASCICULE X. *Pathologie de l'Appareil circulatoire*
Paraîtra en 1926.

Pathologie du cœur, par P.-J. TEISSIER, ESMEIN, LIAN, LUTEMBACHER, PIERRET et DUVOIR. — *Pathologie du système artériel,* par A. COURCOUX. — *Aortites, anévrisme de l'aorte,* par J. TEISSIER et GOYET. — *Pathologie du système veineux,* par LEGRY.

FASCICULE XI. *Pathologie de l'appareil respiratoire.* (Nez, Larynx, Trachée, Bronches, Poumons). — **2ᵉ édition** (1926). 636 pages, 87 figures, 5 planches :

Prix de base pour la France : 60 fr. *En plus : hausse variable* (40 °/. juill. 1926).
Prix fixe pour l'Étranger : 2 doll. 40 — 10 sh. — frs suisses 12 — pes. 17,14 — fl. holl. 6.

Pour l'Étranger demander le Catalogue à prix fixes exprimés en devises étrangères.

Les prix pour la France sont variables selon les cours et n'engagent pas les Éditeurs.

Sémiologie de l'appareil respiratoire. — Pathologie du nez et du larynx. — Pathologie de la trachée et des bronches. Asthme. — Bronchopneumonie. Pneumonoconiose, Syphilis pulmonaire et autres affections du poumon. — Kystes hydatiques du poumon et de la plèvre, Cancer pleuropulmonaire.

FASCICULE XII. **Pathologie de l'appareil respiratoire** *(suite).* **2ᵉ édition.** 596 pages, 56 figures, 10 planches.

Paraîtra en octobre 1926.

FASCICULE XIII. **Pathologie de l'Appareil digestif** (Bouche, Pharynx, Œsophage, Estomac). **2ᵉ édition.** (1926). — 808 pages, 119 figures, 4 planches :

Prix de base pour la France : 70 fr. En plus : hausse variable (40 °/. juill. 1926).

Prix fixe pour l'Étranger : 2 doll. 80 — 11 sh. 8 d. — frs suisses 14 — pes. 20 — fl. holl. 7.

Pathologie de la Bouche. — Pathologie du Pharynx. — Pathologie de l'Œsophage. — Pathologie de l'Estomac.

FASCICULE XIV. **Pathologie de l'Appareil digestif** (Intestin) (1924). 580 pages, 168 figures, 7 planches en couleurs :

Prix de base pour la France : 55 fr. *En plus : hausse variable* (40 °/. juill. 1926).

Prix fixe pour l'Étranger : 2 doll. 20 — 9 sh. 2 d. — frs suisses 11 — pes. 15,70 — fl. holl. 5,50.

Pathologie de l'intestin. — Affections gastro-intestinales des Nourrissons. — Vers intestinaux. — Ankylostomiase. — Examen des fèces. — Pathologie du rectum et du colon terminal.

FASCICULE XV. **Affections des glandes salivaires, du pancréas et du péritoine.** **2ᵉ édition** (1926). 564 pages, 133 figures, 2 planches en couleurs :

Prix de base pour la France : 50 fr. *En plus : hausse variable* (40 °/. juill. 1926).

Prix fixe pour l'Étranger : 2 doll. — 8 sh. 4 d. — frs suisses 10 — pes. 14,28 — fl. holl. 5.

Pathologie des glandes salivaires, — du Pancréas. — Affections aiguës du Péritoine. — Affections chroniques du péritoine. — Kystes hydatiques du péritoine.

FASCICULE XVI. **Pathologie du Foie.** *Sous presse.*

Pour l'Étranger demander le Catalogue à prix fixes exprimés en devises étrangères.

Les prix pour la France sont variables selon les cours et n'engagent pas les Éditeurs.

FASCICULE XVII. *Pathologie des Reins.*

En préparation.

FASCICULE XVIII. *Pathologie du système nerveux.*
(*Sémiologie Générale*).

FASCICULE XIX. *Pathologie du système nerveux*
(cerveau et cervelet). (1925). 1016 pages, 261 figures, 40
planches en noir et 5 planches en couleurs :

Prix de base pour la France : 80 fr. En plus : hausse variable (40 °/. juill. 1926).

Prix fixe pour l'Étranger : 3 doll. 20 — 13 sh. 4 d. — frs suisses 16 — pes. 22,85
— fl. holl. 8.

*Syndrome pyramidal (Hémiplégie). — Hémianesthésie cérébrale.
— Hémianopsie. — Epilepsie Jacksonienne. — Topographie
cranio-encéphalitique, Syndromes corticaux. — Syndromes sous
corticaux. — Traumatismes du cerveau. — Infections. — Troubles circulatoires. — Tumeurs cérébrales. — Syphilis cérébrale.
— Paralysie générale. — Encéphalopathies infantiles. —
Pathologie du Cervelet. — Les Syndromes labyrinthiques.*

FASCICULE XX. *Pathologie du système nerveux.*
(Bulbe, nerfs craniens, méninges, moelle.)   *Sous presse.*

*Pathologie des tubercules quadrijumeaux, des pédoncules, de
la protubérance, du bulbe,* par Guillain et Alajouanine. —
Pathologie des nerfs craniens, par Froment. — *Pathologie des
méninges,* par Sicard. — *Pathologie de la moelle,* par Léri,
Crouzon, Foix et Thiers, Chatelin.

FASCICULE XXI. *Pathologie du système nerveux*
(Nerfs, sympathique, nécroses.)   *En préparation.*

FASCICULE XXII (et dernier). *Pathologie des Muscles,
Os et Articulations.* — (1924). 560 pages, 209 figures,
2 planches en couleurs :

Prix de base pour la France : 50 fr. En plus : hausse variable (40 °/. juill. 1926).
Prix fixe pour l'Étranger : 2 doll. — 8 sh. 4 d. — frs suisses 10 — pes. 14,28
— fl. holl. 5.

*Affections des muscles. — Maladies des os. — Dystrophies
osseuses congénitales. — Rachitisme. — Ostéomalacie. — Achon-
droplasie. — Pseudo-rhumatismes infectieux et toxiques, Syphilis et tuberculose articulaires. — Rhumatismes chroniques.*

**Pour l'Étranger demander le Catalogue à *prix fixes*
exprimés en devises étrangères.**
**Les prix pour la France sont variables selon les cours
et n'engagent pas les Éditeurs.**

COLLECTION DE PRÉCIS MÉDICAUX

Précis de
Pathologie Médicale

PAR

F. BEZANÇON, Marcel LABBÉ, Léon BERNARD, J.-A. SICARD,
A. CLERC, P Emile WEILL, PHILIBERT, S.-I. de JONG,
A. SEZARY, Ch. FOIX, PASTEUR VALLERY-RADOT,
G. VITRY, Marcel BLOCH, J. PARAF et THIERS.

Ouvrage complet en 7 volumes.

TOME I. Maladies infectieuses, par Fernand Bezançon et
Philibert. 540 pages. 75 figures.

TOME II. Maladies infectieuses (2ᵉ Partie), par Fernand
Bezançon et Philibert. — **Intoxications,** par Léon Bernard et Jean Paraf. 646 pages, 91 figures.

TOME V. (*2ᵉ Édition*). **Maladies du sang et des organes
hématopoïétiques,** par P. Emile Weill et Marcel Bloch.
Maladies des reins, par Pasteur Vallery-Radot. 636 pages.
74 figures.

Prix de base pour la France: Chaque volume, broché : 28 fr.; cartonné : 31 fr.
En plus : hausse variable (30 %, juill. 1926).

Prix fixe pour l'Étranger : Broché : 1 doll. 12 — 4 sh. 8 d. — frs suisses 5,60
— pes. 8 — fl. holl. 2,80. — Cartonné : 1 doll. 30 — 5 sh. 8 d. — frs suisses 6,80
pes. 9,70 — fl. holl. 3,40.

Volumes à paraître.

TOME III. *2ᵉ Édition.* **Maladies de l'appareil respiratoire,**
par Fernand Bezançon, et S.-I. de Jong.

TOME IV. Maladies du cœur et des vaisseaux, par A. Clerc.

TOME VI. *2ᵉ Édition.* **Maladies de l'appareil digestif et de
la nutrition,** par Marcel Labbé et G. Vitry. *Sous presse.*

TOME VII. Maladies du système nerveux, par M. Sicard,
Ch. Foix et Thiers. — **Glandes endocrines,** par A. Sézary.

---

*Pour l'Étranger demander le Catalogue à prix fixes
exprimés en devises étrangères.*

*Les Prix pour la France sont variables selon les cours
et n'engagent pas les Éditeurs.*

COLLECTION DE PRÉCIS MÉDICAUX

Précis de
Pathologie Chirurgicale

Par MM. P. BÉGOUIN, H. BOURGEOIS, P. DUVAL. GOSSET,
E. JEANBRAU, LECÈNE, LENORMANT, R. PROUST. TIXIER

QUATRIÈME ÉDITION, REVUE ET AUGMENTÉE

Tome I. — Pathologie chirurgicale générale, Maladies générales, Tissus, Crâne et Rachis. (1924). 1 volume 1173 pages et 387 figures.

Tome II. — Tète, Cou, Thorax. (1924). 1128 pages, 320 figures.

Tome III. — Glandes mammaires, Abdomen, Appareil génital de l'homme. (1924). 953 pages 387 figures.

Tome IV. — Appareil urinaire, Gynécologie, Fractures et luxations, Affections des membres. (1924). 1256 pages, 384 figures.

Prix de base pour la France. Chaque volume, broché : 35 fr.; cartonné : 40 fr.
En plus : hausse variable (40 °/. juill. 1926).

Prix fixe pour l'Étranger : Broché : 1 doll. 40 — 5 sh. 10 d. — frs suisses 7 — pes. 10 — fl. holl. 3,50. — Cartonné : 1 doll. 60 — 6 sh. 8 d. — frs suisses 8 — pes. 11,42 — fl. holl. 4.

H. ROUVIÈRE

Précis d'Anatomie et Dissection

Tome I. — *4ᵉ Édition* — Tète, cou, membre supérieur.

Tome II. — *4ᵉ Édition* — Thorax, abdomen, bassin, membre inférieur. (1925).

Prix de base pour la France : Chaque volume, broché : 26 fr.; cartonné : 32 fr.
En plus : hausse variable (40 °/. juill. 1926).

Prix fixe pour l'Étranger : Broché : 1 doll. 04 — 4 sh. 4 d. — frs suisses 5,20 — pes. 7,42 — fl. holl. 2,60. — Cartonné : 1 doll. 28 — 5 sh. 4 d. — frs suisses 6,40 — pes. 9,14 — fl. holl. 3,20.

Pour l'Étranger demander le Catalogue à prix fixes exprimés en devises étrangères.

Les prix pour la France sont variables selon les cours et n'engagent pas les Éditeurs.

COLLECTION DE PRÉCIS MÉDICAUX

POIRIER   BAUMGARTNER

Précis de Dissection

4ᵉ *Édition* (1919). 360 pages, 241 figures :

Prix de base pour la France : Broché : 12 fr.; cartonné : 18 fr. *En plus :* hausse variable (40 °/₀ juill. 1926).

Prix fixe pour l'Étranger : Broché : 0 doll. 48 — 2 sh. — frs suisses 2,40 — pes. 3,42 — fl. holl. 1,20. — Cartonné 0 doll. 72 — 3 sh. — frs suisses 3,60 — pes. 5,14 — fl. holl. 1,80.

Aug. BROCA

Précis de Médecine Opératoire

2ᵉ *Édition* (1920). 296 pages, 510 figures :

Prix de base pour la France : Broché : 20 fr.; cartonné : 25 fr. *En plus :* hausse variable (40 °/₀ juill. 1926).

Prix fixe pour l'Étranger : Broché : 0 doll. 80 — 3 sh. 4 d. — frs suisses 4 — pes. 5,70 — fl. holl. 2. — Cartonné : 1 doll. — 4 sh. 2 d. — frs suisses 5 — pes. 7,14 — fl. holl. 2,50.

G.-H. ROGER

Introduction à l'Étude de la Médecine

8ᵉ *Édition* (1926). 812 pages :

Prix de base pour la France : Broché : 30 fr.; cartonné : 36 fr. *En plus :* hausse variable (40 °/₀ juill. 1926).

Prix fixe pour l'Étranger : Broché : 1 doll. 20 — 5 sh. — frs suisses 6 — pes. 8,57 — fl. holl. 3. — Cartonné : 1 doll. 44 — 6 sh. — frs suisses 7,20 — pes. 10,28 — fl. holl. 3,60.

G. WEISS

Précis de Physique biologique

5ᵉ *Édition* (1923). 576 pages, 584 figures :

Prix de base pour la France : Broché : 22 fr.; cartonné : 28 fr. *En plus :* hausse variable (40 °/₀ juill. 1926).

Prix fixe pour l'Étranger : Broché : 0 doll. 88 — 3 sh. 8 d. — frs suisses 4,40 — pes. 6,28 — fl. holl. 2,20. — Cartonné : 1 doll. 12 — 4 sh. 8 d. — frs suisses 5,60 — pes. 8 — fl. holl. 2,80.

Pour l'Étranger demander le Catalogue à prix fixes exprimés en devises étrangères.

Les prix pour la France sont variables selon les cours et n'engagent pas les Éditeurs.

COLLECTION DE PRÉCIS MÉDICAUX

M. ARTHUS

Précis de Physiologie

6ᵉ Édition (1920). 976 pages, 326 figures :

Prix de base pour la France : Broché : 35 fr.; cartonné : 40 fr. *En plus :* hausse *variable* (40 °/₀ juill. 1926).

Prix fixe pour l'Étranger : Broché : 1 doll. 40 — 5 sh. 10 d. — frs suisses 7 — pes. 10 — fl. holl. 3,5o. — Cartonné : 1 doll. 6o — 6 sh. 8 d. — frs suisses 8 — pes. 11,42 — **fl. holl. 4.**

M. ARTHUS

Précis de Chimie physiologique

10ᵉ Édition (1924). 452 pages, 115 figures, 5 planches :

Prix de base pour la France : Broché : 28 fr.; cartonné : 36 fr. *En plus :* hausse *variable* (40 °/₀ juill. 1926).

Prix fixe pour l'Étranger : Broché : 1 doll. 12 — 4 sh. 8 d. — frs suisses 5,6o — pes. 8 — fl. holl. 2,8o. — Cartonné : 1 doll. 44 — 6 sh. — frs suisses 7,20 — pes. 10,28 — fl. holl. 3,6o.

M. ARTHUS

Précis de Physiologie Microbienne

(1921). 408 pages :

Prix de base pour la France : Broché : 20 fr.; cartonné : 26 fr. *En plus :* hausse *variable* (40 °/₀ juill. 1926).

Prix fixe pour l'Étranger : Broché : 0 doll. 80 — 3 sh. 4 d. — frs suisses 4 — pes. 5,7o — fl. holl. 2. — Cartonné : 1 doll. o1 — 4 sh. 4 d. — frs suisses 5.2o — pes. 7,42 — fl. holl. 2,6o.

M. LAMBLING

Précis de Biochimie

3ᵉ Édition (1921). 2ᵉ tirage revu et corrigé par E. GLEY, professeur au Collège de France. 724 pages :

Prix de base pour la France : Broché : 3o fr.; cartonné : 36 fr. *En plus :* hausse *variable* (40 °/₀ juill. 1926).

Prix fixe pour l'Étranger : Broché, 1 doll. 20 — 5 sh. — frs suisses 6 — pes. 8,5ˉ — fl. holl. 3 — Cartonné : 1 doll. 44 — 6 sh. — frs suisses 7,20 — pes. 10,28 — fl. holl. 3,6o.

Pour l'Étranger demander le Catalogue à *prix fixes* exprimés en devises étrangères.

Les prix pour la France sont *variables* selon les cours et n'engagent pas les Éditeurs.

COLLECTION DE PRÉCIS MÉDICAUX

F. BEZANÇON

Précis de Microbiologie Clinique

3ᵉ Édition (1920). 600 pages, 200 figures, 7 planches en couleurs :

Prix de base pour la France : Broché : 40 fr.; cartonné : 45 fr. *En plus : hausse variable* (40 °/. juill, 1926).

Prix fixe pour l'Étranger : Broché : 1 doll. 60 — 6 sh. 8 d. — frs suisses 8 — pes. 11,42 — fl. holl. 4. — Cartonné : 1 doll. 80 — 7 sh. 6 d. — frs suisses 9 — pes. 12,85 — fl. holl. 4,50.

M. LANGERON

Précis de Microscopie

4ᵉ Édition (1925). 1034 pages, 315 figures :

Prix de base pour la France : Broché : 40 fr.; cartonné : 46 fr. *En plus . hausse variable* (40 °/. juill. 1926).

Prix fixe pour l'Étranger : Broché : 1 doll. 60 — 6 sh. 8 d. — frs suisses 8 — pes. 11,42 — fl. holl. 4. — Cartonné: 1 doll. 84 — 7 sh. 8 d. — 9 frs suisses 40 — pes. 13,14 — fl. holl. 4,60.

E. BRUMPT

Précis de Parasitologie

3ᵉ Édition (1922). 1200 pages, 743 figures, 6 planches :

Prix de base pour la France : Broché : 44 fr.; cartonné : 50 fr. *En plus : hausse variable* (40 °/. juill. 1926).

Prix fixe pour l'Étranger : Broché : 1 doll. 76 — 7 sh. 4 d. — frs suisses 8,80 — pes. 12,57 — fl. holl. 4,40. — Cartonné : 2 doll. — 8 sh. 4 d. — frs suisses 10 — pes. 14,28 — fl. holl. 5.

L. BARD

Précis d'Examen de Laboratoire

4ᵉ Édition (1921). 830 pages, 162 figures :

Prix de base pour la France : Broché : 32 fr.; cartonné . 40 fr. *En plus : hausse variable* (40 °/. juill. 1926).

Prix fixe pour l'Étranger : Broché : 1 doll. 28 — 5 sh. 4 d. — frs suisses 6,40 — pes. 9,14 — fl. holl. 3,20. — Cartonné : 1 doll. 60 — 6 sh. 8 d. — frs suisses 8 — pes. 11,42 — fl. holl. 4.

Pour l'Étranger demander le Catalogue à prix fixes exprimés en devises étrangères.

Les prix pour la France sont variables selon les cours et n'engagent pas les Éditeurs.

COLLECTION DE PRÉCIS MÉDICAUX

A. RICHAUD

Précis de Thérapeutique et Pharmacologie

6ᵉ *Édition* (1924). 1042 pages, 14 figures :

Prix de base pour la France : Broché : 42 fr.; cartonné : 5o fr. *En plus : hausse variable* (40 °/₁. juill. 1926).

Prix fixe pour l'Étranger : Broché : 1 doll. 68 — 7 sh. — frs suisses 8,40 — pes. 12 — fl. holl. 4,20. — Cartonne : 2 doll. — 8 sh. 4 d. — frs suisses 10 — pes. 14,28 — fl. holl. 5.

J. COURMONT

Précis d'Hygiène

par Paul COURMONT et A. ROCHAIX.

3ᵉ *Édition* (1925). 1 volume :

Prix de base pour la France : Broché : 38 fr.; cartonné : 45 fr. *En plus : hausse variable* (40 °/₀ juill. 1926).

Prix fixe pour l'Étranger : Broché : 1 doll. 52 — 6 sh. 4 d. — frs suisses 7,60 — pes. 10,85 — fl. holl. 3,80. — Cartonné : 1 doll. 80 — 7 sh. 6 d. — — frs suisses 9 — pes. 12,85 — fl. holl. 4,5o.

NOBÉCOURT

Précis de Médecine des Enfants

5ᵉ *Édition* (1926). 1 volume.   *Paraîtra en novembre 1926.*

V. MORAX

Précis d'Ophtalmologie

3ᵉ *Édition* (1921). 870 pages, 45o figures et 4 planches en coul :

Prix de base pour la France : Broché : 42 fr. ; cartonné : 5o fr. *En plus : hausse variable* (40 °/₀ juill. 1926).

Prix fixe pour l'Étranger : Broché : 1 doll. 68 — 7 sh. — frs suisses 8,40 — pes. 12 — fl. holl. 4,20. — Cartonné : 2 doll. — 8 sh. 4 d. — frs suisses 10 — pes. 14,28 — fl. holl. 5.

Pour l'Etranger demander le Catalogue à *prix fixes* exprimés en devises étrangères.

Les prix pour la France sont variables selon les cours et n'engagent pas les Éditeurs.

COLLECTION DE PRÉCIS MÉDICAUX

L. OMBRÉDANNE

Précis clinique et Opératoire
de Chirurgie infantile

2ᵉ Édition (1926). 1140 pages, 584 figures :

Prix de base pour la France : Broché : 5o fr.; cartonné : 6o fr. *En plus : hausse variable* (40 °/. juill 1926).

Prix fixe pour l'Étranger : Broché : 2 doll. — 8 sh. 4 d. — frs suisses 10 — pes. 14,28 — fl. holl. 5. — Cartonné : 2 doll. 40 d. — 10 sh. — frs suisses 12 — pes. 17,14— fl. holl. 6.

J. DARIER

Précis de Dermatologie

4ᵉ Edition (1926).   *En préparation.*

A. LACASSAGNE   Étienne MARTIN

Précis de Médecine Légale

3ᵉ Édition (1921). 752 pages, 115 figures :

Prix de base pour la France : Broché : 34 fr.; cartonné : 40 fr. *En plus : hausse variable* (40 °/. juill. 1926).

Prix fixe pour l'Étranger : Broché : 1 doll. 36 — 5 sh. 8 d. — frs suisses 6,80 — pes. 9,70 — fl. holl. 3.40. — Cartonné : 1 doll. 60 — 6 sh. 8 d. — frs suisses 8 — pes. 11,42 — fl. holl. 4.

Ét. MARTIN

Précis de Déontologie et de Médecine professionnelle

2ᵉ Édition (1923). 344 pages :

Prix de base pour la France : Broché : 15 fr.; cartonné : 20 fr. *En plus : hausse variable* (40 °/. juill. 1926).

Prix fixe pour l'Étranger : Broché : 0 doll. 60 — 2 sh. 5 d. — frs suisses 3 — pes. 4,28 — fl. holl. 1,50. — Cartonné : 0 doll. 80 — 3 sh. 4 d. — frs suisses 4 — pes. 5,70 — fl. holl. 2.

Pour l'Étranger demander le Catalogue à _prix fixes_ exprimés en devises étrangères.

Les prix pour la France sont _variables_ selon les cours et n'engagent pas les Éditeurs.

Précis de

Technique Opératoire

PAR LES PROSECTEURS DE LA FACULTÉ DE MÉDECINE DE PARIS

NOUVELLE SÉRIE

7 volumes petit in-8 avec de nombreuses figures.

Appareil génital de la femme, par R. PROUST et le Dʳ CHARRIER. *5ᵉ Édition* (1922).

Membre inférieur, par GEORGES LABEY et le Dʳ J. LEVEUF. *5ᵉ Édition* (1923).

Tête et cou, par CH. LENORMANT et P. BROCQ, 247 *figures. 6ᵉ Édition* (1923).

Appareil urinaire et appareil génit. de l'homme, par Pierre DUVAL et le Dʳ GATELLIER. *6ᵉ Édition* (1923).

Pratique courante et Chirurgie d'urgence, par V. VEAU, et le Dʳ D'ALLAINES, *7ᵉ Édition* (1924).

Thorax et membre supérieur, par A. SCHWARTZ et le Dʳ METIVET. *7ᵉ Édition* (1925).

Prix de base pour la France: Chaque volume broché : 15 fr., cartonné : 20 fr. *En plus: hausse variable* (40 °/₀ juill. 1926).

Prix fixe pour l'Étranger; Broché: 0 doll. 60 — 2 sh. 6 d. — frs suisses 3 — pes. 4 28 — fl. holl. 1,50. — Cartonné: 0 doll. 80 — 3 sh. 4 d. — frs suisses 4 — pes. 5,70 — fl. holl. 2.

Abdomen, par M. GUIBÉ et J. QUÉNU. *6ᵉ Édition* (1926).

Prix de base pour la France: Broché: 20 fr.; cartonné: 25 fr. *En plus: hausse variable.* (40 °/₀ juill. 1926).

Prix fixe pour l'Étranger: Broché: 0 doll. 80 — 3 sh. 4 d. — frs suisses 4 — pes 5,70 — fl. holl. 2 — Cartonné: 1 doll. — 4 sh. 2 d. — frs suisses 5 — pes. 7,14 — fl. holl. 2,50.

Pour l'Étranger demander le Catalogue à *prix fixes* exprimés en *devises étrangères.*

Les prix pour la France sont *variables selon les cours* et n'engagent pas les *Éditeurs.*

H. ROUVIÈRE
Professeur agrégé,
Chef des travaux anatomiques à la Faculté de médecine de Paris

Anatomie Humaine

Descriptive et Topographique

Traité complet en deux volumes ne se vendant pas séparément et comprenant 1668 pages, 988 fig. en noir et en coul. (1924).

Prix de base pour la France. Les deux volumes, brochés : 200 fr.; cartonnes tête rouge : 230 fr. *En plus : hausse variable* (40 ⁰/₀ juill. 1926).

Prix fixe pour l'Étranger : Brochés : 8 doll. — 1 £. 13 sh. 4 d. — frs suisses 40 — pes. 57 — fl. holl. 20. — Cartonnés tête rouge : 9 doll. 20 — 1 £. 18 sh. 4 d. — frs suisses 46 — pes. 65,57 — fl. holl. 23.

Un cartonnage spécial en 3 volumes permet l'expédition dans les pays où les envois sont limités à 3 kilos.

Prix fixe pour l'Étranger : 10 doll. — 2 £. 1 sh. 8 d. — frs suisses 50 — pes. 71,28 — fl. holl. 25

Charles DUJARIER
Chirurgien de l'hôpital Boucicaut.

Anatomie des Membres

2ᵉ Tirage (1925). 422 pages avec 58 planches hors texte et 19 figures :

Prix de base pour la France : 45 fr. *En plus : hausse variable* (40 ⁰/₀ juill. 1926).

Prix fixe pour l'Étranger : 1 doll. 80 — 7 sh. 6 d. — frs suisses 9 — pes. 12,85 — fl. holl. 4,50.

Pour l'Étranger demander le Catalogue à *prix fixes* exprimés en devises étrangères.

Les prix pour la France sont *variables* selon les cours et n'engagent pas les Éditeurs.

G. ROUSSY
Professeur agrégé.
Chef des Travaux d'Anatomie pathologique.

J. BERTRAND
Moniteur des Travaux pratiques d'anatomie
pathologique.

Travaux pratiques
d'Anatomie Pathologique
en quatorze séances

3ᵉ Édition (1924). 264 pages, 124 planches :

Prix de base pour la France : 15 fr. *En plus : hausse variable* (40 °/₀ juill 1926).

Prix fixe pour l'Étranger : doll. 0,60 — 2 sh. 6 d. — frs suisses 3 — pes. 4,28.
— fl. holl. 1,50.

H. BULLIARD
Préparateur d'Histologie à la Faculté de Paris.

Cb. CHAMPY
Professeur agrégé à la Faculté de Paris.

Abrégé d'Histologie

3ᵉ Édition (1923). 356 pages, 207 figures et 6 planches en coul. :

Prix de base pour la France : 15 fr. *En plus : hausse variabl·* (40 °/₀ juill. 1926).

Prix fixe pour l'Étranger : doll. 0,60 — 2 sh. 6 d. — frs suisses 3 — pes. 4,28
— fl. holl. 1,50.

L. LANDOUZY
LÉON BERNARD

Éléments d'Anatomie
et de Physiologie Médicales

PUBLIÉS SOUS LA DIRECTION DE *Léon* BERNARD
Professeur à la Faculté de Médecine de l'Université de Paris.

PAR MM.

LÉON BERNARD, GOUGEROT, HALBRON, S. I. DE JONG,
LAEDERICH, LORTAT-JACOB, SALOMON, SÉZARY, VITRY

2ᵉ Édition (1920). 867 pages, 337 figures et 4 planches en coul. :

Prix de base pour la France : 50 fr. *En plus : hausse variable* (10 °/₀ juill. 1926).

Prix fixe pour l'Étranger : 2 doll. — 8 sh. 4 d. — frs suisses 10 — pes. 14,28 —
fl. holl. 5.

**Pour l'Étranger demander le Catalogue à *prix fixes*
exprimés en devises étrangères.**

**Les prix pour la France sont variables selon les cours
et n'engagent pas les Éditeurs.**

COLLECTION
" MÉDECINE ET CHIRURGIE PRATIQUES "

P. GUIBAL *(de Béziers)*
Ex-interne des hôpitaux de Paris.

Traitement Chirurgical de la
Dilatation Bronchique

(1924). 174 pages, 31 figures :

Prix de base pour la France : 10 fr. *En plus : hausse variable* (40 °/₀ juill. 1926).
Prix fixe pour l'Étranger : 0 doll. 40 — 1 sh. 8 d. — frs suisses 2 — pes. 2,85
— fl. holl. 1.

P. MOURE
Chirurgien des hôpitaux de Paris.

Chirurgie vasculaire
Conservatrice

(1923). 144 pages. 110 figures :

Prix de base pour la France : 12 fr. *En plus : hausse variable* (40 °/₀ juill. 1926).
Prix fixe pour l'Étranger : 0 doll. 48 — 2 sh. — frs suisses 2.40 — pes. 3,42 —
fl. holl. 1,20.

J. FIOLLE
Professeur a l'École de Médecine de Marseille.

Le Curettage utérin

Indications, Technique, Résultats, Accidents

2ᵉ Édition (1924). 132 pages, 3 figures :

Prix de base pour la France : 9 fr. *En plus : hausse variable* (40 °/₀ juill. 1926).
Prix fixe pour l'Étranger : 0 doll. 36 — 1 sh. 6 d. — frs suisses 1,80 — pes. 2,57
— fl. holl. 0.90.

**Pour l'Étranger demander le Catalogue à prix fixes
exprimés en devises étrangères.**

**Les prix pour la France sont variables selon les cours
et n'engagent pas les Éditeurs.**

Dʳ Gaston LYON
Ancien Chef de Clinique médicale à la Faculté de Médecine de Paris.

Traité élémentaire
de Clinique Thérapeutique

11ᵉ *Édition* (1925). 1408 pages :

Prix de base pour la France : Broché : 70 fr.; cartonné : 85 fr. *En plus : hausse variable* (40 °/₀ juill. 1926).

Prix fixe pour l'Étranger : Broché : 2 doll. 80 — 11 sh. 8 d. — frs suisses 14 — pes. 20 — fl. holl. 7. — Cartonné : 3 doll. 40 — 14 sh. 2 d. — frs suisses 17 — pes. 24,28 — fl. holl. 8,50.

Gaston LYON
Ancien Chef de Clinique médicale a la Faculté de médecine de Paris.

Précis
de Clinique Sémiologique

Diagnostics — Pronostics et Traitements

(1925). 734 pages :

Prix de base pour la France : Broché : 25 fr.; cartonné : 32 fr. *En plus : hausse variable* (40 °/₀ juill. 1926)

Prix fixe pour l'Étranger : Broché : 1 doll. — 4 sh. 2 d. — frs suisses 5 — pes. 7,14 — fl. holl. 2,50. — Cartonné : 1 doll. 28 — 5 sh. 4 d. — frs suisses 6,40 - pes. 9,14 — fl. holl. 3,20.

Henri LECLERC

En Marge du Codex
Notes d'histoire Thérapeutique

(1924). 188 pages, 2 planches :

Prix de base pour la France : 12 fr. *En plus : hausse variable* (40 °/₀ juill. 1926)

Prix fixe pour l'Étranger : o doll. 48 — 2 sh. — frs suisses 2,40 — pes. 3,42 — fl. holl. 1,20.

Pour l'Étranger demander le Catalogue à *prix fixes* exprimés en devises étrangères.

Les prix pour la France sont *variables* selon les cours et n'engagent pas les Éditeurs.

Dr A. MARTINET

Thérapeutique Clinique

avec la collaboration des Docteurs :

DESFOSSES, G. LAURENS, Léon MEUNIER, LOMON,
LUTIER, MARTINGAY, MOUGEOT, POIX,
SAINT-CÈNE, SÉGART et TERSON

3ᵉ Édition (1926). 1510 pages, 351 figures :

Prix de base pour la France : Broché : 100 fr.; cartonné un volume : 120 fr.;
cartonné deux volumes : 130 fr. *En plus : hausse variable* (40 °/. juill. 1926).

Prix fixe pour l'Étranger : Broché : 4 doll. — 16 sh. 8 d. — frs suisses 20 —
pes. 28,57 — fl. holl. 10. — Cartonné un volume : 4 doll. 80 — 1 £. —
frs suisses 24 — pes. 34,28 — fl. holl. 12. — Cartonné deux volumes :
5 doll. 20 — 1 £. 1 sh. 8 d. — frs suisses 26 — pes. 37,14 — fl. holl. 13.

Dr A. MARTINET

Diagnostic Clinique

Examens et Symptômes

avec la collaboration des Docteurs

DESFOSSES, G. LAURENS, Léon MEUNIER
LUTIER, SAINT-CÈNE, TERSON

CINQUIÈME ÉDITION

REVUE ET AUGMENTÉE PAR LES COLLABORATEURS

Avec le concours du Dr LUTIER, Secrétaire de la Rédaction

5ᵉ Édition. 1042 pages, 892 figures :

Prix de base pour la France : Broché : 75 fr.; cartonné : 85 fr. *En plus.
hausse variable* (40 °/. juill. 1926).

Prix fixe pour l'Étranger : Broché : 3 doll. — 12 sh. 6 d. — frs suisses 15 —
pes. 21,42 — fl. holl. 7,50. — Cartonné : 3 doll. 40 — 14 sh. 2 d. —
frs suisses 17 — pes. 24,28 — fl. holl. 8,50.

**Pour l'Étranger demander le Catalogue à prix fixes
exprimés en devises étrangères.**

**Les prix pour la France sont variables selon les cours
et n'engagent pas les Éditeurs.**

Simone LABORDE
Chef de Laboratoire de Radiumlogie au Centre anticancéreux de Villejuif.

La Curiethérapie des Cancers

(1925). 334 pages, 43 figures en hors-texte :

Prix de base pour la France : 27 fr. *En plus : hausse variable* (40 °/. juill. 1926).
Prix fixe pour l'Étranger : 1 doll. 08 — 4 sh 6 d. — frs suisses 5,40 — pes. 7,70
— fl. holl. 2,70.

Dr L. BROCQ

Cliniques Dermatologiques

Professées dans les Hôpitaux de Paris, La Rochefoucauld, Broca,
Pascal-Saint-Louis et à la Faculté de Médecine de Strasbourg.

(1924). 740 pages, 54 figures :

Prix de base pour la France : 80 fr. *En plus : hausse variable* (40 °/. juill. 1926).
Prix fixe pour l'Étranger : 3 doll. 20 — 13 sh. 4 d. — frs suisses 16 — pes. 22,85
fl. holl. 8

Dr VEYRIÈRES   R. HUERRE

Traitement externe des Dermatoses

Notes de thérapeutique et de matière médicale

(1924). 236 pages :

Prix de base pour la France : 15 fr. *En plus : hausse variable* (40 °/. juill. 1926).
Prix fixe pour l'Étranger : 0 doll. 60 — 2 sh. 6 d. — frs suisses 3 — pes. 4,28 —
fl. holl. 1,50.

LOISEL   LOMON

La Physique des Rayons X

(1925). 159 pages, 49 figures :

Prix de base pour la France : 10 fr. *En plus : hausse variable* (40 °/. juill. 1926).
Prix fixe pour l'Étranger : 0 doll. 40 — 1 sh. 8 d. — frs suisses 2 — pes. 2,85
— fl. holl. 1.

Pour l'Étranger demander le Catalogue à *prix fixes* exprimés en devises étrangères.

Les prix pour la France sont *variables* selon les cours et n'engagent pas les Éditeurs.

C. *LEVADITI*

Le Bismuth dans le traitement de la Syphilis

(1924). 316 pages, 31 figures et 1 planche :

Prix de base pour la France: 25 fr. *En plus : hausse variable* (40 °/. juill. 1926).

Prix fixe pour l'Étranger : 1 doll. — 4 sh. 2 d. — frs suisses 5 — pes. 7,14 — fl. holl. 2,50.

V. HUTINEL
**Professeur honoraire de clinique médicale infantile
Membre de l'Académie de médecine.**

Le Terrain Hérédo-Syphilitique

Aperçu de Pathologie Générale et de Clinique Infantile

(1925). 456 pages :

Prix de base pour la France: 30 fr. *En plus : hausse variable* (40 °/. juill 1926).

Prix fixe pour l'Étranger: 1 doll. 20 — 5 sh. — frs suisses 6 — pes. 8,57 — fl. holl. 3.

D⁽ʳ⁾ *LACAPÈRE*
Ancien chef de Clinique à l'hôpital St Louis

Le Traitement de la Syphilis

par les composés arsenicaux et les préparations bismuthiques

4⁽ᵉ⁾ *Édition* (1924). 342 pages, 14 figures :

Prix de base pour la France: 20 fr. *En plus : hausse variable* (40 °/. juill. 1926).

Prix fixe pour l'Étranger: 0 doll. 80 — 3 sh. 4 d. — frs suisses 4 — pes. 5,70 — fl. holl. 2.

Pour l'Étranger demander le Catalogue à prix fixes exprimés en devises étrangères.

Les prix pour la France sont variables selon les cours et n'engagent pas les Éditeurs.

C. 315

Achille URBAIN

La Réaction de Fixation
dans la Tuberculose

(1925). 132 pages :

Prix de base pour la France : 12 fr. *En plus : hausse variable* (40 °/. juill. 1926).

Prix fixe pour l'Étranger : 0 doll. 48 — 2 sh. — frs suisses 2,40 — pes. 3,42 —
fl. holl. 1,20.

A. BESREDKA

Immunisation Locale
Pansements spécifiques

(1925). 252 pages :

Prix de base pour la France : 20 fr. *En plus : hausse variable* (40°/. juill. 1926).

Prix fixe pour l'Étranger : 0 doll. 80 — 3 sh. 4 d. — fr. suisses 4 — pes. 5,70 —
fl. holl. 2.

Maurice LETULLE
Professeur à la Faculté de Médecine de Paris.

Inspection — Palpation
Percussion — Auscultation
Leur pratique en clinique médicale

3ᵉ *Édition* (1922). 337 pages, 133 figures, 12 planches :

Prix de base pour la France : 14 fr. *En plus : hausse variable* (40 °/. juill. 1926).

Prix fixe pour l'Étranger : 0 doll. 56 — 2 sh. 4 d. — frs suisses 2,80 — pes. 4
fl. holl. 1,40.

Pour l'Étranger demander le Catalogue à **prix fixes**
exprimés en devises étrangères.
Les prix pour la France sont variables selon les cours
et n'engagent pas les Éditeurs.

Léon **BERNARD**
Professeur à la Faculté de Médecine de Paris
membre de l'Académie de Médecine.

La Tuberculose Pulmonaire

Études de Phtisiologie Clinique et Sociale

2ᵉ Édition (1925). 400 pages, 16 figures :

Prix de base pour la France: 28 fr. *En plus: hausse variable* (40 °/₀ juill. 1926).

Prix fixe pour l'Étranger : 1 doll. 12 — 4 sh. 8 d. — frs suisses 5.60 — pes. 8 — fl. holl. 2,80.

(Comité National de défense contre la tuberculose)

L'Armement Antituberculeux

Introduction de MM. Léon BERNARD et G. POIX

2ᵉ Édition (1926). 328 pages :

Prix de base pour la France: 25 fr. *En plus: hausse variable* (40 °/₀ juill. 1926).

Prix fixe pour l'Étranger: 1 doll. — 4 sh. 2 d. — frs. suisses 5 — pes. 7,14 — fl. holl. 2,20.

Noël **FIESSINGER**

Les Ferments des Leucocytes

en physiologie, pathologie et thérapeutiques générales

(1923). 238 pages :

Prix de base pour la France : 20 fr. *En plus : hausse variable* (40 °/₀ juill. 1926).

Prix fixe pour l'Étranger : 0 doll. 80 — 3 sh. 4 d. — frs suisses 4 — pes. 5,70 — fl. holl. 2.

Pour l'Étranger demander le Catalogue à *prix fixes* exprimés en devises étrangères.

Les prix pour la France sont *variables* selon les cours et n'engagent pas les Éditeurs.

Maurice NICLOUX
Professeur à la Faculté de Médecine de Strasbourg

L'Oxyde de Carbone

et l'intoxication oxycarbonique

(1925). 254 pages, 34 figures :

Prix de base pour la France: 22 fr. *En plus : hausse variable* (40 °/. juill. 1926).

Prix fixe pour l'Étranger : o doll. 88 — 3 sh. 8 d. — frs suisses 4,40 — pes. 6,28 — fl. holl. 2,20.

M. LOEPER
Médecin de l'hôpital Tenon.

Leçons de Pathologie digestive

5ᵉ *Série*. (1922). 348 pages, 53 figures :

Prix de base pour la France : 20 fr. *En plus : hausse variable* (40 °/. juill. 1926).

Prix fixe pour l'Étranger: o doll. 80 — 3 sh. 4 d. — frs suisses 4 — pes. 5,70. — fl. holl. 2.

6ᵉ *Série*. (1926). 274 pages, 46 figures :

Prix de base pour la France : 22 fr. *En plus : hausse variable* (40 °/. juill. 1926).

Prix fixe pour l'Étranger : o doll. 88 — 3 sh. 8 d. — frs suisses 4,40 — pes. 6,28 — fl. holl. 2,20.

R. GOIFFON

Manuel de Coprologie Clinique

2ᵉ *Édition*. (1925). 260 pages, 34 figures et 2 planches :

Prix de base pour la France : 16 fr. *En plus : hausse variable* (40 °/. juill. 1926).

Prix fixe pour l'Étranger : o doll. 64 — 2 sh. 8 d. — frs suisses 3,20 — pes. 4,57 — fl. holl 1,60.

Pour l'Étranger demander le Catalogue à *prix fixes* exprimés en devises étrangères.

Les prix pour la France sont *variables* selon les cours et n'engagent pas les Éditeurs.

R. LUTEMBACHER

LES

Troubles Fonctionnels du Cœur

Sémiologie et Thérapeutique

(1924). 520 pages, 297 figures :

Prix de base pour la France : 45 fr. *En plus : hausse variable* (40 °/. juill. 1926).
Prix fixe pour l'Étranger : 1 doll. 80 — 7 sh. 6 d. — frs suisses 9 — pes. 12,85
— fl. holl. 4,50.

P. Émile WEILL   *et*   Paul ISCH-WALL
Médecin de l'hôpital Tenon.   Ancien interne des hôpitaux de Paris.

La Transfusion du Sang

Étude Biologique et Clinique

(1925). 248 pages, 18 figures :

Prix de base pour la France : 20 fr. *En plus : hausse variable* (40 °/. juill. 1926).
Prix fixe pour l'Étranger : 0 doll. 80 — 3 sh. 4 d. — frs suisses 4 — pes. 5,70
— fl. holl. 2.

Antonin CLERC
Professeur agrégé à la Faculté de Médecine.
Médecin de l'hôpital Lariboisière.

Les Arythmies en Clinique

(1925). 404 pages, 205 figures :

Prix de base pour la France : 34 fr. *En plus : hausse variable* (40 °/. juill. 1926).
Prix fixe pour l'Étranger : 1 doll. 36 — 5 sh. 8 d — frs suisses 6,80 — pes. 9,70
— fl. holl. 3,40.

L. CHEINISSE

Les Médicaments Cardiaques

(1925). 180 pages :

Prix de base pour la France : 14 fr. *En plus : hausse variable* (40 °/. juill. 1926).
Prix fixe pour l'Étranger : 0 doll. 56 — 2 sh. 4 d. — frs suisses 2,80 — pes. 4
— fl. holl. 1,40.

**Pour l'Étranger demander le Catalogue à *prix fixes*
exprimés en devises étrangères.**
**Les prix pour la France sont variables selon les cours
et n'engagent pas les Éditeurs.**

J. LE CALVÉ

L'Œdème

Étude Expérimentale et Clinique

(1925). 648 pages :

Prix de base pour la France : 36 fr. *En plus : hausse variable* (40 °/. juill. 1926).

Prix fixe pour l'Étranger : 1 doll. 44 — 6 sh. — frs suisses 7,20 — pes. 10,23 — fl. holl. 3,60.

Guy LAROCHE
Médecin des hôpitaux de Paris.

Opothérapie Endocrinienne

Les bases physiologiques — Les Syndromes
La Posologie de l'Opothérapie par les
Glandes à Sécrétion internes

(1925). 282 pages, 28 figures :

Prix de base pour la France : 14 fr. *En plus : hausse variable* (40 °/. juill. 1926).

Prix fixe pour l'Étranger : 0 doll. 56 — 2 sh. 4 d. — frs suisses 2,80 — pes. 4 — fl. holl. 1,40

Marcel LAEMMER

Formulaire
d'Opothérapie Clinique

(1925). 146 pages :

Prix de base pour la France : 10 fr. *En plus : hausse variable* (40 °/. juill. 1926).

Prix fixe pour l'Étranger : 0 doll. 40 — 1 sh. 8 d. — frs suisses 2 — pes. 2,85 — fl. holl. 1.

Pour l'Étranger demander le Catalogue à prix fixes exprimés en devises étrangères.

Les prix pour la France sont variables selon les cours et n'engagent pas les Éditeurs.

Dʳ Clotilde MULON
Médecin chef de la Pouponnière du Camouflage.

Manuel de puériculture

2ᵉ Édition (1924). 234 pages, 20 figures :

Prix de base pour la France : 12 fr. *En plus : hausse variable* (40 ⁰/₀ juill. 1926).

Prix fixe pour l'Étranger : 0 doll. 48 — 2 sh. — frs suisses 2,40 — pes. 3,42 — fl. holl. 1,20

G. LABEAUME
Ancien interne des hôpitaux de Paris.
Chef de Clinique à la Faculté.

Hygiène sociale du Premier âge

2ᵉ Édition (1926). 216 pages :

Prix de base pour la France : 17 fr. *En plus : hausse variable* (40 ⁰/₀ juill. 1926).

Prix fixe pour l'Étranger : 0 doll. 68 — 2 sh. 10 d — frs suisses 3,40 — pes. 4,85 — fl. holl. 1,70.

E. TERRIEN
Ancien chef de clinique infantile de la Faculté.

Précis

d'alimentation des nourrissons

5ᵉ Édition (1926). 322 pages :

Prix de base pour la France : 20 fr. *En plus : hausse variable* (40 ⁰/₀ juill. 1926).

Prix fixe pour l'Étranger : 0 doll. 80 — 3 sh. 4 d. — frs suisses 4 — pes. 5,70 — fl. holl. 2.

Précis

d'alimentation des jeunes enfants
du Sevrage à dix ans

5ᵉ Édition (1926). 452 pages :

Prix de base pour la France : 22 fr. *En plus : hausse variable* (40 ⁰/₀ juill. 1926).

Prix fixe pour l'Étranger : 0 doll. 88 — 3 sh. 8 d. — frs suisses 4,40 — pes. 6,28 — fl. holl. 2,20.

Pour l'Étranger demander le Catalogue à prix fixes exprimés en devises étrangères.

Les prix pour la France sont variables selon les cours et n'engagent pas les Éditeurs.

Charles H. MAY

Manuel des Maladies de l'Œil

à l'usage des Étudiants et des Praticiens.

4ᵉ *Édition française* (1923). 452 pages, 160 figures en noir et couleurs et 22 planches :

Prix de base pour la France: 40 fr. *En plus: hausse variable* (40 °/₀ juill. 1926).

Prix fixe pour l'Étranger : 1 doll. 60 — 6 sh. 8 d. — frs suisses 8 — pes. 11,42 — fl. holl. 4.

Félix TERRIEN
Professeur à la Faculté de Médecine de Paris

SÉMIOLOGIE OCULAIRE
Anatomie — Physiologie — Pathologie

I. — La Calotte Cornéo-Sclérale

(1923). 260 pages, 144 figures ;

II. - Le Diaphragme irido-ciliaire

(1924). 240 pages, 126 figures. Chacun des volumes I et II :

Prix de base pour la France: 30 fr. *En plus : hausse variable* (40 °/₀ juill. 1926).

Prix fixe pour l'Étranger : 1 doll. 20 — 5 sh. — frs suisses 6 — pes. 8,57 — fl. holl. 3.

III. — Le Cristallin

Un volume de 240 pages avec 158 figures :

Prix de base pour la France: 35 fr. *En plus : hausse variable* (40°/₀ juill. 1926).

Prix fixe pour l'Étranger : 1 doll. 40 — 5 sh. 10 d. — frs suisses 7 — pes. 10 — fl. holl. 3,50.

Pour l'Étranger demander le Catalogue à _prix fixes_ exprimés en devises étrangères.

Les prix pour la France sont variables selon les cours et n'engagent pas les Éditeurs.

D^r. POULARD
Médecin des Hôpitaux de Paris.

Traité d'Ophtalmologie

(1923). 2 volumes, ensemble 1458 pages, 710 fig. et 3 planches
hors texte en couleurs. Reliés pleine toile fers spéciaux.

Prix de base pour la France: 120 fr. *En plus: hausse variable* (,0°/₀ juill. 1926).

Prix fixe pour l'Étranger: 4 doll. 80 — 1 £. — frs suisses 24 — pes. 34,28 —
fl. holl. 12.

H. VILLARD
Professeur agrégé d'Ophtalmologie
à la Faculté de Médecine de Montpellier.

Consultations de

Thérapeutique Oculaire

(1924). 184 pages :

Prix de base pour la France: 12 fr. *En plus: hausse variable* (40 °/₀ juill. 1926).

Prix fixe pour l'Étranger: 0 doll. 48 — 2 sh. — frs. suisses 2,40 — pes. 3,42
— fl. holl. 1,20.

Félix TERRIEN
Professeur agrégé à la Faculté
de Médecine.

C. COUSIN
Chef de laboratoire d'Ophtalmologie
à la Faculté de Médecine.

Affections de l'Œil

en médecine générale

Diagnostic et Traitement

(1924). 510 pages, 128 figures :

Prix de base pour la France: 40 fr. *En plus: hausse variable* (40 °/₀ juill. 1926).

Prix fixe pour l'Étranger: 1 doll. 60 — 6 sh. 8 d. — fr. suisses 8 — pes. 11,42
— fl. holl. 4.

**Pour l'Étranger demander le Catalogue à *prix fixes*
exprimés en devises étrangères.**

**Les prix pour la France sont *variables* selon les cours
et n'engagent pas les Éditeurs.**

Léon IMBERT   C. ODDO   P. CHAVERGNAC

Accidents du Travail
Évaluation des Incapacités

2ᵉ Édition (1923). 936 pages, 96 figures

Prix de base pour la France: 45 fr. En plus: hausse variable (40 %. juill. 1926).
Prix fixe pour l'Étranger: 1 doll. 80 — 7 sh. 6 d. — frs suisses 9 — pes. 12,85
fl. holl. 4,50.

E. FORGUE   E. JEANBRAU

Guide pratique du médecin dans les
Accidents du Travail

Suites Médicales et Judiciaires

4ᵉ Édition (1924). 1 volume de 840 pages :

Prix de base pour la France: 45 fr. En plus: hausse variable (40 %. juill. 1926)
Prix fixe pour l'Étranger: 1 doll. 80 — 7 sh. 6 d. — frs suisses 9 — pes. 12,85
— fl. holl. 4,50

J. LEVEUF
Chirurgien des hôpitaux de Paris.

Ch. GIRODE   P. MORNARD   Raoul MONOD
Chefs de clinique à la Faculté de Paris.

Traitement des Fractures
et Luxations des membres

(1925). 464 pages, 247 figures :

Prix de base pour la France: 25 fr. En plus: hausse variable (40 %. juill. 1926).
Prix fixe pour l'Étranger: 1 doll. — 4 sh. 2 d. — frs suisses 5 — pes. 7,14 —
fl. holl. 2,50.

**Pour l'Étranger demander le Catalogue à prix fixes
exprimés en devises étrangères.
Les prix pour la France sont variables selon les cours
et n'engagent pas les Éditeurs.**

RIBEMONT-DESSAIGNES · *LEPAGE*

Traité d'Obstétrique

NEUVIÈME ÉDITION REVUE ET MISE A JOUR
par V. LE LORIER
Professeur agrégé à la Faculté de Médecine de Paris.

9ᵉ *Édition* (1923). 1574 pages, 587 figures :

Prix de base pour la France . Relié en 1 volume : 75 fr. ; relié en 2 volumes : 100 fr. *En plus : hausse variable* (40 °/. juill..1926)

Prix fixe pour l'Étranger : En 1 volume : 3 doll. —. 12 sh. 6 d. — frs suisses 15 — pes. 21,42 — fl. holl. 7,50. — En 2 volumes : . 4 doll. — 16 sh. 8 d. — fr. suisses 20 — pes. 28,57 — fl. holl. 10.

H. VARNIER
Professeur à la Faculté. Accoucheur des hôpitaux.

La Pratique des Accouchements
Obstétrique journalière

(1900). 440 pages, 386 figures :

Prix de base pour la France : 35 fr. *En plus : hausse variable* (40 °/. juill. 1926).

Prix fixe pour l'Étranger : 1 doll. 40 — 5 sh. 10 d. — frs suisses 7 — pes. 10 — fl. holl. 3,50.

L.-H. FARABEUF · *Henri VARNIER*

Introduction à
l'étude clinique et à la pratique
des Accouchements

5ᵉ *Édition* (1922). 488 pages, 375 figures :

Prix de base pour la France : 45 fr. *En plus : hausse variable* (40 °/. juill. 1926).

Prix fixe pour l'Étranger : 1 doll. 80 — 7 sh. 6 d. — frs suisses 9 — pes. 12,85 — fl. holl. 4,50

---

*Pour l'Étranger demander le Catalogue à **prix fixes** exprimés en devises étrangères.*

*Les prix pour la France sont **variables** selon les cours et n'engagent pas les Éditeurs.*

═══════════

H. VIGNES
Accoucheur des Hôpitaux de Paris

Physiologie Obstétricale
Normale et Pathologique

(1923). 456 pages, avec figures :

Prix de base pour la France : 25 fr. *En plus : hausse variable* (40 °/. juill. 1926).

Prix fixe pour l'Étranger : 1 doll. — 4 sh. 2 d. — frs suisses 5 — pes. 7,14 — fl. holl. 2.50.

Félix LEJARS

Traité de Chirurgie d'urgence

8ᵉ Édition (1921). *2ᵉ tirage* (1925). 1120 pages, 1100 figures, 20 planches :

Prix de base pour la France : Broché 110 fr.; cartonné : 140 fr. *En plus : hausse variable* (40 °/. juill. 1926).

Prix fixe pour l'Étranger : Broché : 4 doll. 40 — 18 sh. 4 d. — frs suisses 22 — pes. 31,42 — fl. holl. 11 — Cartonné : 5 doll. 60 — 1 £. 3 sh. 4 d. — frs suisses 28 — pes. 39,99 — fl. holl. 14.

P. ARDIN-DELTEIL
Professeur de clinique médicale
à la Faculté de Médecine d'Alger.

P. SOUBEYRAN
Professeur agrégé à la Faculté
de Médecine de Montpellier.

Manuel de Petite Chirurgie
et de Technique médicale Journalière

3ᵉ Édition (1923). 928 pages, 507 figures :

Prix de base pour la France : 60 fr. *En plus : hausse variable* (40 °/. juill. 1926).

Prix fixe pour l'Étranger : 2 doll. 40 — 10 sh. — frs suisses 12 — pes. 17,14 — fl. holl. 6.

Pour l'Étranger demander le Catalogue à prix fixes exprimés en devises étrangères.

Les prix pour la France sont variables selon les cours et n'engagent pas les Éditeurs.

93751 — Imprimerie Lahure 9, rue de Fleurus, Paris. — 10-1926.